Triathlon: Das ideale Wettkampfgewicht

DANKSAGUNG

An dieser Stelle möchte ich allen Menschen danken, die es mir ermöglicht haben, dieses Buch zu schreiben:

Vielen Dank an die professionellen Triathleten Heather Wurtele und Matt Lieto und an alle Altersklassenathleten, die ihre Geschichten mit mir geteilt haben.

Vielen Dank an Alan Couzens, der mir beim Verständnis des wissenschaftlichen Schnelligkeitstrainings half und an Jim Herkimer, der mir Einsicht in die Technik des Krafttrainings gab. Auch Buck Hales, Guy East Sr. und Les Smith sei für ihre Hilfe bezüglich der Geschichte der Gewichtsklassen herzlich gedankt.

Auch meinem Mann möchte ich danken für seine Unterstützung und sein Verständnis, besonders in Zeiten, als ich sehr beschäftigt war.

Vielen Dank, Mutti, dass du mich als Kind immer nach draußen geschickt und angeregt hast, mich aktiv zu beschäftigen.

Dank auch an meinen Vater, der mich dazu erzogen hat, Dinge schnell und ohne zu jammern zu erledigen.

Vielen Dank an Meyer & Meyer, an Thomas Stengel und an Jochen von Arnim.

Ironman Edition

Triathlon: Das ideale Wettkampfgewicht

Ingrid Loos Miller

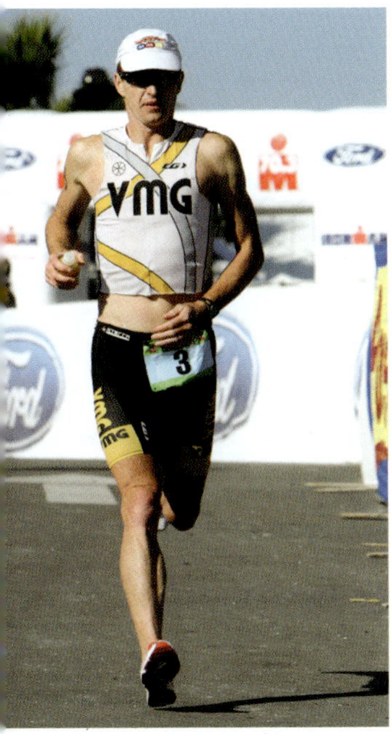

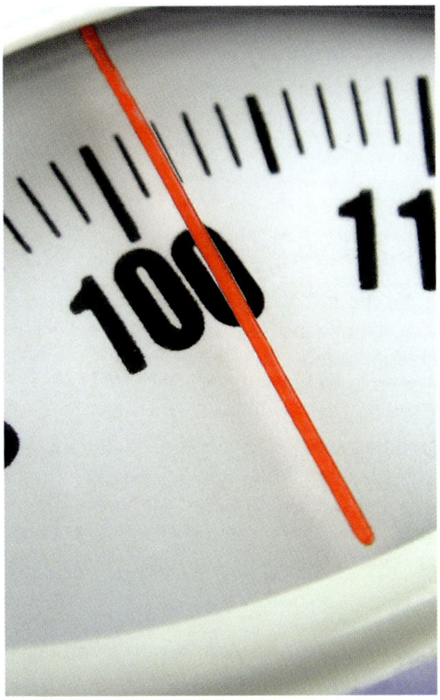

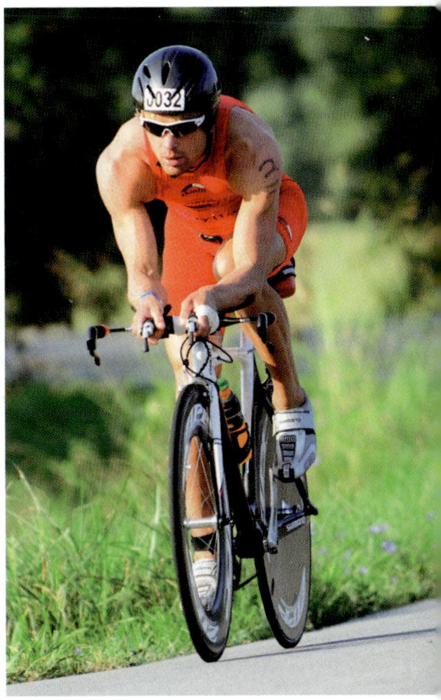

Meyer & Meyer Verlag

Originaltitel: **Weight Management for Triathletes**
© Meyer & Meyer Sport, Maidenhead 2010
Übersetzerin: Marion Pyrlik

IRONMAN® ist ein eingetragenes Warenzeichen der World Triathlon Corporation

Papier aus nachweislich umweltverträglicher Forstwirtschaft.
Garantiert nicht aus abgeholzten Urwäldern!

Triathlon: Das ideale Wettkampfgewicht

Bibliografische Information der Deutschen Nationalbibliothek
Die Deutsche Nationalbibliothek verzeichnet diese Publikation in der Deutschen Nationalbibliografie; detaillierte bibliografische Daten sind im Internet über http://dnb.d-nb.de abrufbar.

Auckland, Beirut, Budapest, Cairo, Cape Town, Dubai, Graz, Indianapolis, Maidenhead, Melbourne, Olten, Singapore, Tehran, Toronto
Member of the World
Sport Publishers' Association (WSPA)
Druck: B.O.S.S Druck und Medien GmbH
ISBN 978-3-89899-583-2
E-Mail: verlag@m-m-sports.com
www.dersportverlag.de

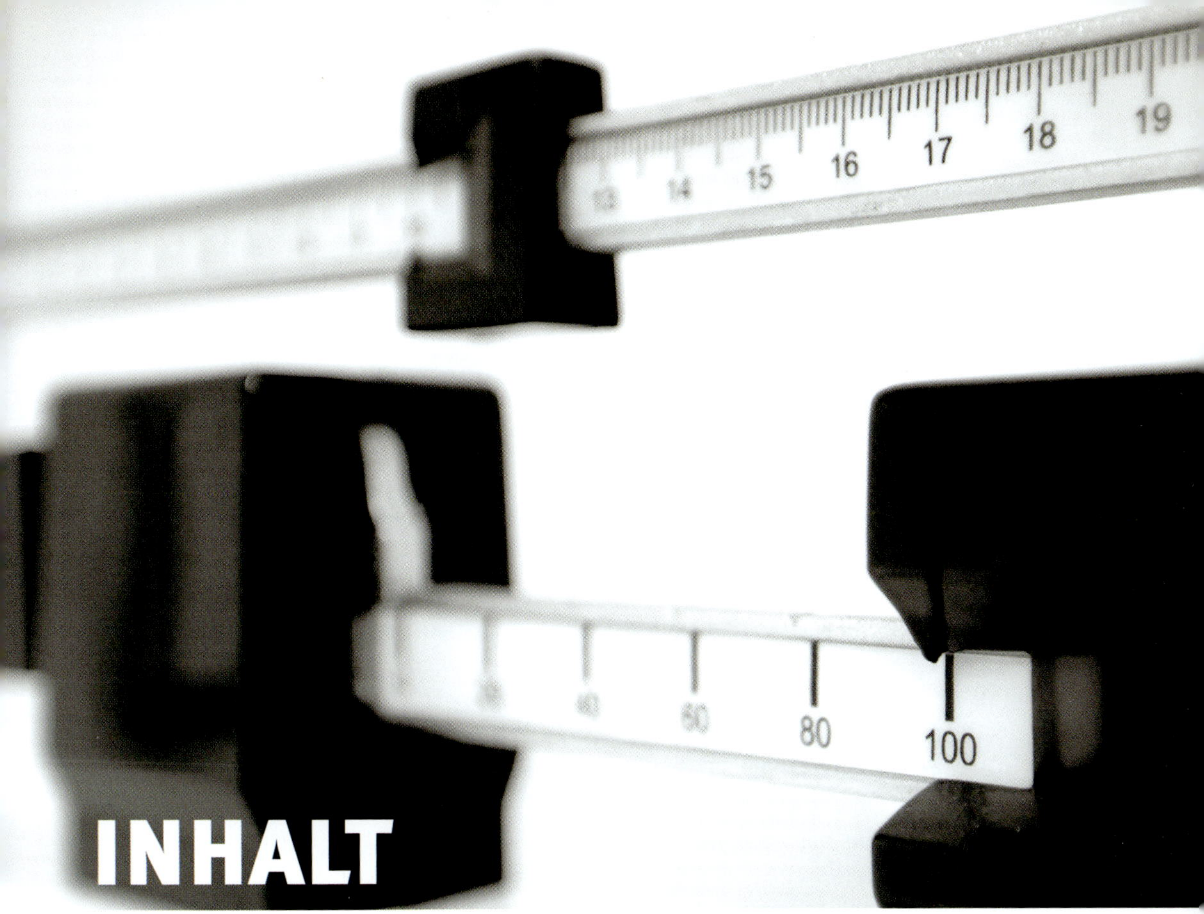

INHALT

TEIL 2 – DIE KÖRPERZUSAMMENSETZUNG 30

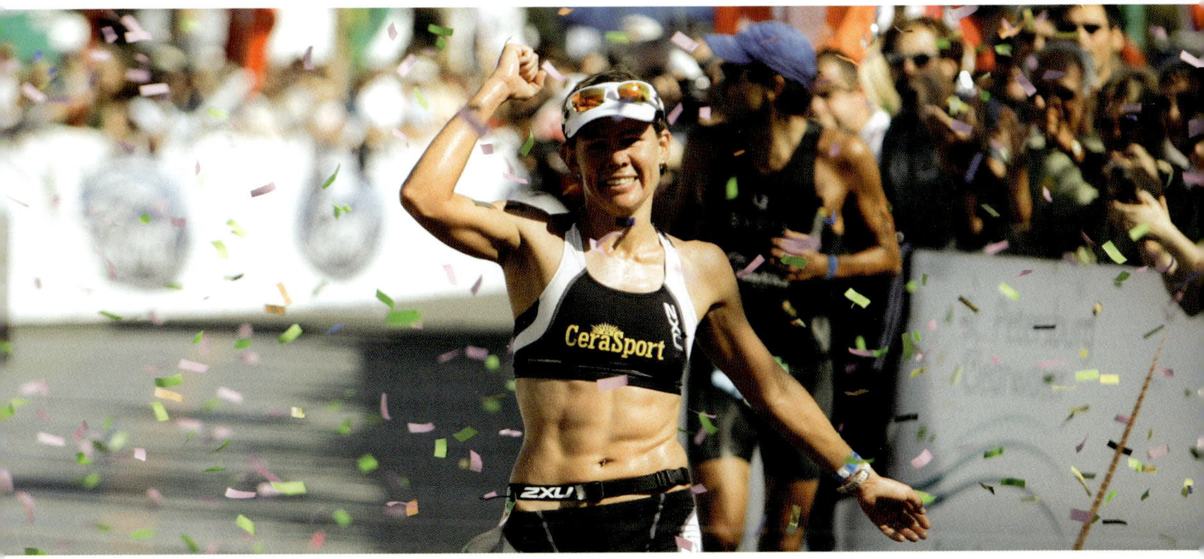
CeraSport
2XU

VORWORT

Während meiner Studienzeit bin ich zum ersten Mal auf wissenschaftliche Untersuchungen gestoßen, die sich mit unterschiedlichen Nahrungsmittelverwertungstypen befassten.

Eine dieser Studien untersuchte, inwieweit sich das Körpergewicht von Mäusen veränderte, wenn ihnen Bewegung verordnet wurde. Die Studie zeigte, dass viele Mäuse auf Grund der zunehmenden Stoffwechselaktivität abnahmen. Andere Mäuse aber veränderten ihr Gewicht nicht. Diese Mäuse nahmen gerade *so viele Extrakalorien* zu sich, wie sie zum Ausgleich der zusätzlichen Bewegung benötigten. Sie gehören zur Gruppe der guten *Futterverwerter*.

Dieses Buch ist geschrieben für alle Menschen, die zur Gruppe der guten Futterverwerter gehören, die die natürliche Veranlagung haben, ihr Körpergewicht, auch wenn es zu hoch ist, beizubehalten. Solche guten Futterverwerter werden immer, auch wenn sie mehr trainieren, die verbrauchten Kalorien mit zusätzlicher Nahrungsaufnahme ausgleichen. Im Triathlonsport gehören diese Athleten zu denen, die schwer bleiben, auch wenn sie besonders viel trainieren. Sie haben zwar keine Probleme, ein hartes Trainingsprogramm zu absolvieren, aber ihre Nahrungsaufnahme können sie nicht kontrollieren.

Doch Menschen können im Gegensatz zu Mäusen gegen ihre natürliche Veranlagung angehen. Sie brauchen nur eine fachgerechte Anleitung, die Ihnen hilft, Ihre Nahrungsaufnahme zu steuern. Leider werden im Triathlonsport alle benötigten Informationen in der Regel von Trainern bezogen, die in ihrer Jugend selbst erfolgreiche Athleten waren und keine Gewichtsprobleme hatten. Auch Ernährungsberater werden manchmal zurate gezogen, die erläutern, wie Nahrungsmittel genutzt werden können, um maximale Leistung zu erzielen.

Doch wie gute Futterverwerter ihre natürliche Tendenz der Nahrungsaufnahme steuern können, wie sie die tägliche Herausforderung, weniger zu essen, als der Körper verlangt, meistern können, darüber ist nur wenig zu erfahren. Dabei geht dieses Problem weit über reines Kalorienzählen hinaus. Es bedeutet, täglich die psychische Kraft aufzubringen, den Verlockungen des Alltags zu widerstehen. Selbst im Training ist es für solche Menschen schwer, nicht zum Kohlenhydratriegel zu greifen, wenn der Körper danach verlangt.

Sportler, die mit dem Problem übermäßiger Nahrungsaufnahme konfrontiert sind, bekommen in diesem Buch die notwendigen Handreichungen und Tipps, um ihr Gewicht langfristig in den Griff zu bekommen.

Ein ernüchternder Hinweis gleich zu Beginn: Es ist nicht möglich, seine Leistung zu steigern und im gleichen Zuge Gewicht zu verlieren. Wer Gewicht reduzieren möchte, der setzt seinen Körper großen Strapazen aus, er versucht, sich an *Hungerzustände* zu gewöhnen. Reduzierte Kalorienzahl bedeutet außerdem, dass Muskelmasse verloren geht. Wer aber Muskelmasse verliert, dessen Leistungen lassen, zumindest zeitweilig, nach. Wenn Sie also Ihr Gewicht reduzieren wollen, dann müssen Sie dies für eine bestimmte Zeit den sportlichen Zielen unterordnen.

Obwohl Triathleten meist stolz auf ihre sportliche Leistungsfähigkeit sind und sich darin von der Welt der Nichtsportler unterscheiden, müssen sie, wenn sie Gewicht verlieren wollen, Strategien anwenden, die für jeden gelten, der abnehmen möchte. Sie können aber ihre, im Sport gewonnene, mentale Stärke einsetzen, um ihre Ernährungsgewohnheiten zu ändern. Sie erreichen damit ihr Ziel häufig schneller und halten ihr Gewicht länger als Nichtsportler.

Ich habe dieses Buch geschrieben, um Triathleten aufzuzeigen, wie sie traditionelle Gewichtsreduktionstechniken in ihren Alltag als Sportler einbetten können. Wer Gewicht verlieren möchte, um leistungsfähiger zu werden, benötigt nämlich die gleichen Fähigkeiten, wie ein Nichtsportler, der einfach wieder in seine Hosen hineinpassen möchte.

Ich beziehe meine Informationen aus meinen eigenen Erfahrungen, meinem eigenen lebenslangen Prozess von Versuch und Irrtum und Erfolg und Misserfolg. Ich beziehe außerdem die Erfahrungen vieler anderer guter Futterverwerter des WeightWatchers®-Programms ein und verwerte deren Expertise. Schließlich untermauere ich diese mit wissenschaftlichen Erkenntnissen.

Ich bin weder eine Psychologin noch eine Ernährungsberaterin oder eine Topsportlerin. Aber ich habe selbst über 20 kg abgenommen und halte mein Gewicht nun langfristig. Dieser Erfolg war schwerer zu erringen, als einen Ironman durchzustehen. Der erste große Schritt war, das Problem zu verstehen. Der zweite wichtige Schritt war, das Werkzeug zu sammeln, das ich brauchen würde, um mein Ziel zu erreichen. Ich hoffe, dass Ihnen dieses Buch hilft, beide Schritte erfolgreich zu bewältigen.

Wenn Sie Fragen haben oder Kommentare zu diesem Problem abgeben möchten, dann besuchen Sie doch eine meiner Webseiten.

www.weightmanagementfortriathletes.com
www.ironplanner.net
www.ingridloosmiller.com

Fröhliches Trainieren wünscht Ihnen
Ingrid Loos Miller

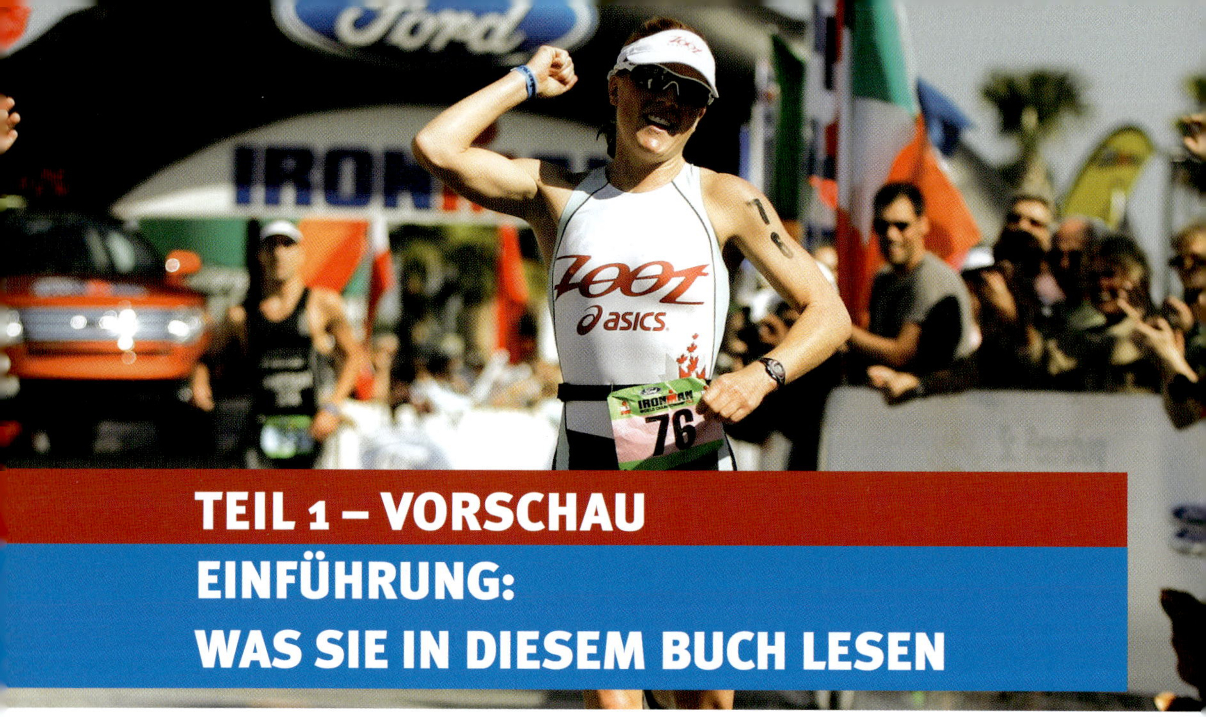

TEIL 1 – VORSCHAU

EINFÜHRUNG: WAS SIE IN DIESEM BUCH LESEN

Wer Gewicht verlieren will, der muss seine Nahrungsaufnahme kontrollieren. In diesem Buch erfahren Sie, wie Sie als Triathlet Ihre Ernährung kontrollieren und damit Ihr Gewicht reduzieren.

Es gibt eine Vielzahl von Ernährungsbüchern auf dem Markt, die sich mit allen Facetten der Nahrungsmittelzusammensetzung beschäftigen und detaillierte Informationen über Makro- und Mikronährstoffe zur Verfügung stellen. In diesem Buch erfahren Sie, was Sie an anderer Stelle nicht lesen können, nämlich detaillierte Strategien und Informationen, wie Sie als Triathlet ein Programm zur Gewichtsreduktion aufstellen und durchführen können.

Zunächst sei noch einmal erwähnt: Gleichzeitig hart zu trainieren und Gewicht zu verlieren, funktioniert nicht. Entweder Ihr Training leidet oder Sie schaffen es nicht, Ihr Gewicht herunterzubringen. Wenn Sie meinem Plan folgen, dann müssen Sie zuerst die Gewichtsreduktion in den Vordergrund stellen. Sie können dabei locker weiter trainieren, wenn Sie nicht Ihren natürlichen Trainings-Essens-Zyklus durchbrechen. Sie verlieren dann relativ schnell an Gewicht. Sobald Sie Ihr angestrebtes Gewicht erreicht haben, können Sie zu Ihrer gewohnten Trainingsintensität zurückkehren.

Ich habe dieses Buch geschrieben für Triathleten aller Leistungsklassen, die ihr Gewicht reduzieren wollen. Es enthält verschiedene Programme, die sowohl für geringe als auch für erhebliche Gewichtsverluste geeignet sind.

Im Folgenden finden Sie einen Überblick über die Kapitel in diesem Buch, der Ihnen hilft, zu entscheiden, mit welchem Thema Sie sich zuerst beschäftigen wollen.

TEIL 1: VORSCHAU

Kapitel 1: Erwartungen – Das erste Kapitel bereitet Sie zum einen auf die Hürden des Abnehmens vor. Es erläutert aber auch, in welchen Punkten Ihnen das Abnehmen leicht fallen wird. Es beschreibt typische Erwartungshaltungen von Sportlern und etwaige Diskrepanzen zwischen Erwartung und Realität. Sie erfahren, wie Sie Muskulatur erhalten können und wie Sie während der Abnehmphasen aussehen werden. Sie bekommen Anhaltspunkte über geschlechtsspezifische Unterschiede, und Sie erfahren, wie schnell Sie Gewicht verlieren können.

TEIL 2: DIE KÖRPERZUSAMMENSETZUNG

Kapitel 2: Wie wichtig ist es eigentlich, schlank zu sein? – In diesem Kapitel erfahren Sie, wie wichtig der Körperfettanteil für die Leistungsfähigkeit im Triathlon ist. Trainingsphysiologe Alan Couzens stellt Ihnen in diesem Kapitel detaillierte Informationen zum Zusammenhang zwischen Körperfett und Leistungsfähigkeit zur Verfügung und gibt Zahlenbeispiele über Zeitverbesserungen über verschiedene Wettkampfdistanzen in Relation zu reduziertem Körperfett.

Kapitel 3: Wie ist meine Körperzusammensetzung aktuell einzuordnen? – Dieses Kapitel befasst sich mit dem Body-Mass-Index (BMI) und verschiedenen Methoden, um den Körperfettanteil zu messen. Es vergleicht Stärken und Schwächen üblicher Methoden und erläutert die Interpretation der Körperfettwerte und wie die weitere Entwicklung sein wird.

Kapitel 4: Drei Ziele – Dieses Kapitel beschreibt die drei Ziele, die mit dem Abnehmen verbunden sind: das Abnehmen, Halten und Stabilisieren des Gewichts. Es gibt Ihnen Anhaltspunkte, welche Werte Sie erwarten können, wie sich Ihre Körperzusammensetzung im Laufe des Lebens verändert und wie eine hinsichtlich Ästhetik bzw. sportlicher Leistungsfähigkeit ideale Körperzusammensetzung bestimmt wird.

TEIL 3: ERNÄHRUNGSMANAGEMENT

Kapitel 5: Die täglich benötigte Kalorienzufuhr – In diesem Kapitel erfahren Sie, warum Sie eine feste Kalorienzahl brauchen, wie viele Kalorien Sie täglich zu sich nehmen dürfen und wie Sie diese Zahl einhalten können. Wenn Sie nicht bei jeder Mahlzeit Kalorien zählen wollen, dann bekommen Sie Anhaltspunkte an die Hand, wie Sie die Kalorienzahl grob überschlagen können.

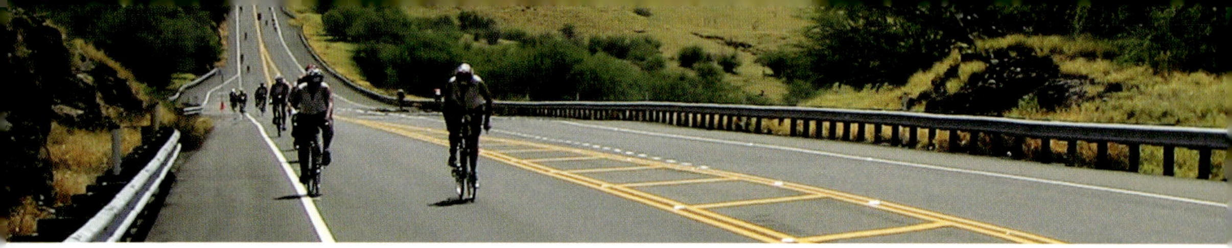

Kapitel 6: Wie Sie Ihre Essgewohnheiten kontrollieren können – In diesem Kapitel werden verschiedene Ernährungsstile beschrieben. Es erläutert zudem drei einfache Wege, wie Sie überprüfen können, was Sie essen: das Kalorienzählen, das Visualisieren und das Auswählen sauberer Nahrungsmittel. Es enthält außerdem Vor- und Nachteile jeder Methode und Beispiele.

Kapitel 7: Drei Fertigkeiten – Dieses Kapitel beschreibt, wie Sie hochkalorische Lebensmittel einschränken können, wie Sie sie ersetzen bzw. leicht abwandeln können, um auf Nahrungsmittel, die Ihnen besonders am Herzen liegen, nicht verzichten zu müssen und trotzdem abzunehmen. Sie erstellen eine Liste mit allen Nahrungsmitteln, die Sie essen. Diese dient Ihnen als Kalorienreferenz. Sie lernen, „Problemnahrungsmittel", die Sie nur in Maßen genießen sollten, zu identifizieren.

Kapitel 8: Wege zum Erfolg – Dieses Kapitel stellt Ihnen das Handwerkszeug zur Verfügung, das Sie im täglichen Leben brauchen, um Ihren Hunger zu kontrollieren und selbst soziale Situationen, wie Abendesseneinladungen bei Freunden, zu meistern.

TEIL 4: DER BRENNSTOFF FÜRS TRAINING

Kapitel 9: Training als Mittel zum Gewichtsverlust – Dieses Kapitel beschäftigt sich mit der richtigen Trainingsintensität, mit Krafttraining, mit der Fehlersuche in der Nahrungsaufnahme und mit Richtlinien für sportgerechte Ernährung. Es zeigt auf, wie Sie locker trainieren und gleichzeitig moderat Gewicht verlieren können, ohne dabei hungern zu müssen.

Kapitel 10: Die Ironmanfalle – In diesem Kapitel erfahren Sie, wie Sie übermäßige Nahrungsaufnahme beim Ironmantraining verhindern können und gleichzeitig ausreichend Nahrung für Training und Erholung im Tank haben.

TEIL 5: DIE MENTALE EINSTELLUNG

Kapitel 11: Erfolgsgeschichten – Lesen Sie in diesem Abschnitt Geschichten von dem professionellen Triathleten Matt Lieto und dem Altersklassensportler Scott, die Übergewicht und Abhängigkeit langfristig überwinden konnten.

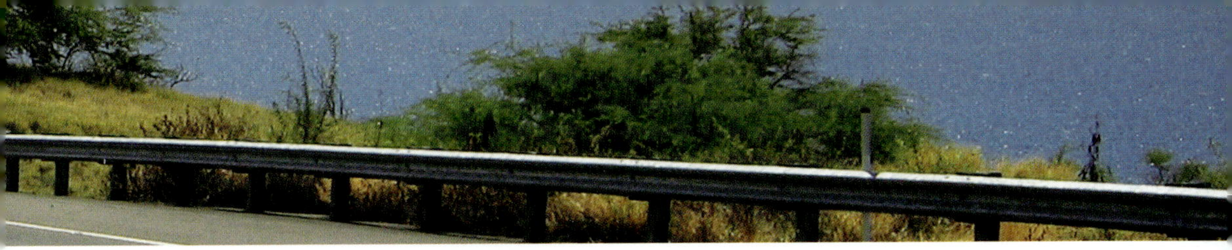

Kapitel 12: Motivation – Dieses Kapitel beschreibt, wie Sie Motivationstechniken einsetzen können, um Ihren Plan Wirklichkeit werden zu lassen. Sie lernen, wie Sie sich von Schmerzen geistig abwenden können und erfahren, welche Kräfte Sie zum Erfolg antreiben und welche unbewussten Wünsche Sie haben. Sie lernen den Zyklus des Erfolgs kennen, lernen, mentale Stärke einzusetzen und schließlich Ihren Erfolg zu feiern.

Kapitel 13: Handeln – Die Entscheidung, Gewicht verlieren zu wollen, wirkt als Katalysator für Veränderung. In diesem Kapitel wird die Wichtigkeit von Beharrlichkeit, Hartnäckigkeit diskutiert. Ebenso lernen Sie, Prioritäten zu setzen und Ihren Erfolg entsprechend zu feiern.

TEIL 6: VERWANDTE THEMEN

Kapitel 14: Gewichtsklassen – In diesem Kapitel werden sowohl die Geschichte als auch der Hintergrund von Gewichtsklassen diskutiert. Es beschreibt das *Clydesdale-Handicap*, erläutert, wie es zur Einrichtung von Gewichtsklassen kam und wie sie den Sport beeinflusst haben. Außerdem lesen Sie ein Interview mit der professionellen Triathletin Heather Wurtele.

Kapitel 15: Gewichtsverlust und Nahrungsergänzungsprodukte – In diesem Kapitel lesen Sie alles über die Gefahren bei der Einnahme von Nahrungsergänzungsmitteln. Sie erhalten wichtige Informationen über Bestimmungen und Vorschriften, über die Gefahr von Verunreinigungen, über die Wirksamkeit dieser Produkte und über Fälle von Beanstandungen.

Kapitel 16: Welche operativen Möglichkeiten gibt es? – Dieses Kapitel informiert Sie über operative Möglichkeiten, über deren Gefahren, moralische Probleme und über die Aussagekraft von Statistiken. Es spricht über den Athleten als Patienten, über die ersten Schritte, die Konfrontation mit dem neuen Ich und den Prozess der Selbstakzeptanz.

Kapitel 17: Trainingssucht und Essstörungen – Hier erfahren Sie, wie der Unterschied zwischen leistungsorientiertem Abnehmen und Verhaltensstörungen zu definieren ist. Sie lernen psychische Erkrankungen, wie Anorexie, Bulimie, Ess-Brech-Sucht, Trainingssucht und psychische Wahrnehmungsstörungen kennen.

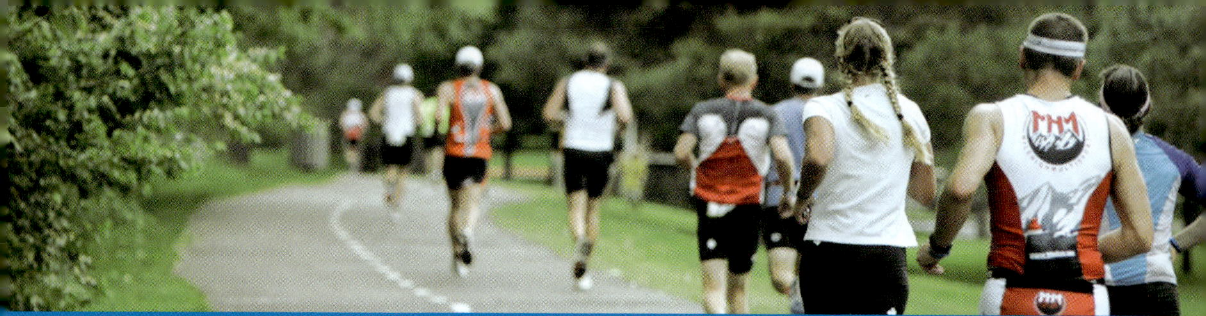

1 Erwartungen

Nur wenn wir unser Ziel fest im Auge behalten, Zutrauen in uns selbst haben und überzeugt sind, dass wir es erreichen werden, kommen wir weiter.

– Orison Swett Marden

REALITÄTSCHECK

Wenn Sie langfristig Gewicht verlieren wollen, ist es hilfreich, zu Beginn eine klare Vorstellung davon zu haben, was auf Sie zukommt.

Vielleicht haben Sie in der Vergangenheit bereits die Erfahrung gemacht, dass Sie zwar bis zu einem gewissen Grad Gewicht verloren haben, dann aber an irgendeinem Punkt stecken geblieben sind und schließlich wieder von vorne beginnen mussten. So fanden Sie sich vielleicht schon mehrere Male am Anfangspunkt einer Diät wieder, jedes Mal ein bisschen frustrierter und mit geringerem Selbstvertrauen.

Geben Sie jetzt nicht auf! Heute stehen Sie zum letzten Mal am Anfangspunkt. Dieses Mal sind Sie vorbereitet, haben realistische und klar gesteckte Ziele. Dieses Mal bekommen Sie Ihr Gewichtsproblem langfristig in den Griff, denn Sie verknüpfen Ihr Ziel mit dem Wunsch, im Triathlon erfolgreich zu sein. Diese besondere Motivation gibt Ihnen einen Extrakick, der Ihnen hilft, Tiefpunkte zu überwinden. Sie sind geduldiger als zuvor, denn das Ziel, Ihr Traumgewicht zu erreichen, hilft Ihnen gleichzeitig, im Triathlon erfolgreicher zu sein.

Das Körpergewicht des Athleten ist wie ein schneller Neoprenanzug, ein neues Fahrrad oder eine professionelle Vermessung eine Variable in der Leistungsfähigkeit. Ebenso wie gutes Material, ist auch optimales Gewicht ein wichtiger Baustein des sportlichen Erfolgs.

Aus Schaden wird man klug. Das gilt nicht nur für allgemeine Lebensweisheiten, auch im Triathlon lernt man vor allem aus vergangenen Fehlern. Wenn Sie also bereits mehrere fehlgeschlagene Versuche gestartet haben, dann ist die Zeit *jetzt* reif, aus Ihren Fehlern zu lernen.

Beginnen wir doch mit der Auflistung einiger typischer Fehler und Missverständnisse:

DIE ERWARTUNG, TRAINING WÜRDE AUSREICHEN, UM ABZUNEHMEN

Wenn ein Anfänger mit Triathlontraining beginnt, dann wird er schneller, nimmt dabei ab und fühlt sich zunächst einmal fantastisch. Die meisten Sportler meinen dann, sie müssten einfach nur so weitermachen, und die überflüssigen Pfunde verschwinden schon von selbst rechtzeitig zu Saisonbeginn. Doch das ist nicht der Fall. Auch wenn die Leistungskurve stetig ansteigt, der Schwimmreifen bleibt.

Dabei ist insbesondere unter Triathleten die Messlatte, wie ein durchtrainierter Körper auszusehen hat, recht hoch. Viele Sportler sind daher mit ihrer körperlichen Erscheinung unzufrieden. Auch wenn sie, gemessen an *„Otto Normalverbraucher"*, gut und fit aussehen, ist ihre Selbstwahrnehmung bei einem Triathlonwettkampf ganz anders. Eine Frau, die mehr als 20 % Körperfett aufweist, empfindet sich als fett, sobald sie sich in einen Wettkampfanzug zwängt. Ungeduldig fragt sie sich, wie viele Trainingsstunden wohl nötig sind, um so schnell und durchtrainiert auszusehen, wie die anderen Triathletinnen.

Wenn Sie zu der Gruppe Menschen gehören, die Probleme haben, ihr Gewicht zu reduzieren, dann kann Training alleine nicht ausreichen. Je mehr Sie trainieren, desto mehr Appetit haben Sie nämlich und damit gleichen Sie den erhöhten Kalorienbedarf schnell mit *zusätzlichen* Kalorien aus. (1) Insbesondere Frauen neigen dazu, an ihrem natürlichen Gewicht trotz zusätzlichen Trainings festzuhalten. Der weibliche Körper hat nicht selten einen Mechanismus eingebaut, der verhindert, vom natürlichen Gewicht herunterzukommen, auch wenn pro Woche 10, 12 oder 14 Stunden trainiert werden.

Wenn Sie also Gewicht verlieren wollen, dann müssen Sie Ihre Einstellung ändern. Sie müssen das Abnehmen für eine Weile zur Priorität machen.

Vergessen Sie, dass Sie ein Sportler sind.

Das heißt natürlich nicht, dass Sie Ihr Training aufgeben sollen, aber Sie müssen sich von der Idee verabschieden, Sie könnten durch zusätzliches Training Gewicht verlieren. Für eine Weile müssen Sie die Seiten wechseln. Sie müssen, genauso wie jeder Nichtsportler, Ihren Fokus auf die *Gesamtkalorienmenge* legen. Sie müssen versuchen, weniger Kalorien aufzunehmen, als Sie verbrauchen. Wenn Ihnen das gelingt, können Sie bald die Früchte Ihrer Bemühungen ernten.

Bis zum heutigen Tag haben Sie sich wahrscheinlich voll auf Ihr Training konzentriert und gleichzeitig mehr oder weniger vernünftig gegessen. Nun sollen Sie beginnen, Ihren Fokus auf die Ernährung zu legen. Dann werden Sie schnell feststellen, dass Sie bisher schlichtweg zu viel gegessen haben. Sie kommen vermutlich auch bald zu dem Schluss, dass die meisten Menschen *zu viel* essen. Die stetig steigende Rate an Übergewicht beruht nämlich ganz einfach auf einer *übermäßigen Kalorienaufnahme*.

Was alle unsere Leser gemein haben, ist die Liebe zur Sportart Triathlon. Wir lieben das tägliche Training und die Herausforderung, die mit unserem Sport einhergeht. Doch wir wollen nicht als Sklaven unseres Sports enden. Wenn wir auf Grund einer Verletzung oder eines Unfalls für einige Wochen nicht trainieren können, dann wollen wir nicht gleich mehrere Kilos zunehmen. Das ist das Ziel dieses Buches. Es soll Ihnen eine Anleitung geben, Ihre Nahrungsaufnahme so gut in den Griff zu bekommen, dass Sie sich gerne auch mal einige trainingsfreie Wochen leisten können, ohne dabei mehr als 1-2 Pfund zuzunehmen.

In diesem Buch lernen Sie, *so* zu essen, als würden Sie keinen Sport treiben. Damit sind Sie kein Sklave Ihres eigenen Trainings mehr und gleichzeitig reduzieren Sie rapide Ihr Gewicht. Sie lernen, Ihr Essverhalten zu kontrollieren, anstatt von Ihrem Essverhalten kontrolliert zu werden.

In der ersten Phase des Gewichtsverlusts sollten Sie Ihren Trainingsumfang auf 6-8 Stunden pro Woche reduzieren. Auch Breitensportler, die abnehmen wollen oder ihr Gewicht halten wollen, treiben wöchentlich etwa 6-8 Stunden Sport. Wenn Sie mehr trainieren, müssen Sie zusätzliche Mahlzeiten zur schnelleren Erholung oder zum Kohlenhydratausgleich aufnehmen. Dies aber verlangsamt den Prozess des Abnehmens und ist daher kontraproduktiv (lesen Sie dazu auch Kap. 9). Doch machen Sie sich keine Sorgen. Sie können schneller als erwartet Ihren Trainingsumfang wieder hochschrauben.

DIE ERWARTUNG, GEWICHTSREDUKTION WÄRE EINFACH ODER SCHNELL ODER BEIDES ZUGLEICH

Wenn Sie sich dem Ziel, abzunehmen, nur halbherzig verschreiben, dann wird auch das Ergebnis nur mittelmäßig sein. Vermutlich haben Sie bereits einige Male mit verschiedenen Methoden versucht, abzunehmen und dabei nur mäßigen Erfolg gehabt. Jetzt ist es Zeit, Ihr Ziel mit Volldampf in Angriff zu nehmen. Verabschieden Sie sich von dem Gedanken, Sie könnten schnell und einfach zum Ziel kommen, denn wenn Sie dieses Buch lesen, gehören Sie aller Wahrscheinlichkeit nach zu den Menschen, denen es die Natur schwermacht, ein niedriges Gewicht zu halten.

Schwer zu erreichende Ziele festzulegen, um eine dauerhafte Lebensänderung zu erzielen, ist kein Laster. Nur moderate Ziele zu setzen, um ein Scheitern zu vermeiden, ist dagegen keine Tugend.

–Dr. Daniel S. Kirschenbaum, in The 9 thruths about weight loss

Wenn Sie Ihr Ziel, Gewicht zu verlieren, mit einem sehr fordernden Ansatz verfolgen, dann erzielen Sie schnellere und höhere Ziele. Aber was bedeutet eigentlich *‚extrem'*? Extrem heißt, Sie wollen alles andere diesem einen Ziel unterordnen. Sie wollen Woche für Woche 0,5 oder 1 kg abnehmen, bis Sie schließlich schlanker sind, als Sie in Ihrem Leben jemals gewesen sind.

Die Methode klingt zunächst einfach: Sie wollen weniger essen, als Sie verbrauchen. Doch das ist leichter gesagt als getan. Denn Ihre biologische Natur wehrt sich dagegen, weniger Kalorien aufzunehmen, als Sie verbraucht haben. Sie müssen daher einen Weg finden, im täglichen Leben Ihre Kalorienzufuhr zu kontrollieren, auch wenn mitunter Ihre Motivation auf dem Tiefpunkt ist. Und dies ist ein endloser Prozess. Sie müssen, auch nachdem Sie Ihr Gewicht reduziert haben, jeden Tag Ihre Kalorienaufnahme kontrollieren.

Kirschenbaum schreibt dazu „... Wer lernt, mittels außergewöhnlicher geistiger Fertigkeiten und Stärken sein Gewicht zu kontrollieren, dem gebührt höchste Anerkennung und Lob. ... Sein Gewicht langfristig zu kontrollieren, ist eine große athletische Herausforderung". (2)

Wenn Sie also Gewichtsreduktion wie Kirschenbaum als sportliche Herausforderung sehen, dann wird Ihnen schnell bewusst, dass dieses Ziel tägliche, lebenslängliche Arbeit verlangt. Als Triathlet haben Sie aber den Vorteil, dass Sie die Eigenschaften eines Sportlers bereits besitzen. Diese müssen Sie nur auf Ihr neues Ziel anwenden.

DIE ERWARTUNG, JEDE WOCHE GEWICHT ZU VERLIEREN

Genauso wie Ironmantraining ist auch der Prozess des Abnehmens eine lange Reise, die nicht immer geradlinig zum Ziel führt. In manchen Wochen verlieren Sie mehr Gewicht, als Sie erwartet hätten, zu anderen Zeiten wiederum verlieren Sie weniger oder legen sogar an Gewicht zu. In den ersten ein bis zwei Wochen verlieren die meisten Menschen relativ schnell an Gewicht, doch das ist hauptsächlich der Verlust von Wasser. Danach lässt der Gewichtsverlust nach. Wenn Sie dann aber stets im Rahmen Ihrer erlaubten Kalorieneinnahme bleiben, dann verbrennen Sie weiterhin konstant Körperfett. Sie können *durchschnittlich* pro Woche etwa 1-2 Pfund Gewichtsverlust erwarten. Wenn Sie Ihr Gewicht dabei regelmäßig kontrollieren, dann stellen Sie schnell fest, dass der Prozess nicht geradlinig verläuft. Sie bemerken vielleicht Gewichtsschwankungen von bis zu 2 kg von einem zum anderen Tag.

Wer den Gewichtsverlust in Zahlen bestimmen möchte, der kann nicht einfach nur Kalorien zählen. Wenn diese theoretische Rechnung nämlich stimmen würde, dann müsste einfach nur die tägliche Kalorienzufuhr um 100 reduziert werden, um im Laufe eines Jahres 5 kg abzunehmen. Doch das ist leider nur ein Zahlenspiel. In der Praxis nämlich ist es nicht nur die tägliche Gesamtkalorienzahl, die zählt. Nein, wer abnehmen will, muss über einen *kurzen Zeitraum* ein extremes Kaloriendefizit kreieren. Dieses Defizit kann nicht durch zusätzliches Training erreicht werden. Es muss die Nahrungsaufnahme reduziert werden. Erst dann passt der Körper sich an.

Wenn Sie an einem Tag deutlich häufiger Wasser lassen als üblich, dann ist das ein Signal dafür, dass Sie auf dem richtigen Weg sind. Der Anfang ist gemacht. In den ersten Tagen verlieren Sie zwar hauptsächlich Wasser, doch wenn Sie jetzt Ihr Kalorienregime beibehalten, dann verbrennen Sie fortan mehr Fett. Schon bald werden Sie auf der Waage die positive Entwicklung bestätigt bekommen. Auch wenn diese Entwicklung nicht geradlinig verläuft, *verbrennen Sie kontinuierlich Fett*, solange Sie mit Ihrer Ernährung ein Kaloriendefizit aufrechterhalten (3).

DIE ERWARTUNG, BESTEHENDE MUSKELMASSE ERHALTEN ZU KÖNNEN

Wer abnimmt, kann nicht vermeiden, Muskelmasse zu verlieren. Auf diesen Umstand sollten Sie sich gleich zu Beginn Ihrer Reise einstellen. Wenn Sie versuchen, gleichzeitig abzunehmen und Muskelmasse zu erhalten, dann ist Misserfolg vorprogrammiert, Sie verlieren schnell Ihre Motivation, was wiederum Ihren Erfolg in Frage stellt. Sie brauchen Ihre Motivation als Motor, um Ihr hochgestecktes Ziel zu erreichen. Akzeptieren Sie daher den kurzfristigen Verlust an Muskelmasse. Sobald Sie Ihr Zielgewicht erreicht haben, können Sie wieder Muskulatur aufbauen. Allerdings ist bei reduziertem Gewicht auch weniger Muskelmasse nötig, um den Körper zu bewegen.

Wenn Sie alleine durch *reduzierte Kalorienzahl* Gewicht verlieren, dann besteht der Gewichtsverlust anfänglich bis zu 25 % aus Muskelmasse. Nach einigen Wochen aber reduziert sich der Anteil des Muskelmassenverlusts (4).

In diesem Programm wird das Abnehmen nicht ausschließlich durch Einschränkung der Kalorienzahl erzielt. Es wird gleichzeitig ein moderates Trainingsprogramm aufrechterhalten, was wiederum den Muskelmassenverlust reduziert.

Lesen Sie im Folgenden einige Tipps, wie Sie den Verlust an Muskelmasse reduzieren können:

1. Trainieren Sie kontinuierlich weiter (5, 6). Die einzelnen Trainingseinheiten sollten aber nicht übermäßig lang sein. Pro Woche sollten Sie auf etwa sechs Trainingsstunden kommen. Wer abnehmen will, der muss Krafttraining in den Trainingsalltag einbauen (7). Aerobes Ausdauertraining verbrennt hauptsächlich Kalorien, Krafttraining aber verbrennt Kalorien und bildet Muskeln, was wiederum die Verbrennung ankurbelt. Damit trägt Krafttraining in erheblichem Maße zum Abnehmen bei. Langfristig erhöht die vergrößerte Muskelmasse auch die Leistungsfähigkeit. Lesen Sie hierzu auch Kap. 9.

2. Regelmäßige Proteinzufuhr ist wichtig. Achten Sie darauf, bei jeder Mahlzeit Proteine zu sich zu nehmen (8, 9, 10). Bei ungenügender Proteinaufnahme können zerstörte Muskeln nicht wiederaufgebaut werden.

3. Auch Kohlenhydrate haben ihren Platz im Muskelaufbau. Wenn Sie nicht genügend Kohlenhydrate zu sich nehmen, riskieren Sie, Muskelmasse abzubauen, wenn Sie Ihren Körperfettanteil reduzieren (11). Sie müssen daher versuchen, trotz reduzierter Gesamtkalorienzahl genügend Makronährstoffe (Proteine, Kohlenhydrate und Fette) zu sich zu nehmen.

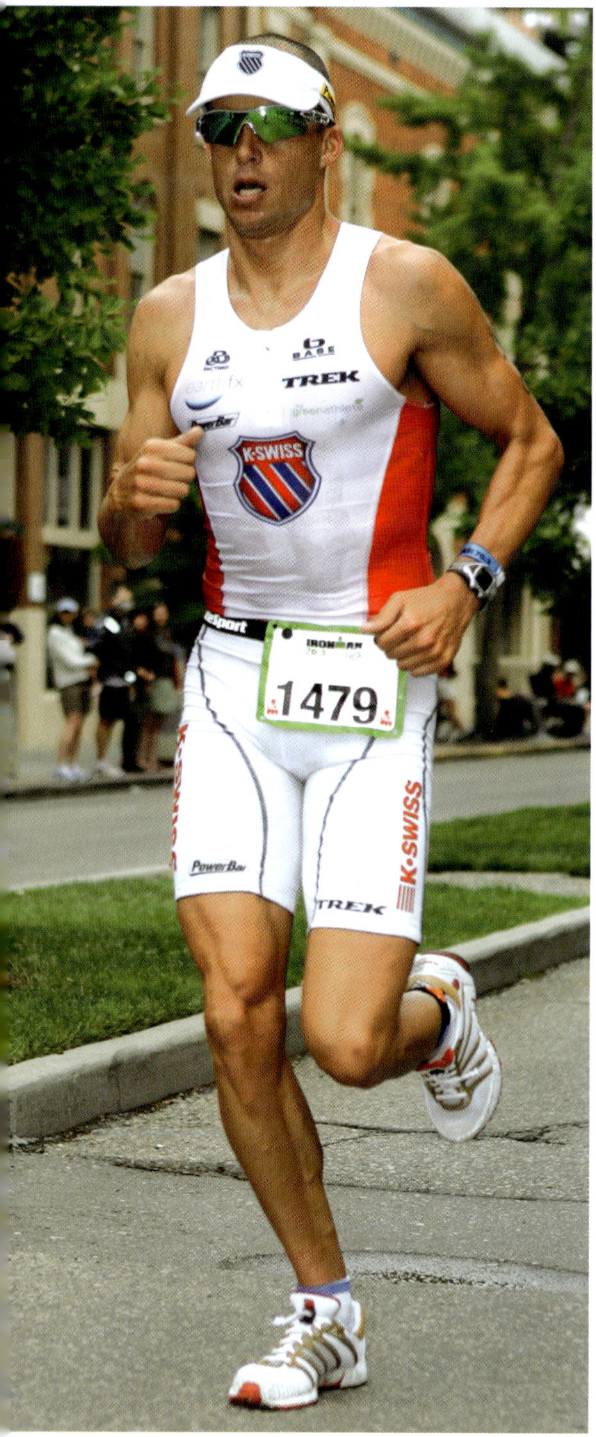

DIE ERWARTUNG, SUPER DURCHTRAINIERT UND FIT AUSZUSEHEN

Die Ankunft am Wettkampfort kann für manchen Triathleten demoralisierend sein. Jeder sieht so fit und durchtrainiert aus. Zudem neigen Triathleten dazu, mit entsprechender Kleidung ihren sportlichen Körper erst so richtig zur Schau zu stellen. Leider kann nicht jeder Sportler einen solch sportlichen Körper haben.

Der durchschnittliche Körperfettanteil einer Frau beträgt 26 %. Sportliche Frauen haben im Schnitt 18-22 % Fett. Selbst diese Gruppe sieht in einem Wettkampfanzug noch nicht besonders schlank aus. Wie Sie persönlich aussehen werden, wenn Sie Ihr Zielgewicht erreicht haben, hängt zum einen von Ihrer genetischen Disposition ab, zum anderen von Ihrer Körperfettverteilung.

Frauen mit einem Körperfettanteil von 15 % oder weniger sehen recht definiert aus und sind grundsätzlich schlank. Auch sie haben aber *Bereiche*, wo sichtbares, überschüssiges Fett ist. Ich muss meine weiblichen Leserinnen daher warnen: Wenn Sie so schlank und durchtrainiert aussehen wollen wie Desiree Ficker oder Becky Lavelle, dann muss Ihr Körperfettanteil bis in den *ungesunden* Bereich sinken. Dies zu erreichen, ist für die meisten meiner Leser zudem ziemlich unwahrscheinlich, denn wenn Sie keine Veranlagung zu leicht überhöhtem Gewicht hätten, würden Sie dieses Buch nicht lesen.

Auch ein Mann mit durchschnittlichem Körperfettanteil kann nicht erwarten, definierte Muskulatur oder sichtbare Venen zu haben.

Männer, die Pfunde verlieren wollen, haben häufig eine andere Motivation als Frauen: Während Frauen mehr Wert auf Äußerlichkeiten legen, nehmen Männer eher ab, um ihre Leistungsfähigkeit zu verbessern.

Für beide Geschlechter gilt: Schnell auszusehen, ist ein erheblicher Motivationsfaktor unter Triathleten. Männer wie Frauen genießen die Tatsache, dass der Sport es ihnen ermöglicht, beneidenswert fit auszusehen. Altersklassentriathlet Kevin Shaw, der innerhalb von zwei Jahren 50 kg abgenommen hat, sagt dazu: „Das Aussehen professioneller Triathleten beeindruckt mich, aber ich weiß, wie viel harte Arbeit und Disziplin es kostet, einen solchen Körper zu haben. Ich würde zwar gerne auch so gut aussehen, aber möchte nicht die nötigen Opfer bringen. Ich will gesund und zufrieden leben und dabei mein Leben genießen. Dazu gehört für mich auch Bier, Pizza und Eiscreme. Ich möchte nicht mein gesamtes Leben meinem Trainingsziel unterordnen."

Wie Sie, lieber Leser, aussehen können, wird weitgehend von Ihrer genetischen Disposition bestimmt. Der Schlüssel zu Erfolg und Zufriedenheit ist, einen Körperfettanteil zu erzielen, der gesund ist, funktionell und zufriedenstellend für Sie selbst. Kevin Shaw sagt dazu: „Ich werde niemals viel weniger als 100 kg wiegen. Damit habe ich mich mittlerweile abgefunden. Ich werde demnach niemals aussehen wie die Triathleten, deren Fotos in den Zeitschriften abgebildet werden, ich kann aber dennoch die gleichen Wettkämpfe bestreiten. Natürlich bin ich dabei *viel* langsamer."

Sie sollten sich nicht zum Ziel setzen, so fit wie ein Model auszusehen. Selbst wenn Sie Ihr Traumgewicht erzielen, wenn Sie jeden Muskel voll austrainieren, wenn Ihr Herz-Kreislauf-System voll ausgebildet ist, bleiben Ihre Hüften zu breit, Ihr Gesäß zu groß, Ihre Waden zu flach oder Ihre Füße zu platt, um eine Starfigur zu haben. Und dennoch sind Sie sehr wohl in der Lage, alle möglichen Sportarten auf hohem Niveau zu betreiben. Auch bei optimalem Gewicht kann es nicht jeder schaffen, perfekt auszusehen, sagt Triathletin und Autorin Jayne Williams (12).

Setzen Sie sich daher nicht zum Ziel, perfekt auszusehen. Nicht jeder hat die genetischen Voraussetzungen, das zu schaffen. Ein realistischeres Ziel ist dagegen, so gut auszusehen *wie möglich*.

DIE ERWARTUNG, ES WÄRE LEICHT, DAS GEWICHT ZU HALTEN

Wenn Sie sich Ihrem Zielgewicht nähern, bekommen Sie vermutlich einen extra Motivationsschub und wollen dann testen, wie Ihre Leistungsfähigkeit durch die Gewichtsreduktion zugenommen hat. Wenn Sie erst am Ziel angekommen sind, befinden sich Körper und Geist im Einklang und alle früheren Misserfolge sind vergessen. Jetzt haben Sie die Techniken, die Sie auf dem Weg des Abnehmens erlernt haben, so oft angewendet, dass sie Ihnen in Fleisch und Blut übergegangen sind. Diese Techniken helfen Ihnen fortan, Ihr Gewicht für den Rest Ihres Lebens unter Kontrolle zu halten.

Wenn Sie die in diesem Buch vorgestellten Techniken anwenden, müssen Sie auf keine Nahrungsmittel verzichten. Sie müssen lediglich lernen, sie sich einzuteilen und in Maßen zu genießen.

Klingt das einfach? Es ist auf jeden Fall einfacher, als täglich mit dem Umstand konfrontiert zu sein, Übergewicht zu haben und sich dafür zu hassen. Sie müssen zwar von nun an täglich darauf achten, was und wie viel Sie essen, aber diese Anstrengung ist nicht größer als die Anstrengung täglichen Trainings. Abzunehmen ist eine Herausforderung, aber es ist zu schaffen.

Das Gewicht zu halten, dürfte kein großes Problem für einen Sportler sein. Ihre Fitness, Ihre Zielorientiertheit, Entschlossenheit und Ihr Spaß am Training helfen, auch Ihre Essgewohnheiten unter Kontrolle zu halten. Sie werden lernen, Ihr Gewicht zu halten, auch wenn Sie *nicht* ununterbrochen trainieren. Ihre sportliche Grundeinstellung kommt Ihnen bei der Gewichterhaltung zugute.

DIE ERWARTUNG, DASS DIE GEWICHTSREDUKTION FÜR MÄNNER UND FRAUEN GLEICH ABLAUFEN WÜRDE

Männer und Frauen unterscheiden sich nicht nur in ihren Essgewohnheiten, ihren Erwartungen und ihrem Selbstwertgefühl. Es ist auch für Männer und Frauen unterschiedlich schwierig, Gewicht zu verlieren (13).

Es kann als bewiesen angesehen werden, dass manche Menschen einfacher und schneller abnehmen als andere. Manche weiblichen Läuferinnen sind in der Lage, Kalorien deutlich effizienter zu verwerten als andere (14).

Geschlechter sprechen auch unterschiedlich auf körperliche Betätigung an: Eine Studie untersuchte Gruppen von Frauen und Männern, die zuvor keinen Sport betrieben hatten, darauf, wie sie auf tägliches Training ansprachen. Bei unveränderten Essgewohnheiten sollten sich die Probanden nun 5 x pro Woche 45 min lang über einen Zeitraum von 16 Monaten sportlich betätigen. Während die Männer bereits nach neun Monaten deutlich spürbar an Gewicht und Körperfett abnahmen, waren bei den Frauen auch nach 16 Monaten noch *keine Veränderungen* zu bemerken. Dies belegt, dass Frauen, wenn es um Gewichtsreduktion geht, kaum auf körperliche Bewegung ansprechen (15).

Ein Grund für diese erheblichen Unterschiede liegt in den natürlichen Fettdepots von Frauen und Männern: Während überschüssiges Gewicht bei Männern hauptsächlich am Bauch angelagert ist, neigen Frauen dazu, überschüssiges Körperfett an Gesäß bzw. Oberschenkeln zu lagern. Oberhalb der Hüfte gespeichertes Körperfett ist aber leichter abzubauen, als Fett, das unterhalb der Hüfte angelagert ist (11).

Ein weiterer Grund dafür, dass Frauen sich beim Abnehmen schwertun, liegt im emotionalen Bereich: Frauen tendieren dazu, stimmungsabhängig zu essen, während Männer eher in sozialen Situationen essen (13). Lesen Sie auch Kap. 6 zu männlichen und weiblichen Ernährungsgewohnheiten.

Es gibt deutliche Geschlechtsunterschiede in puncto Abnehmen. Lassen Sie sich also nicht verunsichern, wenn Ihr männlicher Trainingspartner schneller Erfolge erzielt, als Sie selbst. Mit Beharrlichkeit kommen auch Sie ans Ziel.

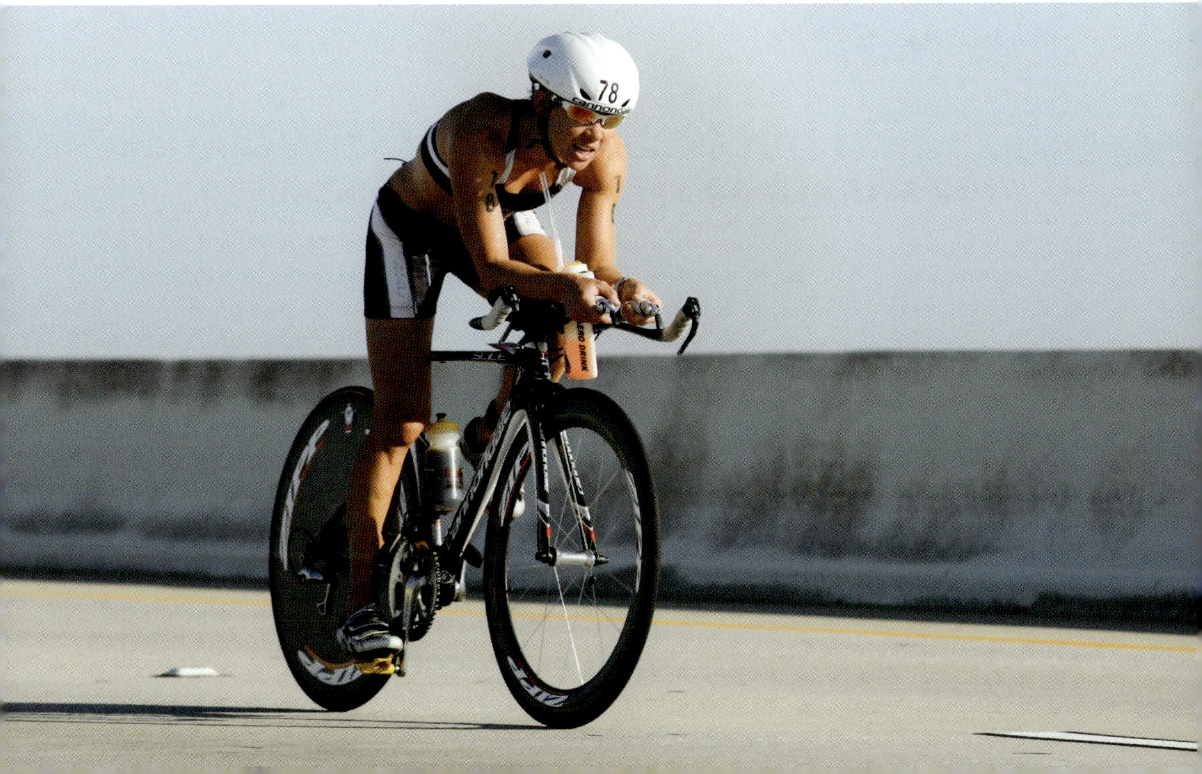

WETTKAMPFFOTOS

Auf Wettkampffotos wird der Unterschied zwischen Elitesportlern und Altersklassenathleten erst so richtig offensichtlich. In den Anfangsjahren des Triathlons hat man in den Sportzeitschriften ausschließlich Profisportler zu Gesicht bekommen. Doch diese Zeit ist vorüber. Heutzutage sind die Fotografen überall, machen Schnappschüsse in den ungeeignetsten Momenten und zu allem Übel: veröffentlichen diese auch noch für jeden sichtbar im Internet. Die meisten Leser stimmen mir wohl zu, wenn ich sage, dass diese im Rennen geschossenen Fotos alles andere als vorteilhaft sind: Da hängt der Bauch über der Hose, der Hintern wackelt, die Zellulitis scheint 10 x schlimmer als im Alltag, von entgleisten Gesichtszügen, aufgerissenen Mündern, heraushängenden Zungen, Schweiß und Spucke im Gesicht ganz zu schweigen. So mancher hat sich wohl schon gefragt, ob die Fotografen bei Wettkämpfen wohl *absichtlich* unvorteilhafte Bilder schießen. Merkwürdig ist nur, dass die Bilder, die wir uns von anderen Athleten anschauen, meist recht naturgetreu aussehen, nur unsere eigenen Bilder scheinen so extrem unvorteilhaft zu sein. So fragen wir uns bange: Sehen wir am Ende *wirklich* so aus?

Wer mit seinem Körper sowieso schon unzufrieden ist, der schüttet beim Anschauen von Wettkampffotos noch Benzin ins Feuer. Häufig wird der Frust dann erst richtig groß. Doch kann dies auch ein Anreiz zur Veränderung sein. Nehmen Sie Ihr schlimmstes Wettkampffoto und benutzen Sie es als Referenz für die „Zeit davor“. Nun beginnen Sie mit dem Abnehmprogramm. Eines Tages dann wird ein Fotograf ein Foto schießen, das Sie als „Foto danach“ küren. Dann haben Sie Ihr Ziel erreicht.

MUSKELN

Erwarten Sie, dass Sie es schaffen! Wenn Sie erst den Anfang gemacht haben, dann wirkt der erste Gewichtsverlust wie eine Sucht. Jetzt wollen Sie noch mehr. Es ist hart, aber gleichzeitig ist die sichtbare Veränderung so aufregend, dass Sie weiterkommen wollen. Plötzlich sehen Sie Muskeln, die Sie zuvor noch nie bemerkt haben. Diese Muskeln waren immer schon da, aber sie waren unter einer Fettschicht verborgen. Schauen Sie in den Spiegel und bewundern Sie sich. Behalten Sie das Bild Ihres neuen Ichs im Kopf. Sie haben es verdient, stolz zu sein.

Frauen verlieren Fett meist zunächst am Oberkörper. Seien Sie also nicht verwundert, wenn zuerst die T-Shirts lockerer sitzen, bevor Sie Veränderungen im Hosengürtel vermerken. Der Bereich unter der Hüfte braucht länger, um auf Veränderungen anzusprechen, aber sie werden kommen.

Männer nehmen zuerst am Bauch ab, bevor sie Veränderungen in den Beinen oder am Oberkörper feststellen.

Wenn Sie mit dem Prozess des Abnehmens begonnen haben, fragen Ihre Freunde Sie wahrscheinlich, ob Sie seit Neuestem mehr Sport treiben. Bekannte stellen vielleicht fest, dass Ihre Arme und Schultern muskulöser aussehen. Nun wissen Sie, dass sportliches Aussehen nicht unbedingt mit Leistungsfähigkeit zu tun hat. Es geht darum, die Muskulatur *sichtbar* werden zu lassen. Das passiert, sobald die Fettschicht über den Muskeln kleiner wird. Bodybuildern ist diese Weisheit übrigens nicht neu.

Nun fragen Sie sich wohl: Wie gut werde ich aussehen? Wie viel schneller werde ich, wenn mein Gewicht reduziert ist? Die Antworten liegen vor Ihnen. Warten Sie ab. Ihr Gewicht zu reduzieren, wird Ihre Wettkampfzeiten und auch Ihre Psyche mehr beeinflussen, als alles andere, das Sie mit Geld jemals kaufen können. Fangen wir an.

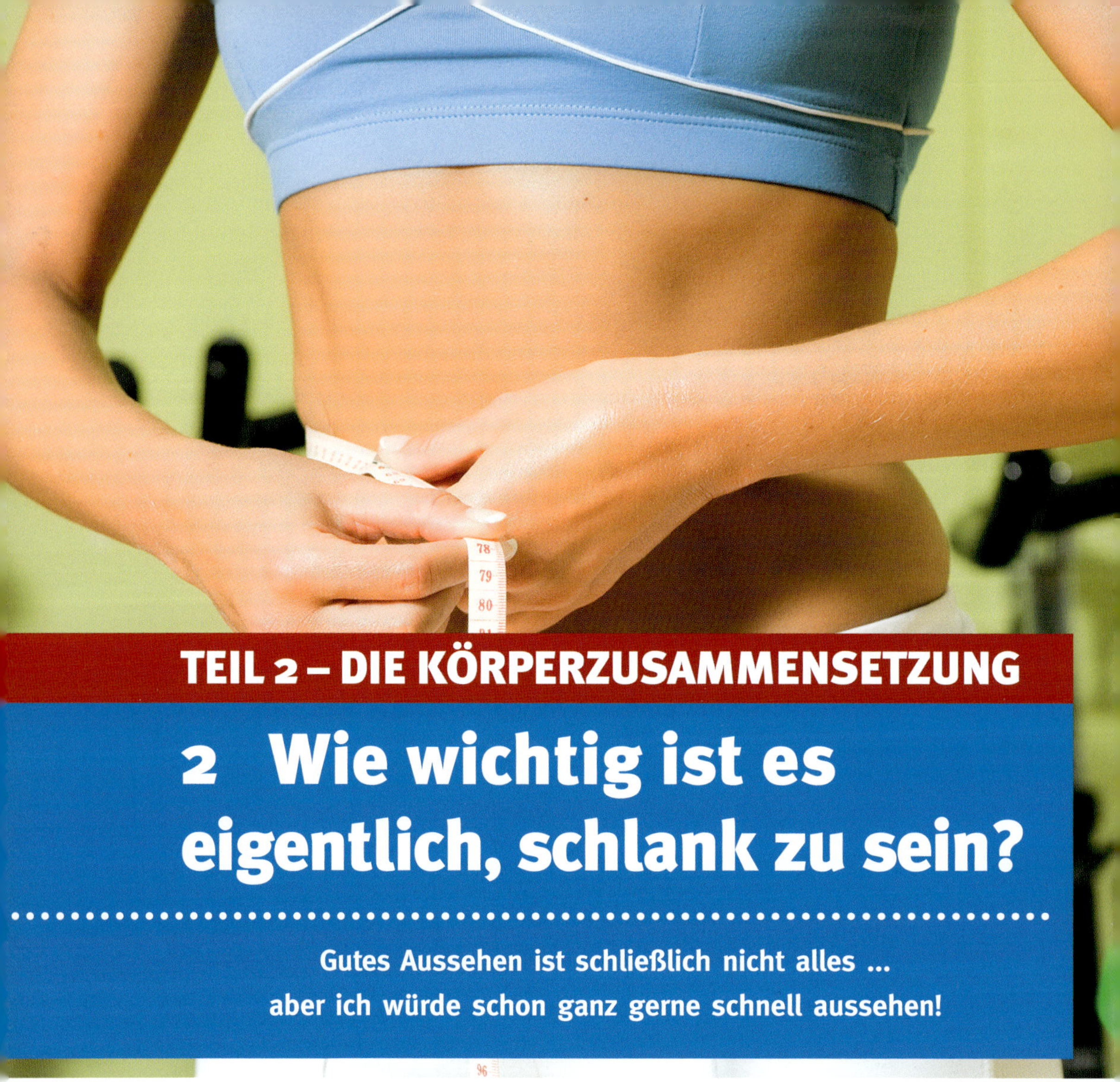

TEIL 2 – DIE KÖRPERZUSAMMENSETZUNG

2 Wie wichtig ist es eigentlich, schlank zu sein?

Gutes Aussehen ist schließlich nicht alles ...
aber ich würde schon ganz gerne schnell aussehen!

Wie niedrig der Körperfettanteil sein muss, um optimale Leistungen zu erzielen, hängt von der Sportart ab. Er wird von den jeweiligen Anforderungen der ausgeübten Sportart bestimmt. Triathleten sind im Allgemeinen sehr schlank und fettfrei und selbst im Altersklassenbereich sieht man wohl kaum einen Topathleten, der zusätzliche Pfunde mit sich herumschleppt. Untersuchungen des Amerikanischen Olympischen Komitees zufolge liegt der durchschnittliche Körperfettanteil von Triathleten bei 10-23 % im Frauenbereich und bei 3-9 % unter männlichen Triathleten.

Für Sportler, die dazu neigen, überschüssige Pfunde anzusetzen, ist es aber extrem schwer, die oben beschriebenen Werte eines Leistungsklasseathleten zu erreichen.

EIN NIEDRIGER KÖRPERFETTANTEIL IST FÜR TRIATHLETEN BESONDERS WICHTIG

Wenn es möglich wäre, sich seinen Körper zurechtzuschneidern, dann würde der Triathlet sich zunächst eine hohe VO_2max (dieser Wert bestimmt, wie viel Sauerstoff der Athlet aufnehmen und verwerten kann) und einen ökonomischen Laufstil wünschen. Ferner würde er einen Körperbau wählen, der groß, leicht und schlank ist (16, 17, 18, 19). Leider kann man sich seinen Körper aber nicht aussuchen. Man kann allerdings bis zu einem gewissen Maße an ihm arbeiten. Die VO_2max kann durch Training gesteigert werden, auch am Laufstil kann man arbeiten. Schließlich ist es auch möglich, das Gewicht zu kontrollieren. Ein optimales Gewicht ist einer der wichtigsten Faktoren, will man im Triathlonsport erfolgreich sein.

In einer Studie mit Triple-Ironman-Athleten aus dem Jahre 2009 wurden verschiedene Faktoren in Bezug auf ihren Einfluss auf die Leistungsfähigkeit untersucht: Hierzu gehörten Trainingsumfang, körperliche Voraussetzungen und Körperfettanteil. Die Studie ergab, dass der Körperfettanteil der beste Indikator für die Wettkampfleistung war und damit wichtiger als andere körperliche Größen, wie Knochenbau, Länge der Extremitäten etc. war. Der Körperfettanteil war sogar entscheidender als der Trainingsumfang des Athleten (20).

Die Ergebnisse dieser Studie für Ultratriathleten können auch auf kürzere Renndistanzen übertragen werden. 1987 wurde anlässlich der Triathlonweltmeisterschaft eine ähnliche Studie mit Juniorelitetriathleten durchgeführt. Diese brachte zutage, dass der Körperfettanteil der beste Indikator für die Leistungsfähigkeit ist (21).

Im Triathlon gilt: Wer schlank ist, ist schneller.

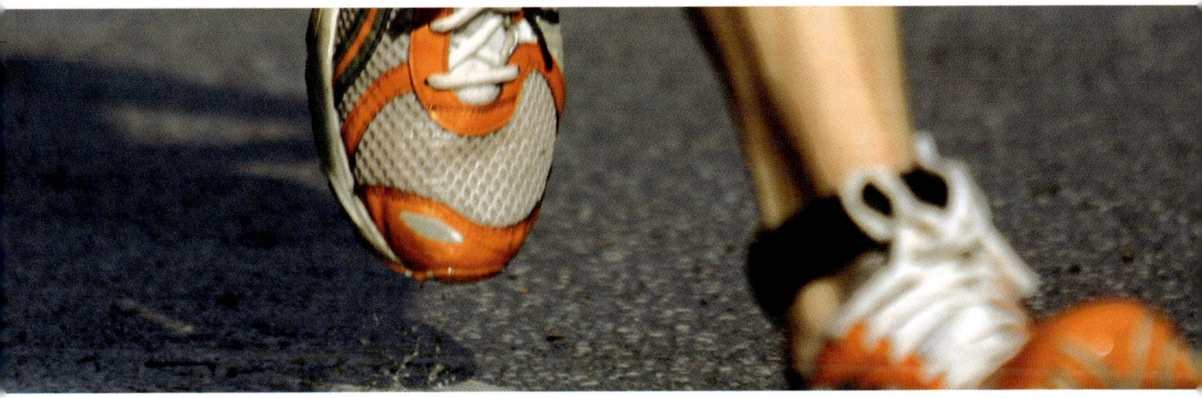

WIE VIEL SCHNELLER KANN ICH DURCH GEWICHTSREDUKTION WERDEN?

Das ist eine schwierige Frage. Lassen wir hierzu einen Experten zu Wort kommen. Der Sportwissenschaftler und Trainer Alan Couzens, der derzeit am Endurance Corner's Human Performance Labor in Boulder, Colorado, arbeitet, untersucht dort die Auswirkungen des Körperbaus auf die sportliche Leistungsfähigkeit. Er erläutert im Folgenden, welche Auswirkungen der Körperfettanteil auf die einzelnen Disziplinen des Triathlons hat.

AUSWIRKUNGEN DES KÖRPERFETTANTEILS AUF DIE SCHWIMMLEISTUNG

Chatard (1985) war einer der Ersten, der festgestellt hat, dass Schwimmer mit einem höheren Körperfettanteil weniger Energie benötigen, um die gleiche Schwimmgeschwindigkeit zu erzielen (22).

Weitere Studien, die Unterschiede in der Bewegungsökonomie zwischen Männern und Frauen untersuchten, zeigten zudem, dass etwa 30 % weniger Energie aufgebracht werden muss, wenn der Körperfettanteil um 7-8 % steigt (23, 24).

Allerdings muss gesagt werden, dass die Schwimmleistung, insbesondere auf den kürzeren Distanzen, eher von Körpergröße und Drehmoment abhängt, als von der Ökonomie der Bewegung (25). Schwimmer sollten demnach darum bemüht sein, ausreichend Muskulatur aufzubauen, um ein hohes Drehmoment erreichen zu können. Triathleten wollen ebenfalls Muskulatur aufbauen, um ihren Zug kräftig und lang ausführen zu können. Gleichzeitig aber müssen sie beachten, dass nicht zu viel Masse aufgebaut wird, die beim Laufen hinderlich wäre.

Außerdem ist die Schwimmtechnik für mindestens 50 % der Leistung verantwortlich (26). Es kann daher für Triathleten ratsam sein, sich mehr auf die Verbesserung der Schwimmtechnik zu konzentrieren.

AUSWIRKUNGEN DES KÖRPERFETTANTEILS AUF DIE RADLEISTUNG

Bergige Radstrecken

Lesen Sie im Folgenden die Zahlen eines Athleten, der sein Körpergewicht von 90 kg auf 72 kg reduziert hat. Bei einer Leistung von 200 Watt hat das Körpergewicht an einem Anstieg von 4 % (das entspricht einer mäßigen Steigung) folgende Auswirkungen auf die Geschwindigkeit (27):

Körpergewicht 90 kg: 14 km/h

Körpergewicht 81 kg: 15,7 km/h

Körpergewicht 72 kg: 17 km/h

Diese Zahlen gelten natürlich nur dann, wenn im Prozess des Gewichtsverlusts keine Muskelmasse verloren wurde. Dies aber ist nur selten der Fall, da Athleten, die abnehmen wollen, die Muskelmassenerhaltung häufig vernachlässigen. Spitzenklasseradfahrer, wie Lance Armstrong und Miguel Indurain, konzentrieren sich daher zuerst auf den Aufbau von Muskelmasse und versuchen dann, in der letzten Phase vor der Wettkampfsaison, überschüssige Pfunde abzubauen.

Flache Radstrecken

Auf flachen Radstrecken ist der Vorteil eines niedrigen Körpergewichts geringer als auf bergigen Strecken (28, 29). Am Berg wird die Leistungsfähigkeit von Watt pro Kilogramm Körpergewicht bestimmt, während auf flacher Strecke die Formel gilt: **Watt pro Kilo ^0.32** (27, 28). Mit anderen Worten, ein niedriges Körpergewicht spielt auf flachen Strecken eine etwa 75 % niedrigere Rolle als am Berg. Ein leichterer Sportler bietet zwar weniger Windangriffsfläche, doch kann er damit mitnichten die größere Power eines kräftigeren und schwereren Athleten kompensieren.

Es muss an dieser Stelle erwähnt werden, dass dieses Rechenbeispiel nur für einen durchschnittlich gebauten Athleten gilt. Wenn nämlich ein sehr großer, schlanker Athlet an Gewicht verliert, dann hat dies vermutlich keinerlei Auswirkungen auf seine Windangriffsfläche. Es hat aber sehr wohl negative Auswirkungen auf seine Leistungsfähigkeit, wenn im Prozess des Abnehmens Muskelmasse verloren wurde.

Die größte Auswirkung eines reduzierten Körpergewichts auf flachen Radstrecken liegt im reduzierten Rollwiderstand. Allerdings machen sich Unterschiede hier fast nur bemerkbar, wenn die Fahrgeschwindigkeit sehr niedrig ist und auch nicht in Aeroposition gefahren wird. Wenn ein 90 kg wiegender Athlet 200 Watt tritt und sich mit einer Geschwindigkeit von 7-11 km/h bewegt, dann würde er 5-8 % weniger Energie benötigen, falls er 9 kg leichter wäre. Allerdings ist diese

Situation alles andere als rennspezifisch. Im Triathlon werden nämlich weit höhere Geschwindigkeiten gefahren, wodurch der Faktor der Aerodynamik wichtiger wird. Hierzu also ein zweites Zahlenbeispiel, das zeigt, dass der Faktor des Rollwiderstands bei hohen Geschwindigkeiten fast zu vernachlässigen ist: Der gleiche Athlet würde nämlich bei einer Durchschnittsgeschwindigkeit von 37 km/h nur noch 1,25-2 % weniger Energie aufwenden (30).

AUSWIRKUNGEN DES KÖRPERFETTANTEILS AUF DIE LAUFLEISTUNG

Beim Laufen steht das Verhältnis zwischen Energieaufwand und Laufgeschwindigkeit in linearem Zusammenhang mit dem Körpergewicht. Gute Läufer benötigen für jeden gelaufenen Kilometer etwa 200 ml Sauerstoff pro Kilogramm Körpergewicht. Wer also sein Körpergewicht von 90 auf 81 kg reduziert, der verbraucht pro Kilometer 1,8 l weniger Sauerstoff. Bei einem Sauerstoffverbrauch von beispielsweise 4 l/min würde das einen Geschwindigkeitsvorteil von fast 30 s/km bedeuten. Der 81 kg wiegende Sportler läuft damit z. B. 4:15 min/km, während der 90 kg wiegende Sportler mit gleicher Energieleistung 4:45 min/km läuft. Bei gleicher Laufökonomie bedeutet die 10 %ige Reduktion des Körpergewichts eine 10 %ige Steigerung der Laufgeschwindigkeit. Dieser lineare Zusammenhang bleibt bei allen Laufgeschwindigkeiten bestehen.

Allerdings muss einschränkend erwähnt werden, dass Veränderungen des Körpergewichts meist mit Veränderungen der Laufökonomie und der VO_2max einhergehen. Sportler mit gut ausgebildeter Beinmuskulatur und geringem Körperfettanteil (ekto-mesomorpher Körperbau) haben daher einen ökonomischeren Laufstil als Athleten mit entweder zu hohem Körperfettanteil (endomorpher Körperbau) oder zu schwerem Knochenbau (ektomorpher Körperbau). Aus diesem Grund ist es wichtig, herauszufinden, wo genau das optimale Maß für den einzelnen Athleten liegt. Hierzu ein Zahlenbeispiel:

Ein 195 cm großer, hagerer Läufer, der nur 67 kg wiegt und dabei über 15 kg Muskelmasse verfügt, hat vermutlich einen ähnlich ökonomischen Laufstil, wie ein 150 cm kleiner Läufer mit gleichem Gewicht und gleicher Muskelmasse. Beide Läufer könnten daher pro Laufkilometer mit 200 ml Sauerstoff pro Kilogramm Körpergewicht auskommen. Um diese Werte zu erreichen, muss aber der übergewichtige Sportler erst einmal Fett abbauen, während der schlanke, sehr große Sportler Muskelmasse aufbauen muss.

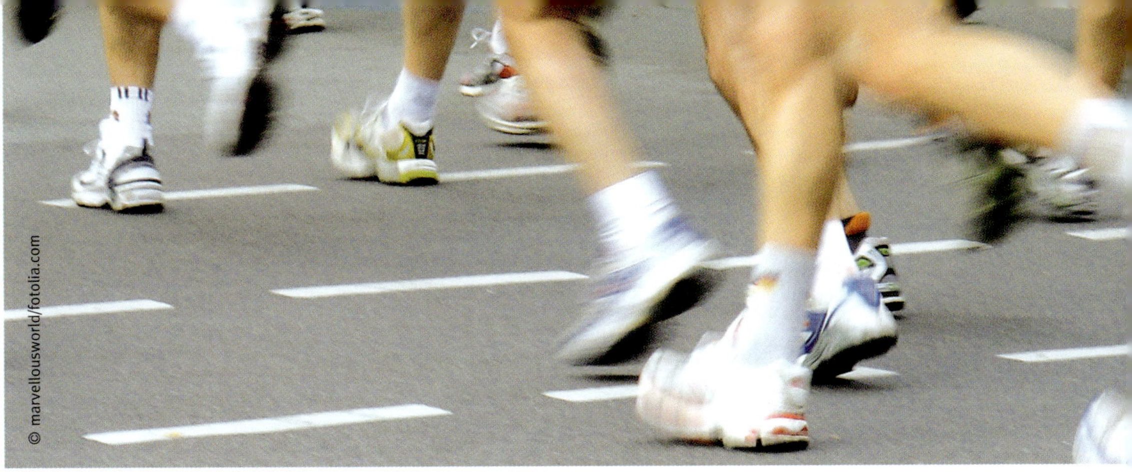

VERGLEICH VON WETTKAMPFZEITEN

Die folgenden zwei Tabellen zeigen mögliche Auswirkungen einer Körperfettreduktion am Beispiel eines männlichen Athleten und einer weiblichen Athletin. Allerdings sind andere Variablen der Leistungsfähigkeit hierbei nicht in Betracht gezogen worden, sodass die Aussagefähigkeit der Werte eher als gering anzusehen ist. Dies sollten Sie im Auge behalten, wenn Sie sich diese Werte anschauen.

- Schwimmen: Ein geringerer Körperfettanteil reduziert zwar den Auftrieb und erhöht damit den Wasserwiderstand, doch kann der hierdurch entstehende Zeitverlust mit verbesserter Technik wettgemacht werden. Dies gilt grundsätzlich für alle Triathleten, die nicht bereits über eine hochklassige Schwimmleistung verfügen.
- Radfahren: Die aufgeführten Zahlen gelten für komplett flache Radstrecken. Sobald Berge hinzukommen, spielt eine Reduktion des Körperfettanteils eine erhebliche Rolle.
- Laufen: Die angegebenen Zahlen spiegeln ausschließlich die im *mechanischen* Bereich entstehenden Vorteile wider. Wer aber z. B. bei sehr warmen Temperaturen einen Triathlon betreibt, der profitiert extrem von einem geringeren Körperfettanteil.
- Triathlon: Insbesondere auf der Ironmandistanz gilt: Wenn die gesamte Wettkampfzeit verkürzt wird, kann in einem höheren Intensitätsbereich gelaufen werden. Wer es demnach schafft, seine Wettkampfzeit von 15 auf 14 Stunden herunterzuschrauben, der kann sein Ergebnis auch ohne zusätzlichen Energieaufwand verbessern.

Tab. 1: *Vergleich von Wettkampfzeiten eines 30-jährigen männlichen Athleten, der seinen Körperfettanteil reduziert*

Ironmandistanz	Übergewichtiger Athlet 90 kg, 26 % Körperfett	Gut trainierter Athlet 81 kg, 16 % Körperfett	Ausdauertrainierter Triathlet 72 kg, 6 % Körperfett
Schwimmzeit	1:25 h	1:33 h	1:41 h
Radzeit (flache Strecke)	7:00 h	6:50 h	6:42 h
Laufzeit	6:15 h	5:38 h	5:01 h
	15:10 h (w/30 min T)	**14:31 h (w/30 min T)**	**13:54 h (w/30 min T)**

Tab. 2: *Vergleich von Wettkampfzeiten einer 40-jährigen weiblichen Athletin, die ihren Körperfettanteil reduziert*

Kurzdistanz	Übergewichtige Athletin 81 kg, 32 % Körperfett	Gut trainierte Athletin 73 kg, 22 % Körperfett	Ausdauertrainierte Triathletin 65 kg, 12 % Körperfett
Schwimmzeit	00:35 min	00:39 min	00:42 min
Radzeit (flache Strecke)	1:15 h	1:14 h	1:13 h
Laufzeit	1:20 h	1:12 h	1:04 h
	3:25 h (w/15 min T)	**3:20 h (w/15 min T)**	**3:14 h (w/15 min T)**

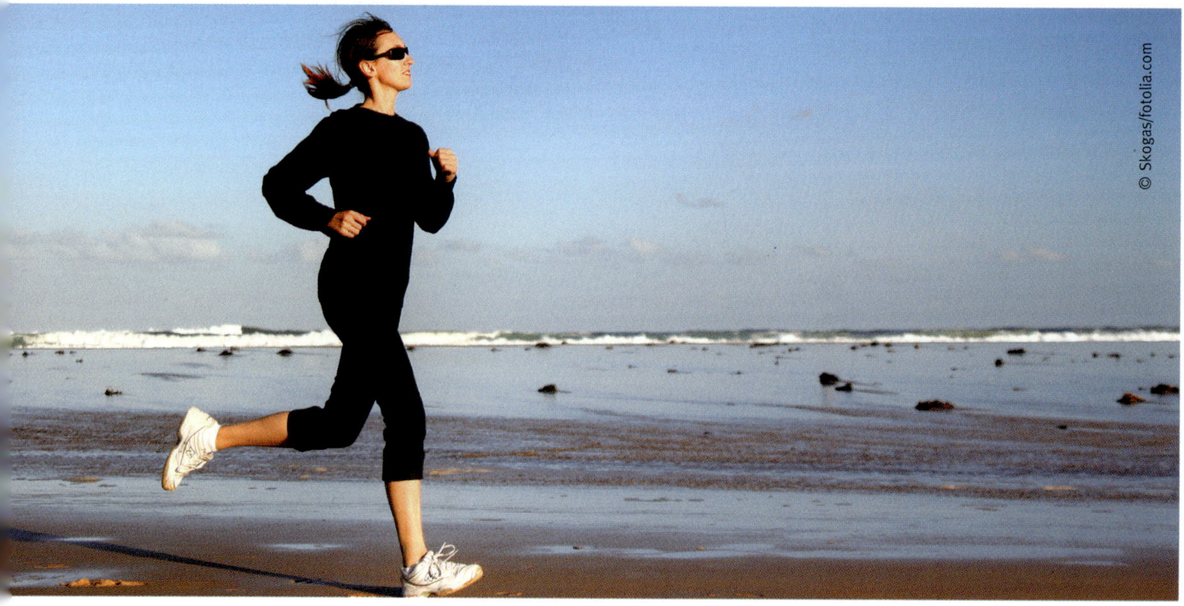

KÖRPERFETT UND HITZE

Körperfett hat zwar eine hervorragende isolierende Wirkung bei Kälte, doch unter Hitzebedingungen stellt es für den Athleten ein erhebliches Problem dar. Wer sich intensiv bewegt, der produziert Körperwärme. Solange die Belastungsintensität niedrig ist, stellt übermäßige Wärmeproduktion noch kein Problem dar. Doch sobald Wettkampfintensität erreicht wird, steigt die Körpertemperatur an. Wenn dann 38-40° C Körpertemperatur erreicht sind, gibt das Gehirn Befehle an die Muskulatur, die Belastung zu reduzieren, um körperliche Schäden zu vermeiden. Je höher der Körperfettanteil ist, desto früher wird diese riskante Körpertemperatur erreicht (31).

Wenn Sie also Ihren Körperfettanteil reduzieren, dann steigt Ihre Leistungsfähigkeit bei heißen und schwülen Temperaturen beträchtlich an (30, 31).

WÄHLEN SIE DIE RICHTIGEN WETTKÄMPFE AUS

Athleten mit einem relativ hohen Körperfettanteil sollten, wenn sie eine möglichst gute Platzierung erzielen möchten in ihrer Altersklasse, Rennen auswählen, bei denen Wassertemperatur und Außentemperatur möglichst niedrig sind und zudem die Radstrecke flach ist. Unter diesen Bedingungen kann ein schwerer Athlet, relativ gesehen, die besten Ergebnisse erzielen.

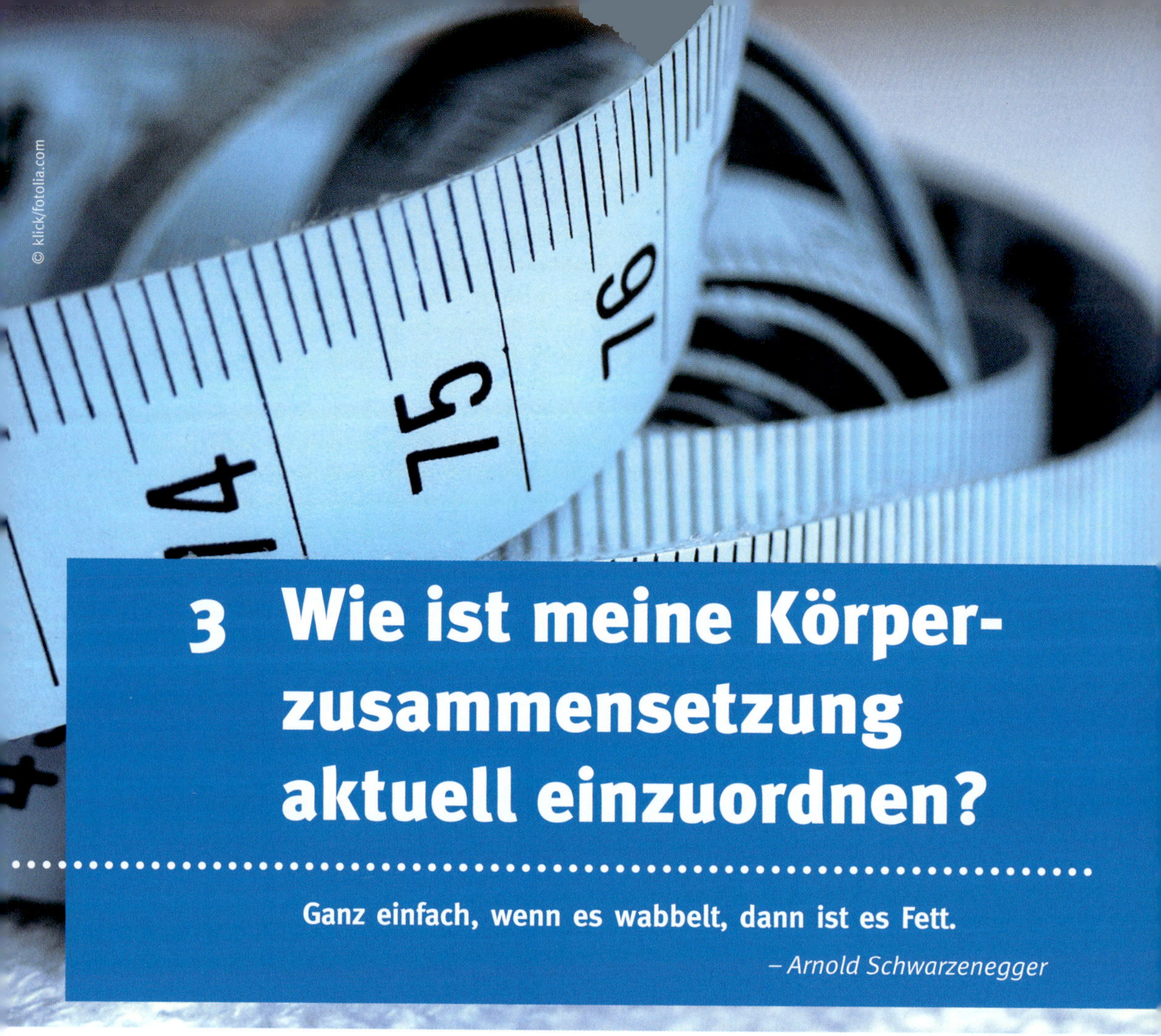

© klick/fotolia.com

3 Wie ist meine Körperzusammensetzung aktuell einzuordnen?

Ganz einfach, wenn es wabbelt, dann ist es Fett.

– Arnold Schwarzenegger

DER KÖRPERBAU

Drei Komponenten bestimmen den Körperbau: die Größe des Knochengerüsts, der Körpertyp und die Körperzusammensetzung. Jede dieser drei Komponenten hat Auswirkungen auf das sportliche Potenzial des Athleten und auf sein Aussehen. Während die Größe des Knochengerüsts und der Körpertyp nicht veränderbar sind, so kann sehr wohl Einfluss genommen werden auf die Körperzusammensetzung. Durch Training und Ernährung kann nämlich das Verhältnis von Fett, Muskulatur und Knochen beeinflusst werden.

Der Körpertyp kann zwar nicht verändert werden, doch wer lernt, die verschiedenen Typen zu verstehen, der kann dieses Wissen nutzen, um sich realistischere Ziele zu setzen (siehe Abb. 1).

Körpertypen

Es gibt grundsätzlich drei verschiedene Körpertypen, den *endomorphen*, den *mesomorphen* und den *ektomorphen* Typ. Menschen gehören aber nie einem einzigen Typ an. Sie vereinen alle drei Körperbautypen in sich. Die Bestimmung des Körpertyps nennt man *Somatologie*. Leistungsstarke Triathleten haben in der Regel einen vornehmlich ektomorphen Körperbau. Doch gibt es im Triathlonsport natürlich auch die eher bullig aussehenden Kraftprotze, die sich bei einem Wettkampf in der Schwergewichtsklasse (Clydesdale) anmelden würden. Kein Training in der Welt und auch keine Diät kann den endomorphen Körperbau in einen ektomorphen Körper umwandeln. Man kann nur versuchen, mit entsprechendem Training und angepasster Ernährung den bestmöglichen Körper zu erarbeiten.

Endomorph

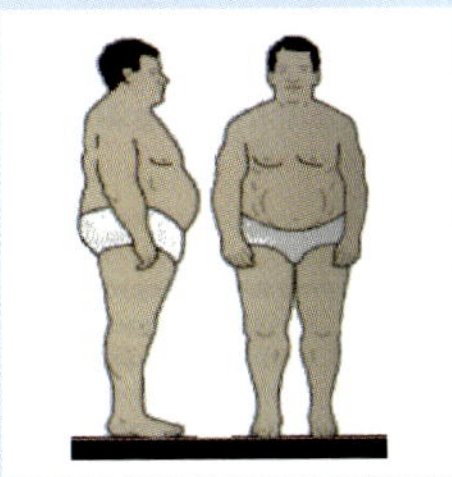

- Gedrungene, birnenförmige Figur mir kurzen Extremitäten
- Breite Hüften und Schultern
- Breite Statur, von der Seite betrachtet größerer Körperumfamg als in frontaler Sicht.
- Hoher Körperfettanteil, insbesondere im Hüftbereich, an den Oberarmen und Oberschenkeln angelagert
- Setzt schnell Fett, aber auch Muskulatur an
- Große Lungenkapazität, aber niedriges Schnelligkeitsvermögen und Ausdauervermögen
- Geringe Agilität

Mesomorph

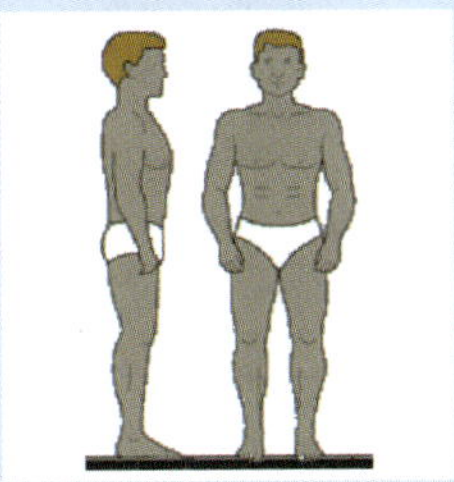

- Keilförmige Körperform
- Breite Schultern, schmale Hüften
- Muskulöse Arme und Beine
- Flacher Bauch
- Geringer Körperfettanteil
- Verliert leicht an Gewicht
- Gute Kraft- und Schnelligkeitsfähigkeiten
- Wendig

Ektomorph

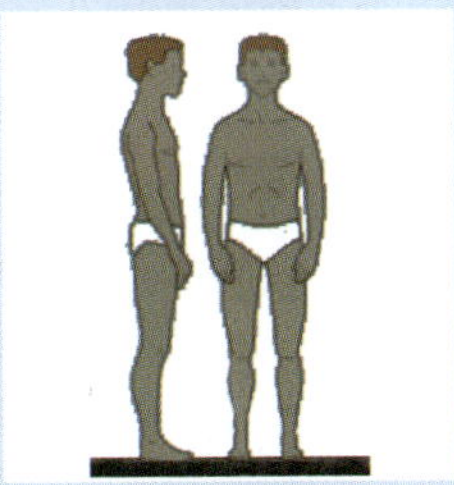

- Zurückgezogenes Kinn
- Schmale Schultern und Hüften
- Flache Brust und flacher Bauch
- Dünne Arme und Beine
- Wenig Muskelmasse, aber auch geringer Körperfettanteil
- Verliert leicht an Gewicht
- Gute Ausdauerfähigkeit
- Gelenkig
- Gute Hitzeverträglichkeit

Abb. 1 *Die verschiedenen Körpertypen* *Quelle: http://www.brianmac.co.uk*

DIE KÖRPERZUSAMMENSETZUNG

WAS IST EIGENTLICH MAGERMASSE?

Beginnen wir zunächst mit der Erläuterung einiger gängiger Begriffe, die Ihnen im Folgenden regelmäßig begegnen werden. Das *Körperfett* (BMI) ist die Menge an Fett, die sich im Körper befindet, gemessen in Kilogramm. Der *Körperfettanteil* wird üblicherweise in Prozent ausgedrückt. Diese Zahl wollen Triathleten so niedrig wie möglich halten, da Fett eine passive Masse darstellt, die nicht zur Fortbewegung beiträgt, aber in Form von zusätzlichem Gewicht mit herumgeschleppt werden muss. Insbesondere beim Laufen und beim Bergauffahren macht sich ein zu hoher Körperfettanteil negativ bemerkbar.

Die *Magermasse* entspricht dem totalen Körpergewicht abzüglich des Körperfetts. Hierzu gehören die Muskelmasse, das Knochengerüst und die Organe. Auch der Mageninhalt und der Wassergehalt des Körpers fallen unter den Begriff Magermasse. Daher ist es besonders wichtig, bei Messungen darauf zu achten, dass Untersuchungen immer unter möglichst gleichen Bedingungen durchgeführt werden. Achten Sie darauf, dass Sie Tests nicht in dehydriertem Zustand durchführen und auch die letzte Mahlzeit in etwa im gleichen Abstand zum Test eingenommen wurde. Die Knochen machen etwa 14 % des Körpergewichts aus (32). Die Unterschiede bezieht sich nicht auf Ihre Muskelmasse, sondern auf andere Bestandteile der Magermasse.

Der *BMI (Body-Mass-Index)* macht keine Aussage über die Körperzusammensetzung und wird daher erst am Ende dieses Kapitels diskutiert.

BLEIBEN SIE BEI EINER MESSMETHODE

Alle Messmethoden weisen kleine Ungenauigkeiten auf. Achten Sie darauf, dass Sie eine Methode wählen, deren Abweichung möglichst gering ist. Ferner sollten Sie, sobald Sie sich für eine Messmethode entschieden haben, diese nicht wechseln. Dies garantiert beste Vergleichbarkeit der Ergebnisse.

Beachten Sie außerdem, dass die Resultate, die Sie erzielen, wirklich *aufschlussreich* sind. Wenn Sie z. B. Ihren Körperfettanteil reduzieren wollen, dann wollen Sie messen, ob und inwieweit sich Ihre Körperzusammensetzung verändert hat. Es ist *nicht ratsam*, sich einmal der Hautfaltenmessung zu unterziehen und beim nächsten Mal ein Bioimpedanzgerät zu benutzen. Zum einen wissen Sie nicht, welche der Messmethoden akkurater ist und zum anderen ist auf Grund unterschiedlicher Messmethoden nicht zu ermitteln, ob Sie Ihrem Ziel, der Reduktion von Körperfett, näher gekommen sind. Widerstehen Sie also der Verführung, am Vortag eines großen Wettkampfs ein auf der Wettkampfmesse vorgestelltes, neues Gerät der Körperfettmessung auszuprobieren. Das Ergebnis der Messung könnte unnötige Frustration mit sich bringen.

MESSMETHODEN

DIE BIOIMPEDANZMETHODEN

Bioimpedanzgeräte gehören zu den am weitesten verbreiteten Methoden der Körperfettmessung. Die Geräte werden entweder in der Hand gehalten oder sind in eine Personenwaage eingebaut. Es gibt spezielle Bioimpedanzgeräte, die in Kliniken von Ärzten verwendet werden.

Geräte, die in der Hand gehalten werden
Bei diesen Geräten wird elektrischer Strom von einer Hand durch den Körper und schließlich in die andere Hand geleitet. Solche Geräte werden häufig in Fitnessstudios oder auch bei Wettkampfmessen verwendet, da sie leicht zu transportieren und schnell anwendbar sind (33).

Leider sind diese Geräte aber nicht sehr genau. Sie neigen dazu, die Magermasse um 2,3-5,6 kg und den Körperfettanteil noch mehr zu unterschätzen (33). Aus diesem Grund sind sie nicht geeignet, um absolute Werte zu erzielen. Sie können aber sehr wohl eingesetzt werden, um Vergleichswerte bzw. einen Prozess nachzuvollziehen. Wenn Sie regelmäßig ein und dieselbe Methode anwenden, können Sie gut erkennen, ob Sie Ihren Körperfettanteil reduziert haben.

Körperwaagen
Körperwaagen für den Hausgebrauch leiten den elektrischen Strom von einem Fuß zum anderen. Allerdings bleibt bei diesen Geräten der Körperfettanteil des Oberkörpers unbeachtet. Der in der Waage befindliche Computer schätzt mittels einer Formel den Körperfettanteil im Oberkörper und addiert diesen dann mit den im Unterkörper ermittelten Werten. Studien haben ergeben, dass diese Waagen zwar sehr akkurate Ergebnisse für Frauen mit einer Birnenform erzielen, bei Männern allerdings und bei Frauen mit einer apfelähnlichen Körperform sind die Ergebnisse sehr ungenau (34).

Tanita hat mittlerweile einige Geräte herausgebracht, die über Griffe verfügen. Dadurch ist das Problem der mangelnden Fettmessung im Oberkörper behoben. Bei diesen Geräten wird der Wert des Oberkörpers mit dem Wert des Unterkörpers addiert. Zudem sind diese Geräte in der Lage, den Körperfettanteil in jedem Bein einzeln zu ermitteln. Diese Funktion kann zum Beispiel in der Aufbauphase nach einer Verletzung von Nutzen sein, oder wenn ein Athlet muskuläre Dysbalancen ausgleichen möchte.

Manche Waagen weisen auch den Wasseranteil im Körper aus. Damit kann der Sportler schnell feststellen, ob er ausreichend hydriert ist. Auch der Unterschied zwischen Fettreduktion und Dehydration ist auf einen Blick festzustellen.

Geräte in einer Klinik oder in einer Arztpraxis

Wer unter ärztlicher Aufsicht die Bioimpedanzmethode ausführt, der bekommt im Liegen Elektroden an eine Hand und an einen Fuß, geschnallt. Dann wird Strom durch den gesamten Körper geleitet. Der größte Vorteil dieser Methode besteht darin, dass die Ausführung immer von geschultem Personal und außerdem unter Standardbedingungen erfolgt. Daher sind die Messergebnisse als relativ genau zu bezeichnen (35).

VERDRÄNGUNGSMETHODEN

Der Bod Pod®

Seit Einführung des Bod Pod® *Body Composition Tracking Systems* (siehe Abb. 2) im Jahre 1994 ist die Methode der Körperfettbestimmung mittels Luftverdrängungsmessung populär geworden. Heutzutage sind solche Plethysmografiegeräte in vielen sportmedizinischen Testzentren, ebenso wie in einigen Sportzentren, Fitnessstudios und sogar in manchen Naturkostläden zu finden.

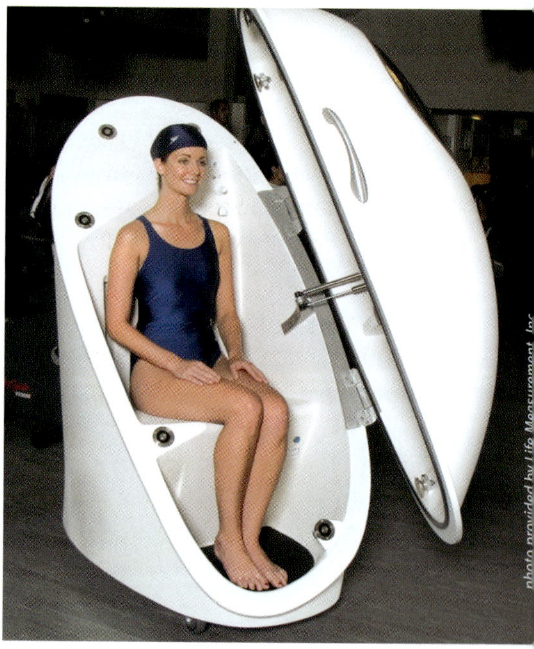

Abb. 2: *Der Bod Pod®*

Der Bod Pod® misst das Körpervolumen des in einer Plethysmografiekammer sitzenden Athleten, indem er die Menge an verdrängter Luft bestimmt. Der Athlet atmet durch einen Schlauch, sodass selbst die in der Lunge befindliche Luft von der Gesamtluftmenge subtrahiert wird. Damit kann das Körpervolumen extrem genau bestimmt werden. Die Methode ist außerdem auch von ungeübtem Personal relativ einfach durchzuführen, sodass wiederholte Messungen meist sehr ähnliche Ergebnisse bringen. Allerdings muss gesagt werden, dass der gemessene Körperfettanteil vom Bod Pod® häufig zu niedrig angegeben wird (36).

Hydrostatisches Wiegen

Hydrostatisches oder Unterwasserwiegen vergleicht das Gewicht des Athleten im Trockenen mit dessen Gewicht unter Wasser. Damit wird mittels dieser beiden ermittelten Werte die Körperdichte geschätzt. Mithilfe einer Formel wird dann die Menge des Körperfetts und schließlich der prozentuale Körperfettanteil gemessen. Wenn auch diese Methode, bei der der Proband unter Wasser für 10-20 s seinen Atem anhalten muss, äußerst akkurat ist, so ist ihre Anwendung dennoch eher unpraktisch, da ein großes, speziell ausgestattetes Wasserbecken zur Verfügung stehen muss und der Messvorgang lange dauert.

DIE HAUTFALTENANALYSE

Die Hautfaltenanalyse gehört zu den genauesten Methoden der Körperfettmessung. Lassen Sie sich daher nicht von der für manchen peinlichen Durchführung abschrecken, wenn nämlich ein Fachmann Ihre Speckfalten zwischen die Finger nimmt und deren Dicke misst. Es gibt auch hier verschiedene Messmethoden. Es wird entweder an drei, vier oder an sieben verschiedenen Stellen des Körpers gemessen. Dann werden Formeln angewendet, die von einem festen Verhältnis zwischen subkutanem Fett (das ist das Fett, welches sich direkt unterhalb der Haut befindet) und viszeralem Fett (das ist das Fett, welches sich im Körper zwischen den Organen befindet) ausgehen. Damit wird der Körperfettanteil errechnet.

Die Hautfaltenmessung sollte immer von einem Fachmann durchgeführt werden. Dabei sollte innerhalb von 2 s nach dem Greifen der Hautfalte die Faltendicke gemessen werden. Wenn möglich, sollten Sie die Messungen immer von der gleichen Person durchführen lassen, um konstante Ergebnisse zu erzielen.

Auch diese Methode hatte in der Vergangenheit ihre Schwachstellen, da die angewendeten Formeln, die vom subkutanen Fett auf das viszerale Fett schließen, bei lateinamerikanischen und afroamerikanischen Männern und Frauen nicht akkurat waren. Diese haben nämlich eine andere Körperstruktur als z. B. Europäer (37, 38).

Die Neuseeländische Triathlon Akademie misst die Dicke der Hautfalten, ohne dabei eine Formel anzuwenden. Dadurch kann zwar nicht der Körperfettanteil in Prozent gemessen werden, doch der Athlet stellt sehr wohl Veränderungen seines Körperfettanteils fest. Die Neuseeländer messen Hautfalten an acht verschiedenen Stellen. Die Durchschnittswerte der getesteten Athleten belaufen sich auf 35-75 mm für männliche und 45-100 mm für weibliche Athleten (39).

Die Selbstanalyse

Es ist auch möglich, sich eine Zange für den Hausgebrauch anzuschaffen und die Analyse selbst durchzuführen. Der Vorteil dieser Methode gegenüber der Bioimpedanzmethode ist, dass keine Batterien benötigt werden und auch keine Elektronik im Spiel ist. Bei der Personenwaage nämlich können Ungenauigkeiten auftreten, wenn die Waage auf dem Teppich steht oder feucht wird. Bei der Selbstmessung wird die Hautfaltendicke an vier Stellen gemessen. Die Ergebnisse werden dann online in einen Rechner eingegeben, der den Prozentsatz ermittelt. Alternativ kann auch einfach eine Tabelle verwendet werden, von der die Werte abgelesen werden.

Diese Methode ist zwar einfach, aber auch sehr ungenau.

RÖNTGENBILDER UND KERNSPINTOMOGRAFIE

Diese Methoden messen nicht nur Größe und Ort des Fettgewebes, sie schätzen außerdem Knochendichte und Magermasse des Athleten. Sie sind extrem genau, aber auch teuer und zeitintensiv. Für *Otto Normalverbraucher* sind sie daher nicht geeignet.

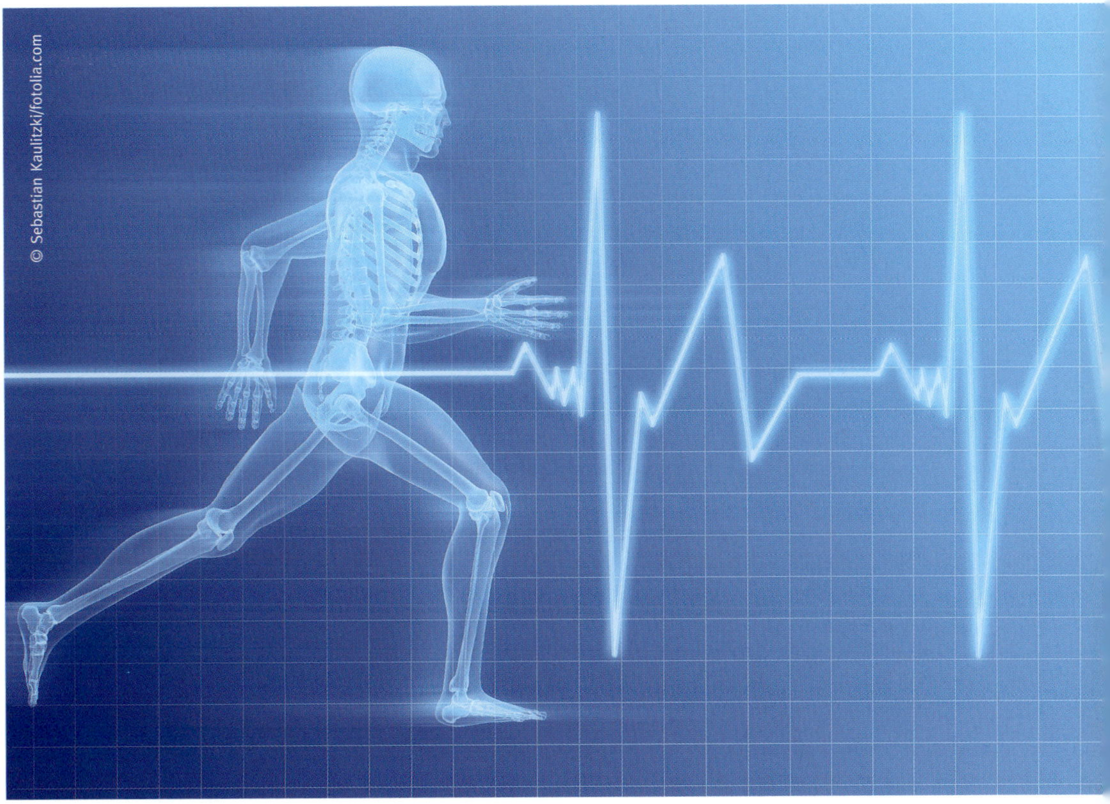

FAKTOREN, DIE DIE ERGEBNISSE BEEINFLUSSEN

Die Testergebnisse können von einer Vielzahl an Faktoren beeinflusst werden. Wenn Sie Ihren Körperfettanteil von einem Fachmann testen lassen, dann sollten Sie sich daher zuvor informieren, was und wann Sie essen bzw. trinken sollten, wann Sie Ihr letztes Training durchführen und welche Kleidung Sie bei der Messung tragen sollten. Schreiben Sie die Bedingungen Ihres ersten Tests auf und beachten Sie bei Folgetests, dass Sie diese unter gleichen Bedingungen durchführen.

Lesen Sie im Folgenden eine Liste mit Bedingungen, die die Testergebnisse beeinflussen (40, 41, 42).

1. Hydrationsstatus (die Menge an Wasser, aber auch an Alkohol, die in den letzten 24 Stunden getrunken wurde)
2. Kürzlich eingenommene Medikamente, die den Hydrationsstatus und etwaige Entzündungen beeinflussen
3. Schweiß auf der Haut
4. Körpertemperatur
5. Zeitpunkt der letzten Trainingseinheit
6. Ethnische Zugehörigkeit
7. Geschlecht
8. Alter
9. Grad des Übergewichts
10. Kompetenz der Testperson
11. Verlässlichkeit des Computermodells und der Formeln, die zur Berechnung des Körperfettanteils eingegeben werden

WIE DIE RESULTATE AUSGEWERTET WERDEN

Die Messung der Körperzusammensetzung ist besonders dann wichtig, wenn Sie überprüfen wollen, ob Sie sich Ihren gesteckten Zielen nähern und Ihre Diät bzw. Trainingsmethode anschlägt.

Wenn Sie sich einer offiziellen Messung unterzogen haben, dann sollten Sie unbedingt so viele Werte wie möglich bekommen. Fragen Sie also nach einem ausführlichen Bericht. Zusätzlich zum prozentualen Anteil des Körperfetts wollen Sie die Menge Ihres Körperfetts in Kilogramm kennen, den Wert Ihrer Magermasse, Ihr Gewicht und gegebenenfalls die Hautfaltendicke.

In Kap. 4 lesen Sie, wie Sie Ihren Gewichtsverlust mithilfe von Werten der Körperzusammensetzung berechnen können.

BENUTZEN SIE AUCH IHRE EIGENE WAAGE

Direkt im Anschluss an die offizielle Körperfetttestung sollten Sie sich auf Ihrer eigenen Waage wiegen und die Werte mit den offiziellen Werten vergleichen.

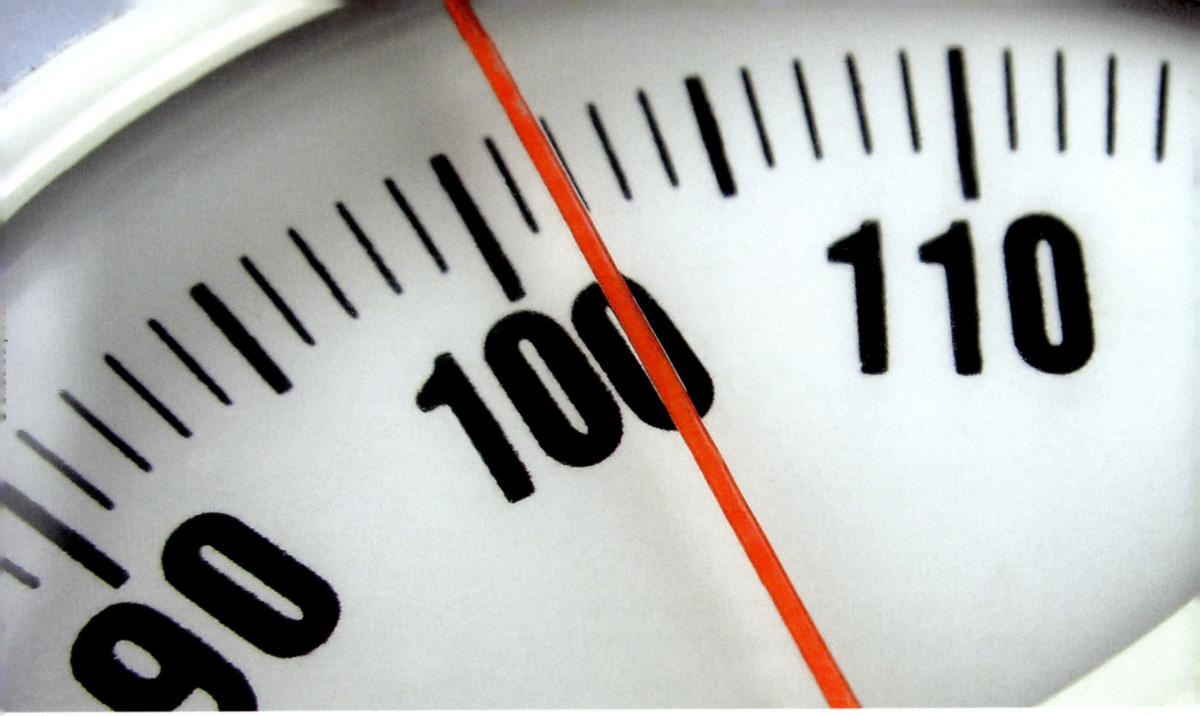

Notieren Sie etwaige Unterschiede. Von nun an wissen Sie, wie viel Körperfett Sie bei einem gegebenen Gewicht haben. Bis zum Zeitpunkt der nächsten Testung können Sie daher Ihre eigene Waage benutzen, um den Prozess des Abnehmens bzw. der Körperfettreduktion zu verfolgen. Um genauere Anhaltspunkte zu bekommen, sollten Sie dennoch mindestens alle sechs Monate Ihren Körperfettanteil überprüfen.

DER BODYCHECK

In der guten alten Zeit, als es noch keine Waagen und Hautfaltenmessgeräte gab, war das einzige Mittel, etwaiges Übergewicht zu bemerken, der Spiegel. Auch in Zeiten höchst ausgefeilter Technologie sollten wir die Fähigkeit unseres Auges nicht unterschätzen. Mit dem Auge können wir sehr genau bestimmen, wie wir aussehen. Die einzige Schwachstelle dieser Methode ist die Begutachtung unserer Rückseite.

Beobachten Sie also den Prozess regelmäßig im Spiegel. Insbesondere, wenn Sie Ihr Ziel erreicht haben, sollten Sie sich sehr genau im Spiegel ansehen. Achten Sie auf jedes Detail und entwickeln Sie eine neue Vorstellung von „Normalität“ in Ihrem Kopf. Schauen Sie sich Ihre Muskelstränge, die nun unter der Haut sichtbar werden, genau an, sehen Sie, wie straff Ihr Bauch selbst im Sitzen aussieht. Behalten Sie all diese Details Ihres Körpers im Kopf und vergleichen Sie regelmäßig. So können Sie auch ohne Waage und Körperfettmessung schnell feststellen, ob Sie wieder an Gewicht zugelegt haben.

DIE GRENZEN DES BMI (BODY-MASS-INDEX)

Der BMI wurde ursprünglich entwickelt, um das Risiko eines Schlaganfalls, Krebserkrankungen und mit Bluthochdruck im Zusammenhang stehende Erkrankungen zu ermitteln. Der BMI trifft aber kaum eine zuverlässige Aussage über Ihren Körperbau, den Anteil Ihrer Magermasse (Knochen, Muskeln und Organe) bzw. Ihres Körperfettanteils. Es ist daher möglich, dass zwei Probanden zwar den gleichen BMI, aber völlig unterschiedliche Körperfettwerte haben. Vergleichen Sie hierzu bitte auch Tab. 3. Mit Tabellen und Onlinerechnern ist es heutzutage einfach, den BMI zu errechnen. Sie müssen nur Ihr Gewicht und Ihre Körpergröße eingeben.

Viele Gewichtsreduktionsprogramme nutzen die Werte des BMI, um die Ziele Ihrer Klienten zu bestimmen und zu überprüfen, doch für Triathleten sind diese Methoden nicht geeignet, um die Körperzusammensetzung zu bestimmen.

Tab. 3: *Vergleich der Körperzusammensetzung von zwei Männern mit dem gleichen BMI*

Proband	BMI	Körperfett in %	Körperfett in kg	Magermasse in kg
Tom, 150 cm, 58 kg	25	6,25	3,6	54
Joe, 180 cm, 84 kg	25	14	11,8	72

Dieses Beispiel zeigt, dass der BMI nicht herangezogen werden kann, um die Körperzusammensetzung zuverlässig zu messen. Wenn auch beide Athleten ein grundsätzlich gesundes Gewicht haben, so sind die Unterschiede im Körperfettanteil doch erheblich.

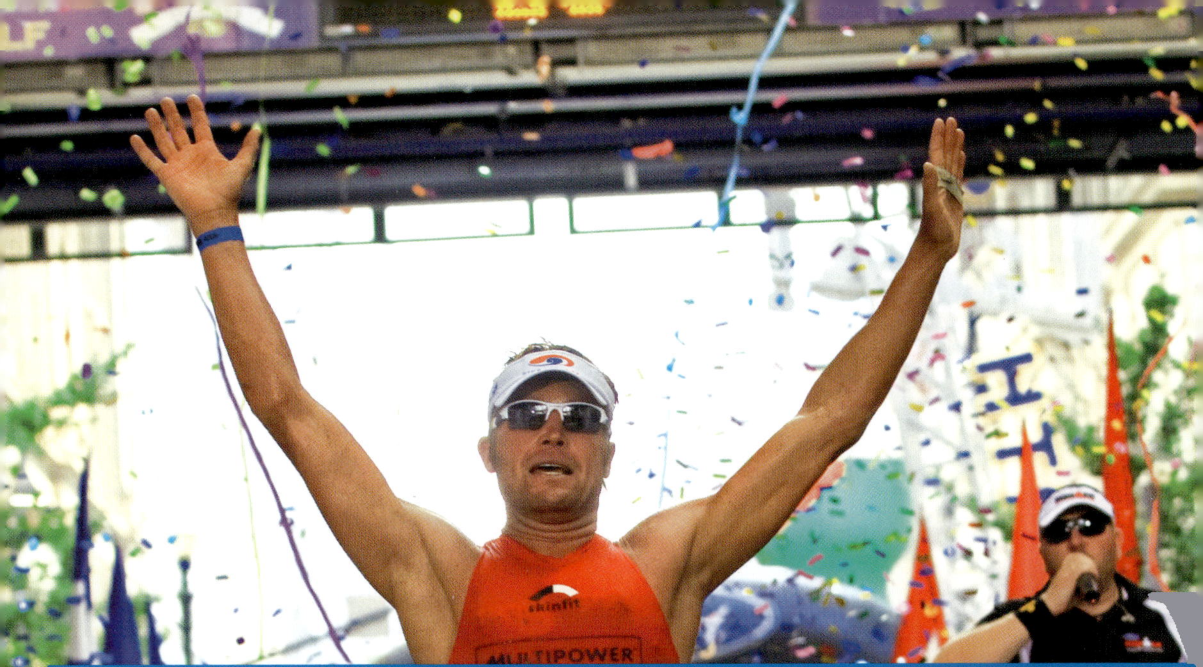

4 Drei Ziele

Schwimmen, Radfahren, Laufen, Abnehmen, Halten und Stabilisieren

Um sich den Traum vom Abnehmen zu erfüllen, muss man drei Ziele erreichen:

1. **Abnehmen:** Als Erstes setzen Sie sich Ihr Ziel, das besagt, wie hoch Ihr Endgewicht sein soll. Wenn Sie dieses Gewicht erreicht haben, dann sehen Sie nicht nur besser aus, Sie sind auch leistungsfähiger denn je.

2. **Halten:** Wenn Sie Ihr Endgewicht erreicht haben, gehen Sie in die zweite Phase: das Halten des Gewichts. In dieser Phase müssen Sie sechs Wochen lang das Endgewicht halten (Sie haben dabei 1 kg Toleranz). Wenn Sie die Toleranzgrenze von 1 kg überschreiten, beginnen die sechs Wochen von Neuem.

3. **Stabilisieren:** Anschließend messen Sie Ihren Körperfettanteil. Dieser Wert wird dann mit dem Körpergewichtswert ersetzt. Von nun an halten Sie nicht primär Ihr Körpergewicht, sondern den prozentualen Körperfettanteil. Diesen wollen Sie nun langfristig halten. Das dazugehörige Körpergewicht plusminus 500 g ist Ihre neue „normale Gewichtsspanne“.

DAS ERSTE ZIEL (ABNEHMEN)

Doch wie kann ein realistisches Ziel aussehen? Beginnen Sie mit einer Analyse Ihrer Körperzusammensetzung. Beachten Sie dabei die in diesem Kapitel erläuterten Faktoren. Die Informationen helfen Ihnen, Ihr Zielgewicht genau zu bestimmen.

DIE IDEALE KÖRPERZUSAMMENSETZUNG FÜR DEN TRIATHLONSPORT

Triathleten wollen eine Mischung aus drei Körpertypen haben: Für das Schwimmen ist ein gewisser Auftrieb vorteilhaft (ein wenig Körperfett kann also in dieser Disziplin nicht schaden). Läufer dagegen wollen jegliches überschüssige Gewicht vermeiden. Radfahrer brauchen Kraft und Stehvermögen (43). Wenn also Ihr Hauptziel für das Abnehmen eine möglichst hohe Leistungsfähigkeit im Triathlon ist, dann gilt: je fettfreier, desto schneller. Vergleichen Sie hierzu Tab. 4, die die durchschnittlichen Körperfettwerte von Hochklassetriathleten angibt.

Tab. 4: Körperfettwerte von *Hochklassetriathleten* (44, 45)

Körperfett in %	Weiblich	Männlich
Schwimmen	14-24	7-12
Radfahren	12-18	8-10
Laufen	10-19	6-13
Triathlon	10-23	3-9

Die Tabelle gibt alle Körperfettwerte in Bereichen an, da es einen optimalen Körperfettanteil, der auf jeden Athleten übertragbar wäre, nicht gibt. Manche männliche Athleten können ihre beste Leistungsfähigkeit bei einem Körperfettanteil von 8 % oder darunter abrufen. Andere wiederum verlieren an Kraft und Stehvermögen, wenn ihr Körperfettanteil zu weit sinkt (46). Frauen haben grundsätzlich einen höheren Körperfettanteil als Männer. Sie sollten nicht danach streben, Körperfettwerte im einstelligen Bereich zu haben, da dies der Gesundheit abträglich ist und außerdem die Leistungsfähigkeit mindert (11).

Wissen Sie eigentlich, wie sich Ihre eigene Leistungsfähigkeit verändert in Abhängigkeit von Gewicht und Körperfettanteil? Manche Athleten haben über lange Zeiträume ihr Gewicht, ihren Körperfettanteil und ihre Leistungsfähigkeit verfolgt und sind damit in der Lage, genau zu bestimmen, bei welchem Gewicht und welchem Körperfettanteil sie höchste Leistungen erzielen. Diese Athleten lesen natürlich nicht dieses Kapitel, denn sie können ihre Ziele bereits genau bestimmen.

Wenn Sie selbst nun anfangen wollen, Daten zusammenzustellen, dann füllen Sie hierzu Anhang A aus. Dieser dokumentiert Ihre besten und schlechtesten Wettkampfergebnisse, sowie Ihren Körperfettanteil.

Mit der Zeit finden Sie dann heraus, welcher Körperfettanteil für Sie die beste Leistungsfähigkeit bringt.

Als Anfangspunkt könnten Sie mal in der Vergangenheit kramen: Fragen Sie sich, bei welchem Gewicht Sie als Erwachsener Ihre besten Ergebnisse erzielt haben. Dies kann Ihr Zielgewicht sein.

WO STEHEN SIE IM MOMENT?

Schauen Sie nicht zu weit zurück

Es ist vielleicht verlockend, sich ein Gewicht als Ziel zu setzen, das Sie irgendwann einmal in Ihrer Jugend wogen, als Sie noch gesund und fit waren. Seitdem ist viel Zeit vergangen und vermutlich haben Sie in der Zwischenzeit schon duzende Male vergeblich versucht, dieses Traumgewicht wieder zu erreichen. Dann ist es jetzt an der Zeit, dieses Ziel zu überdenken. Beantworten Sie die folgenden Fragen. Sie helfen Ihnen, Ihr Ziel realistisch zu formulieren.

- Sie haben schon viele Male versucht, diese Zahl zu erreichen und es nie geschafft? Dann ist dieser Wert nun negativ behaftet. Glauben Sie, dass mehrfaches Scheitern es Ihnen einfacher macht, das Ziel endlich zu erreichen? Oder stechen Sie vielleicht wiederholt in einen Ameisenhaufen?

- Waren Sie damals ein Triathlet? Ihr Ziel soll einem erwachsenen Triathleten angepasst sein.

- Haben Sie seitdem Kinder geboren? Die Geburt eines Kindes verändert den weiblichen Körper endgültig. Legen Sie daher keine Zahlen zugrunde, die sich auf die Zeit vor der Geburt beziehen.

- Haben Sie in jüngster Vergangenheit Muskelaufbau durch Krafttraining betrieben? Dann wollen Sie diese jetzt nicht verlieren. Kevin sagt hierzu:

„Professionelle Ironmanathleten sehen fast schon wie Marathonläufer aus. So möchte ich nicht aussehen. Ich mag Krafttraining und deshalb werde ich niemals so mager aussehen. Mein Körper scheint mit diesem Gewicht auch ganz gut klarzukommen."

Wenn Sie seit Ihrer Jugend deutlich an Gewicht zugenommen haben, dann haben Sie auch an Muskelmasse zugelegt (diese diente dazu, das höhere Gewicht herumzutragen). Wenn Sie nun also Gewicht verlieren wollen, dann ist dies wahrscheinlich nicht möglich, ohne gleichzeitig Muskelmasse abzubauen.

- Werden Sie bald 50 oder sind Sie sogar älter? Dann ist ein höherer Körperfettgehalt unausweichlich. Es ist nicht möglich, in höherem Alter noch die Werte der Jugend zu erreichen.

Die Quintessenz ist: Wenn Ihre Traumgewichtszahl heute nicht mehr zu erreichen ist, dann brauchen Sie nun einen neuen Wert, *einen besseren* realistischeren Wert.

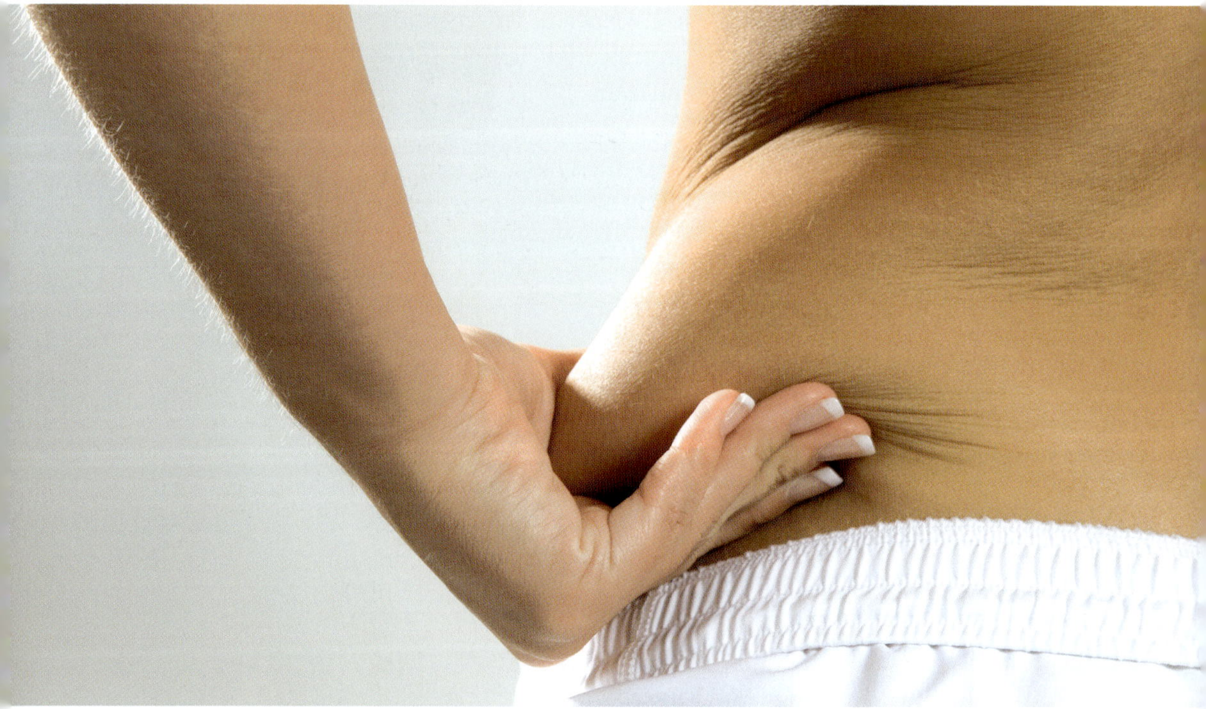

WIE SIEHT IHRE HAUT AUS?

Wenn Sie Gewicht verlieren, dann schrumpft Ihr Körper schneller als die Haut. Wenn Sie über 40 sind, ist es möglich, dass Ihre Haut sich überhaupt nicht mehr so weit zurückziehen kann. In diesem Fall müssen Sie wählen zwischen superschlankem, aber dafür etwas runzligem Aussehen und einer straffen Haut in einem leicht pummeligen Körper. In manchen Fällen stellt eine kosmetische Operation sogar die einzige Lösung dar (siehe Kap. 16). Triathletin Anna sagte hierzu: „Wenn mein Körpergewicht unter 72 kg fällt, dann habe ich keine Brüste mehr und sehe aus wie ein Hautkostüm auf einem Kleiderhaken."

Wenn Sie also schon etwas älter sind und sich die Haut nicht mehr wie gewünscht zurückbildet, kann es besser sein, ein paar Kilos mehr draufzuhaben. Geht es Ihnen aber um pure Leistungsfähigkeit, dann versuchen Sie ruhig, so dünn wie möglich zu werden und ignorieren Sie Ihr Aussehen.

IHRE KÖRPERZUSAMMENSETZUNG

Es wäre zu schön, wenn Sie einfach nur die Werte Ihres Idols im Triathlonsport nehmen und diese als Zielzahl für Ihr eigenes Gewicht zugrunde legen könnten. Doch das funktioniert leider nicht. Denn was an einer Person wohlproportioniert scheint, sieht an jemand anderem eben noch lange nicht gut aus.

Das Arbeitsblatt in Anhang B hilft Ihnen bei der Berechnung Ihres prozentualen Körperfettanteils, indem Werte der Körperzusammensetzung bei unterschiedlichem Körpergewicht verglichen werden. Wenn Sie diese Tabelle ausfüllen und sich der Wert Ihres gewünschten Körperfettanteils irgendwo am oberen Ende der Skala für Toptriathleten befindet, dann haben Sie vermutlich eine realistische Zahl gewählt (siehe Tab. 4).

LEICHTE GEWICHTSSCHWANKUNGEN UND GEWICHTSERHALTUNG

Ihr Gewicht schwankt vermutlich um einige Pfund von einem Tag zum nächsten. Kalkulieren Sie das ein. Aus diesem Grund sollten Sie sich eine Gewichtsspanne anstelle einer festen Zahl vornehmen. Insbesondere, wenn Sie in die Phase der Gewichtserhaltung kommen (das zweite Ziel), ist es wichtig, eine kleine Gewichtsspanne zu haben, in der Sie sich bewegen. Es hat keinen Sinn, eine

Zahl zu wählen, die nicht langfristig zu erhalten ist. Wählen Sie ein Gewicht bzw. einen Körperfettanteil, der realisierbar ist und den Sie auch über einen langen Zeitraum halten können. Dazu gehört auch und vor allem die Bereitschaft, Ihre Essgewohnheiten langfristig diesem Ziel anzupassen.

HALTEN SIE DAS ZIELGEWICHT IM AUGE

Ein bestimmtes Gewicht zu erreichen, ist nur der erste Schritt zum Erfolg. Langfristig gesehen, ist diese Zahl nichts weiter als ein Symbol für Erfolg. Der Sinn einer festen Zahl besteht darin, ein motivierendes Ziel vor Augen zu haben. Wenn das Zielgewicht erst einmal erreicht ist, dann setzt dieser Erfolg weitere Erfolge in Bewegung. Ist das erste Ziel geschafft, dann sehen Sie sich selbst mit anderen Augen. Vielleicht ist es eine große Versuchung, die Zielzahl im Laufe des Prozesses nach oben oder nach unten zu korrigieren. Widerstehen Sie dieser Versuchung! Sie brauchen dieses erste Erfolgserlebnis für Ihren weiteren Weg.

Wenn sehr hart auf ein bestimmtes Ziel hingearbeitet wird, dann setzt die Psyche ungeahnte Kräfte frei und dirigiert sie in den Bereich, wo sie benötigt werden. Zu diesen Kräften gehören Motivation, Fantasien, Träume, Geduld und auch Angst. Aber das Ziel muss groß und wichtig sein. Ihr Traumgewicht zu erreichen, muss für Sie so wichtig sein, wie das Bestreiten eines Ironmans für einen Triathleten. Sie müssen so viel Kraft investieren, dass Sie kein Scheitern tolerieren. Deshalb ist es so wichtig, ein hartes, aber realistisches Ziel zu wählen. Genau wie bei der Wahl eines Ironmanrennens gilt: Das Rennen wird hart, daher wollen Sie ein Rennen auswählen, in dem Sie gut abschneiden können.

Wenn Sie einen Ironman bestreiten und schließlich 5 km vor dem Ziel *beschließen*, dass es doch nicht so wichtig war, das Ziel zu erreichen, dann sind Sie am nächsten Tag vermutlich todunglücklich. Das Gefühl, versagt zu haben, lässt Sie auch in den folgenden Monaten nicht los, so lange, bis Sie schließlich einen Ironman beendet haben. „Schmerz ist vergänglich. Stolz aber bleibt für immer." Dieser Slogan trifft nicht nur auf Triathlonrennen zu, sondern auch auf andere, schwer zu erreichende Ziele. Ein Lebensziel wie das Erreichen Ihres Traumgewichts ist ebenso wichtig für Ihr Selbstwertgefühl und Ihre innere Kraft, wie einen Ironman durchzustehen.

Wenn Ihr großes Ziel heißt, einen Ironman durchzustehen, dann arbeiten Sie daran so lange und so hart, dass Aufgeben nicht in Frage kommt. Legen Sie die gleiche Einstellung beim Erreichen Ihres Traumgewichts an den Tag.

DAS ZWEITE ZIEL (ERHALTUNG)

DAS ZIELGEWICHT SECHS WOCHEN LANG HALTEN

Wenn Sie Ihr Traumziel erst einmal erreicht haben, dann gilt es, dieses sechs Wochen lang zu halten. In dieser Phase sollten Sie unbedingt Ihren Erfolg ausgiebig feiern. Schauen Sie sich im Spiegel an, kaufen Sie sich neue Kleidung, wählen Sie beim Training die am knappsten sitzende Sportkleidung aus. Genießen Sie aus vollen Zügen Ihr neues Aussehen.

Das Handwerkszeug, das Sie auf Ihrem langen Weg eingesetzt haben, die Fertigkeiten, die Sie erlernt haben, müssen Sie jetzt unbedingt weiter anwenden. Lassen Sie Ihren Plan jetzt nicht aus dem Auge. Nun, da Sie Ihr Körpergewicht nicht mehr reduzieren, sondern nur noch erhalten wollen, können Sie langsam beginnen, einige zusätzliche Kalorien zu sich zu nehmen. Beginnen Sie mit 200 Kalorien mehr pro Tag und überprüfen Sie regelmäßig Ihr Gewicht. Wenn sich Ihr Gewicht nach einiger Zeit nicht verändert, dann können Sie bei dieser Kalorienzahl bleiben. Nehmen Sie weiter ab, dann können Sie wiederum etwas mehr Kalorien zu sich nehmen. In dieser Phase wollen Sie die tägliche Kalorienzahl finden, die von nun an für immer für Sie gilt.

Wenn Sie aber an Gewicht zunehmen, dann müssen Sie mit besonderer Anstrengung versuchen, das Zielgewicht schnell wieder zu erreichen. Und vergessen Sie nicht: Die sechs Wochen beginnen nun *von Neuem*. Wenn Sie in dieser Phase ein wenig mehr Gewicht verlieren als geplant, dann ist das in Ordnung. Aber verhindern Sie unter allen Umständen, mehr als 1 kg zuzulegen.

Jetzt wird es auch Zeit, Ihren Trainingsumfang wieder zu erhöhen. Sie können nun so viel und so hart trainieren, wie Sie möchten. Ein erhöhter Trainingsumfang hilft Ihnen, Ihr Gewicht leichter zu halten. Natürlich können Sie nun auch Rennen bestreiten. Nun ist die Stunde der Wahrheit gekommen: Wie viel schneller werden Sie mit der neuen Rennmaschine sein?

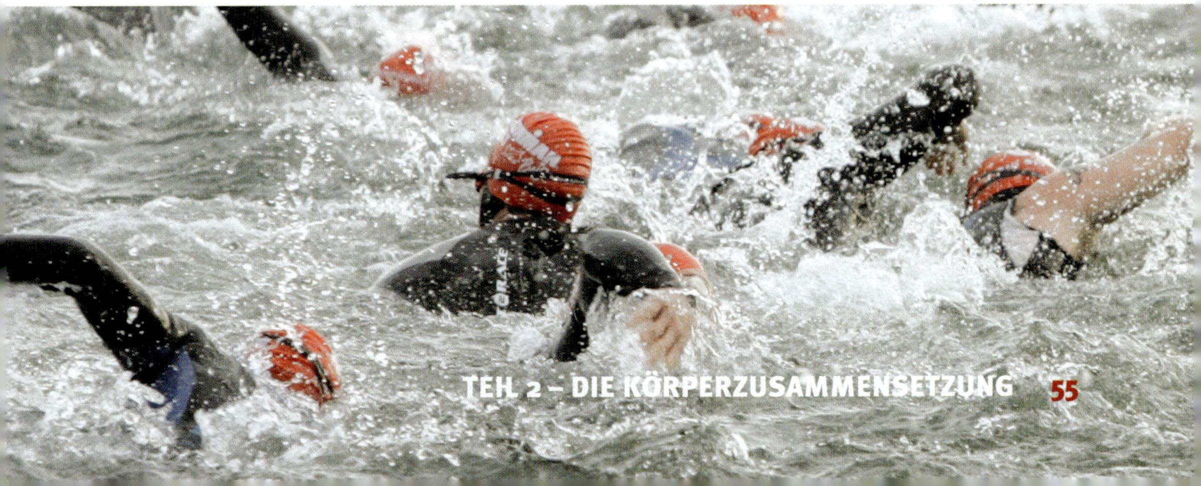

DAS DRITTE ZIEL (STABILISIERUNG)

DEFINIEREN SIE NUN IHR NEUES NORMALGEWICHT

Das dritte Ziel besteht darin, Ihr neues Normalgewicht zu definieren.

- Diese Zahl sollte auf den Werten Ihrer Körperzusammensetzungsanalyse, die Sie im Anschluss an die sechswöchige Erhaltungsphase durchführen, basieren.
- Bedenken Sie bei der Ermittlung dieser Zahl, wie schwierig es war, dieses Gewicht zu erreichen.
- Addieren Sie zu dieser Zahl 3-5 Pfund, um eine Spanne zu haben, in der Sie sich bewegen dürfen. Mithilfe dieser Spanne ist es gut möglich, den Zielwert nicht zu überschreiten.

Es ist besonders wichtig, die Körperzusammensetzung erst *nach* der sechswöchigen Erhaltungsphase zu messen. In dieser Zeit nämlich nehmen Sie Ihr gewohntes Training wieder auf, bauen vielleicht auch im Kraftstudio zusätzlich Muskulatur auf. Während der Abnehmphase haben Sie vermutlich auch Magermasse verloren. Die gilt es jetzt wieder aufzubauen. Bedingt durch den höheren Trainingsumfang, essen Sie jetzt vermutlich mehr. Doch diese Kalorien werden direkt wieder verbrannt.

Die in den vergangenen Wochen erzielten Veränderungen haben Auswirkungen auf Ihren Körper. Unter anderem stimulieren sie auch das Muskelwachstum. Mit vermehrter Muskulatur und geringerem Körperfettanteil sind die alten Werte hinfällig. So kann sich Ihre Körperzusammensetzung im Laufe einer Saison um mehrere Prozent ändern. Daher sollten Sie zumindest alle sechs Monate neue Tests durchführen.

DER NEUE KÖRPERFETTANTEIL

Wie bereits beschrieben, ermitteln Sie mithilfe Ihrer Daten der Körperzusammensetzungsmessung ein neues Normalgewicht. Dieses Gewicht entspricht einem bestimmten Körperfettanteil in Prozent. Zwischen zwei Körperfettmessungen können Sie also ruhig die Personenwaage benutzen, um gleichzeitig Gewicht und Körperfett im Auge zu behalten. Hierzu einige Anregungen:

- Gönnen Sie sich ein wenig Freiheit. Wenn Sie es als sehr hart empfunden haben, Ihr Zielgewicht zu erreichen, es aber ungleich leichter finden, ein Gewicht von 1-2 kg mehr zu halten, dann bleiben Sie doch dabei. Vergessen Sie nicht, dass Sie dieses Gewicht von nun an für immer behalten wollen. Ein paar Pfunde mehr oder weniger machen da nicht viel aus. Vielleicht wollen Sie sich auch einfach einen größeren Spielraum gönnen. Dann ist gegen eine Spanne von fünf Pfund nichts einzuwenden. Schließlich wollen Sie Essgewohnheiten entwickeln, die über Jahre hinweg einzuhalten sind. Da kann es besser sein, ein wenig mehr Spielraum zu haben. Wenn Sie aber die Spanne von fünf Pfund überschreiten, dann muss die Handbremse angezogen werden. Hier gilt: Je schneller Sie überschüssige Pfunde wieder runterhaben, desto leichter fällt es. Dies ist im Übrigen der größte Vorteil täglichen Wiegens. Sie erkennen sehr schnell, wenn Sie Ihre Kalorienzufuhr reduzieren müssen. Rechnen Sie damit, dass Sie mehrmals jährlich die Zahl Ihrer täglichen Kalorienzufuhr neu berechnen müssen.

- Vielleicht stellen Sie fest, dass Ihre Leistungsfähigkeit nachlässt, wenn Sie Ihr Zielgewicht erreicht haben. Ist dies der Fall, dann sollten Sie diese Zahl noch einmal überdenken. Vielleicht haben Sie Ihr Körpergewicht zu niedrig gewählt. Erlauben Sie sich daher, ein paar Pfunde zuzunehmen und verifizieren Sie Ihr Gewicht dann erneut. Insbesondere im Laufbereich sollte Ihre Leistung mit schwindendem Gewicht stetig zunehmen. Um dies zu überprüfen, können Sie die Tabelle in Anhang A ausfüllen.

- Vielleicht gefällt Ihnen Ihr Aussehen gar nicht, wenn Sie Ihr Traumgewicht erreicht haben. Sie finden vielleicht Ihre Arme zu dünn, Ihren Oberkörper zu knochig oder sind schlicht unzufrieden mit Ihrer Power auf dem Rad. Trainieren Sie weiter und erlauben Sie sich, einige Pfunde zuzulegen. Sie legen dann schnell an Muskelmasse zu, Ihr Körper passt sich an und bald schon sind Sie mit dem neuen Gewicht zufrieden.

- Bewerten Sie Ihren Erfolg nicht nach dem, wie Sie im Triathloneinteiler aussehen. Diese Wettkampfanzüge sind nicht mit dem Zweck produziert worden, etwaige Schwachstellen zu kaschieren. Jedes überschüssige Gramm Fett wird im Rennanzug förmlich herausgestellt. Kompressionskleidung ist noch schlimmer. Diese Materialien drücken das im Anzug befindliche Fett zwar zusammen, aber gleichzeitig wird es zu den Außenseiten geschoben, wo es dann wurstähnlich herausquillt. Dies lässt Bauch oder Oberschenkel sogar noch dicker aussehen, als nötig. Lassen Sie sich also von diesen

Wettkampfanzügen nicht beirren. Sie haben hart gearbeitet, um dort anzukommen, wo Sie jetzt sind. Kaufen Sie sich daher jetzt Klamotten, die Ihre Figur positiv herausstellen. Sie haben es verdient!

- Nach Monaten oder vielleicht Jahren stellen Sie vielleicht fest, dass Sie langsam, aber sicher an Gewicht zugenommen haben, obwohl Sie Ihre Kalorienzufuhr zwischenzeitlich gar nicht erhöht haben. Sie überprüfen Ihren Körperfettanteil und der hat sich nicht verändert. Dann ist Zeit für eine Körperzusammensetzungsanalyse. Diese zeigt vielleicht, dass sich Ihr Körper verändert hat und Sie schlicht an Muskulatur zugelegt haben.

BENUTZEN SIE DIE PERSONENWAAGE

So wertvoll eine Körperzusammensetzungsanalyse auch ist, sie kann nicht täglich durchgeführt werden. Bioimpedanzgeräte sind nicht genau genug, um sich auf deren Werte im täglichen Leben verlassen zu können. Daher ist die beste und praktischste Methode das tägliche Wiegen auf der guten alten Personenwaage. Das tägliche Überprüfen des Gewichts ist aus vielen Gründen unerlässlich. Da gibt es kein Entrinnen (siehe hierzu auch Kap. 8).

Die Personenwaage kann einfach mit einem Körperfettanteil synchronisiert werden. Hierzu ein Beispiel: Wenn Ihre Körperzusammensetzungsanalyse ergab, dass Sie bei einem Körpergewicht von 63 kg 22 % Körperfett haben, dann ist dies ein fixer Wert, der sich nicht verändert. Wenn Sie also an Gewicht zulegen, können Sie davon ausgehen, dass auch Ihr Körperfettanteil nach oben gegangen ist. Nur in größeren Zeiträumen von vielleicht einigen Monaten ist es möglich, dass ein höheres Gewicht dem gleichen Körperfettanteil entspricht, wenn Sie nämlich merklich an Muskulatur zugenommen haben. Dann ist eine neue Analyse fällig.

DAS WUNDER DES STABILEN KÖRPERGEWICHTS

Eines Tages, wenn Sie das in diesem Buch beschriebene Handwerkszeug erlernt und die drei Fertigkeiten angewendet haben, dann gehen Ihnen die neuen Essgewohnheiten in Fleisch und Blut über. Sie ernähren sich gut und gesund, Sie haben kein Hungergefühl, Sie trainieren hart und haben gute Wettkämpfe. Sie haben nun ein stabiles und gesundes Körpergewicht erreicht. Haben Sie sich schon einmal so gefühlt? Lassen Sie sich gesagt sein, es fühlt sich toll an.

Wenn Sie einmal so weit sind, dann ist es nicht mehr möglich, einfach durch das Weglassen von hochkalorischen Lebensmitteln ein Kaloriendefizit zu schaffen, da dies bereits durch die tägliche Anwendung der drei Fertigkeiten geschehen ist. Da sind nicht mehr viele Sünden einzusparen. Sie machen bereits alles richtig, mehr können Sie nicht *mehr* tun, um einen gesunden und schlanken Körper zu erhalten.

Für ein paar Wochen vielleicht können Sie im Hinblick auf einen wichtigen Wettkampf das Gewicht noch ein wenig drücken, doch dieses niedrigere Gewicht lässt sich nicht halten. Wenn Sie an diesem Punkt angekommen sind, dann können Sie sich zurücklehnen und beruhigt sagen: Das war's jetzt. Ich bin am Ziel angekommen.

Nun, da Sie in Ihrer Ernährung alles richtig machen, ist nichts mehr zu holen. Auch wenn Sie nun in den Spiegel schauen und feststellen, dass Ihre Oberschenkel noch immer massiv aussehen, Ihre Bauchmuskulatur noch immer nicht durch das T-Shirt scheint, wissen Sie, dass das Ihr eigener Körper in Perfektion ist. Wie bereits erwähnt, ist der Körperbau nur in Maßen zu beeinflussen. Wenn Sie ernährungstechnisch alles richtig machen, dann wissen Sie, dass hier das Ende der Fahnenstange erreicht ist. Sie können jetzt ruhig stolz in den Spiegel schauen und sagen: „Ja, ich habe alles richtig gemacht. Das bin ich in Höchstform." Jetzt brauchen Sie auch keine Entschuldigungen mehr zu finden oder sich vorzunehmen, noch weniger zu essen. Die Zeiten der Reue sind vorbei.

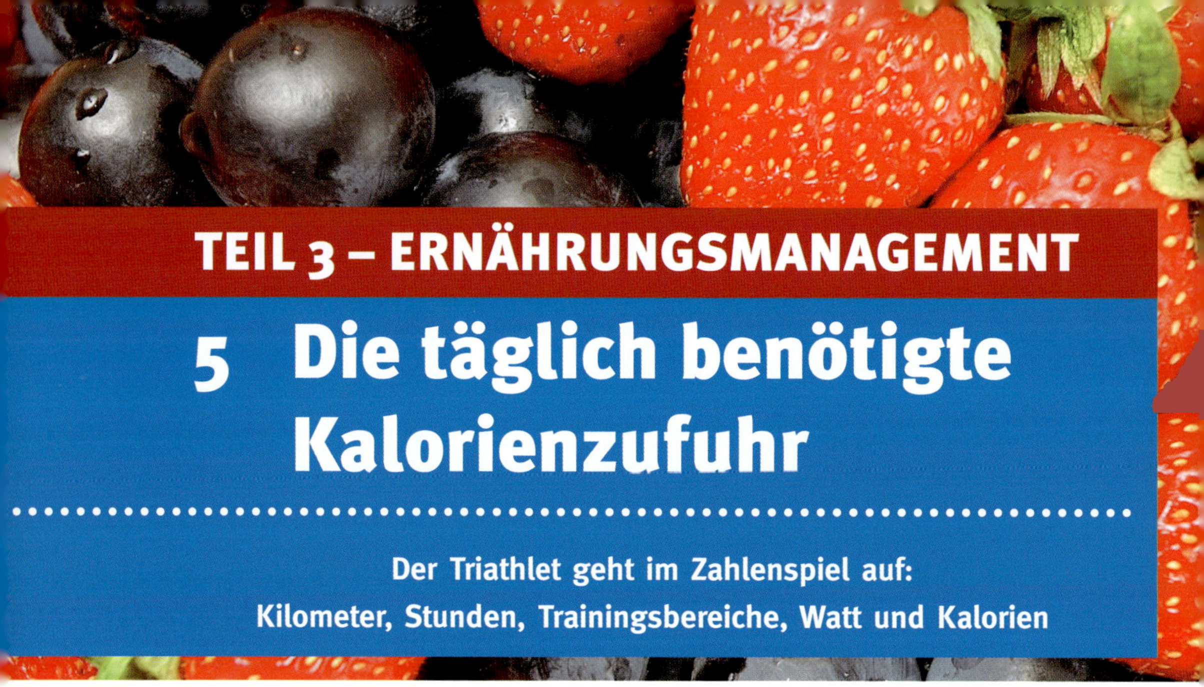

TEIL 3 – ERNÄHRUNGSMANAGEMENT

5 Die täglich benötigte Kalorienzufuhr

**Der Triathlet geht im Zahlenspiel auf:
Kilometer, Stunden, Trainingsbereiche, Watt und Kalorien**

SIE BRAUCHEN EINE FESTE KALORIENZAHL

Wer sein Gewicht verändern will, der muss das Verhältnis von verbrauchten und aufgenommenen Kalorien ändern. Wer zunehmen will, muss mehr Kalorien aufnehmen, als er verbraucht. Wer abnehmen will, muss ein Kaloriendefizit schaffen. Leider ist die Realität aber nicht so einfach wie dieses kleine mathematische Zahlenspiel. Dieses Buch müsste sonst nicht geschrieben werden. Bald kommen wir zu dem Thema, wie Sie Ihre Ernährung so gestalten können, dass Sie mit einem Kaloriendefizit gut leben können. Doch zunächst zu den nackten Zahlen.

Kalorienaufnahme – Kalorienverbrauch = Netto Energiebilanz

Ihre erlaubte tägliche Kalorienzahl ist die Anzahl an Kalorien, die Sie zu sich nehmen dürfen, um ein Kaloriendefizit X zu schaffen. Dieses Kaloriendefizit ist so berechnet, das es Ihnen erlaubt, in einem vernünftigen Zeitraum Ihr angestrebtes Körpergewicht zu erreichen. Wenn das Defizit zu groß ist, dann erreichen Sie das Gegenteil: Ihr Körper kommt in einen Hungerzustand, der Stoffwechsel verlangsamt sich, Sie verlieren übermäßig viel Muskelmasse, die Psyche spielt nicht mehr mit und Versagen ist vorprogrammiert. Ist das Kaloriendefizit dagegen zu klein, dann nehmen Sie nicht schnell genug ab, was sich wiederum negativ auf die Psyche auswirkt. Ein vernünftiges Kaloriendefizit bringt einen Gewichtsverlust von 1-2 Pfund pro Woche mit sich.

Alle in diesem Buch vorgestellten Methoden der Nahrungsmittelkontrolle basieren auf der Reduktion der täglichen Kalorienzahl.

KALORIENVERBRAUCH

Alle Nahrungsmittel haben einen bestimmten energetischen Wert, der in Kalorien gemessen wird. Der Körper verbrennt Kalorien auf drei verschiedene Weisen:

1. Verdauung: Die Energie, die nötig ist, um Nahrung aufzunehmen und zu speichern, zu verdauen und den Stoffwechsel aufrechtzuhalten, wird als **Thermogenese** bezeichnet. Sie entspricht in etwa 10 % des täglichen Energieverbrauchs. Dieser Prozess liegt zwar außerhalb Ihrer Kontrolle, es liegen aber Untersuchungen vor, die belegen, dass gut trainierte Athleten weit mehr Energie hierfür aufwenden als Nichtsportler (47).

2. Körperliche Aktivität: Diese Komponente dagegen liegt in Ihrer Kontrolle. Zwischen 30 und 80 % der täglich verbrauchten Kalorien werden hierfür verwendet. Nicht nur sportliche Betätigung fällt unter diese Kategorie, sondern jegliche Aktivität. Da hier von Mensch zu Mensch sehr große Unterschiede auftreten, wird die Kalorienzahl entweder global oder in Aktivitäten unterteilt angegeben (siehe hierzu auch Anhang C).

Eine weitere Möglichkeit, diesen Kalorienverbrauch zu berechnen, ist der Bodybugg®. Es handelt sich hierbei um ein Gerät, das am Handgelenk getragen wird, alle körperlichen Bewegungen und den Grad der Anstrengung misst und zudem Wärme und Feuchtigkeit bestimmt. Es zeichnet den Kalorienverbrauch über einen Zeitraum von 24 Stunden auf.

Die Werte werden heruntergeladen und mittels zugehöriger Software ausgewertet. Wenn Sie zudem ein Programm benutzen, das Ihre aufgenommene Nahrung kontrolliert, können Sie sogar ständig überprüfen, wie viele Kalorien Sie mit welcher Bewegung verbrauchen und ob Sie sich gerade im Kaloriendefizit oder Überschuss befinden. Die Hersteller geben an, dass die Ergebnisse des Bodybuggs® 90 %ige Genauigkeit über einen Zeitraum von 24 Stunden aufweisen.

3. Stoffwechsel: Der *größte* Anteil des Kalorienverbrauchs geht auf Kosten des Stoffwechsels. Der Grundumsatz, das ist die Menge an Kalorien, die ohne jegliche Aktivität innerhalb von 24 Stunden benötigt wird, um alle Körperorgane am Leben zu halten, verbraucht bereits 60-70 % der aufgenommenen Kalorien. Die genaue Zahl hängt von Alter, Geschlecht, genetischen Bedingungen und der Magermasse der Person ab. Wer seine Muskelmasse erhöht, der steigert hiermit gleichzeitig seine Stoffwechseltätigkeit.

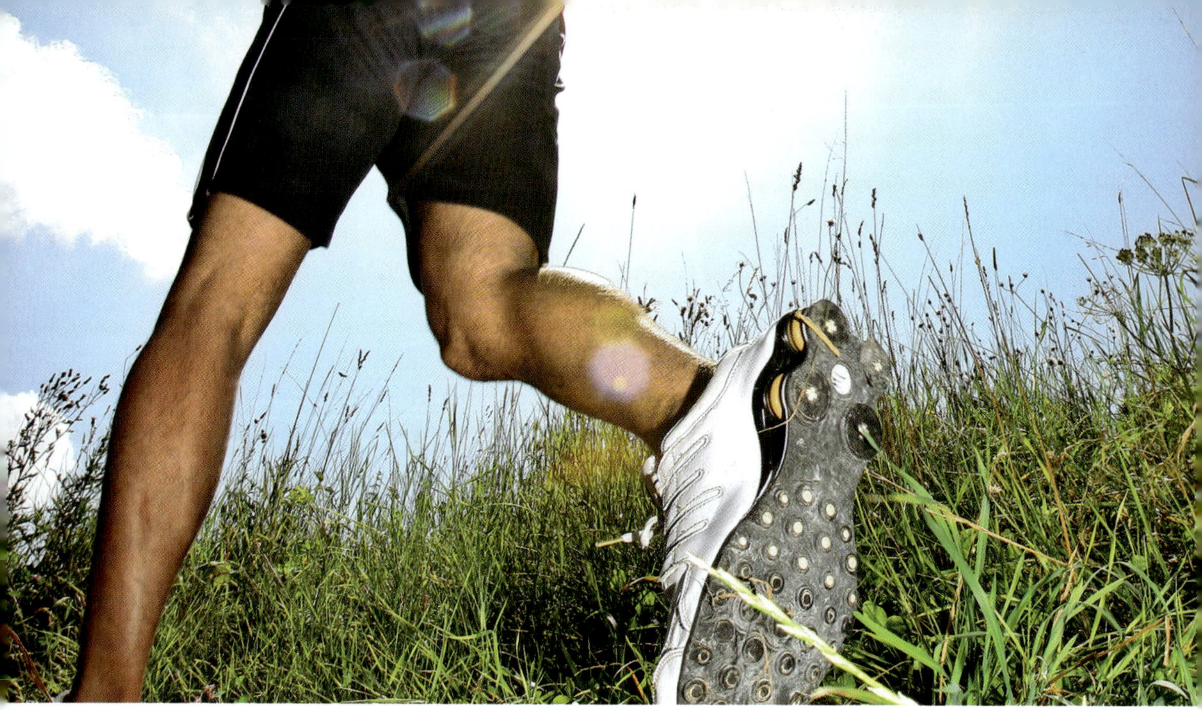

WIE SIE IHRE ERLAUBTE KALORIENZAHL BESTIMMEN

Wenn Sie sich ersparen wollen, die erlaubte Kalorienzahl genau zu berechnen, können Sie folgende Faustregel anwenden: Bei einem wöchentlichen Trainingsumfang von etwa sechs Stunden nehmen die meisten Frauen ab, wenn sie etwa 1.400 Kalorien zu sich nehmen. Die meisten Männer können ihr Gewicht reduzieren, wenn sie 2.000 Kalorien täglich zu sich nehmen. Die genauen Zahlen hängen natürlich von vielen Faktoren ab, sodass dies nur als sehr grobe Richtlinie dienen kann.

Genauere Werte erhalten Sie, wenn Sie Anhang C ausfüllen und die angegebenen Formeln anwenden bzw. einen Onlinerechner benutzen. Manche Onlinerechner berücksichtigen das Level an sportlicher Aktivität, andere lassen dieses unberücksichtigt. Grundsätzlich gilt: Je mehr Informationen Sie eingeben, desto genauer ist das Ergebnis.

MATHEMATIK IST NICHT ALLES

Welchem Plan auch immer Sie folgen: Am Ende läuft alles auf das eine hinaus: Sie wollen weniger Kalorien aufnehmen, als Sie verbrauchen. Daran führt kein Weg vorbei. Dennoch ist die Höhe des Kaloriendefizits alleine nicht ausschlaggebend für den Gewichtsverlust. Auch die Kombination verschiedener Nährstoffe spielt eine Rolle, um den Appetit unter Kontrolle zu bringen. Weitere Faktoren, die den Gewichtsverlust bestimmen, sind:

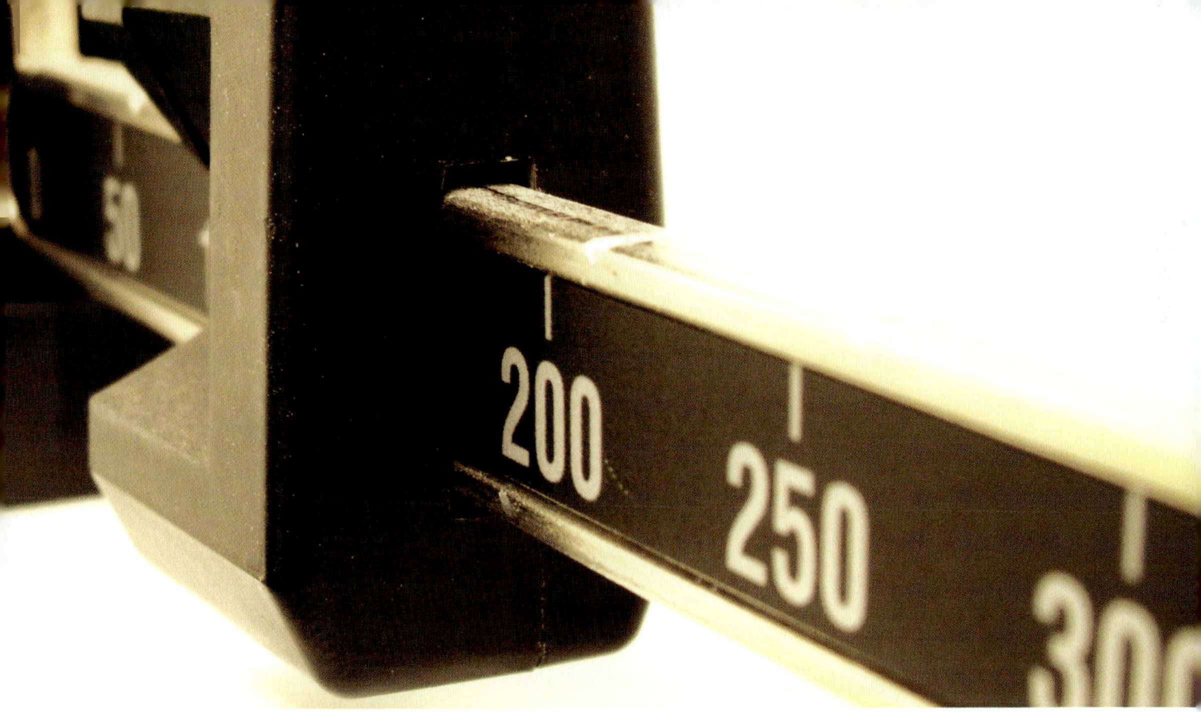

1. Sobald der Körper ein Kaloriendefizit spürt, geht der Grundumsatz zurück. Damit reduziert sich die täglich verbrauchte Kalorienzahl, weil sich der Abnehmende *unbewusst* weniger oder langsamer bewegt.
2. Die meisten Menschen unterschätzen unbewusst ihre täglich aufgenommene Nahrungsmenge (48).
3. Tägliche Gewichtsschwankungen von 2-7 Pfund machen es schwer, herauszufinden, ob Gewicht verloren wurde.
4. Die Zahlen des täglichen Kalorienverbrauchs beziehen sich üblicherweise auf Otto Normalverbraucher und berücksichtigen weder Geschlecht noch Körpermasse. Außerdem ist die Effizienz der Kalorienverbrennung von Mensch zu Mensch sehr unterschiedlich.
5. Der Körper spricht nicht auf ein leichtes Kaloriendefizit an. In der Anfangsphase müssen etwa 3.500 Kalorien in 4-5 Tagen eingespart werden. Sobald der Körper anspricht, reicht es, 3.500 Kalorien pro Woche einzusparen.

Die Höhe des Kaloriendefizits scheint recht genauen Aufschluss zu geben über den langfristigen Gewichtsverlust (über einige Wochen hinweg). Auch wenn diese Zahlen keine 100 %ige Genauigkeit versprechen, ist deren Berechnung derzeit das Mittel der Wahl. Lernen Sie im folgenden Kapitel, wie Sie die tägliche Kalorienaufnahme kontrollieren. Sie lernen auch die Ungenauigkeiten kennen, die diese Methode beinhaltet.

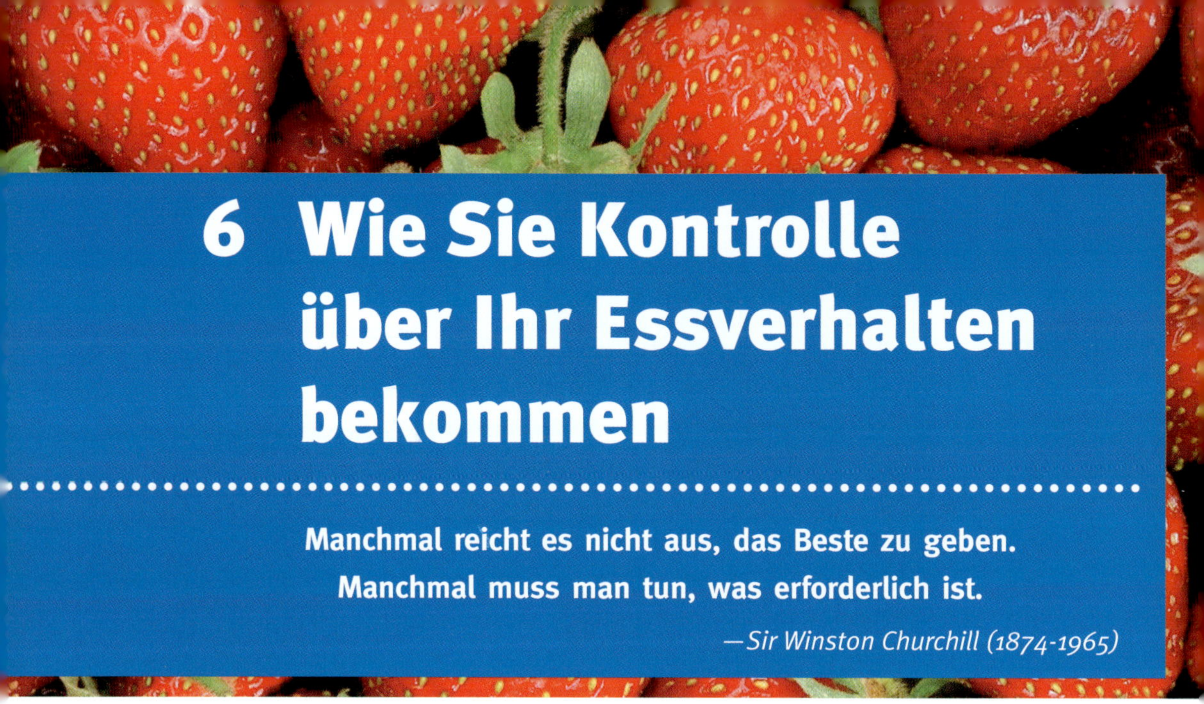

6 Wie Sie Kontrolle über Ihr Essverhalten bekommen

Manchmal reicht es nicht aus, das Beste zu geben.
Manchmal muss man tun, was erforderlich ist.

—Sir Winston Churchill (1874-1965)

Die Methode der Gewichtsreduktion ist einfach: Es müssen weniger Kalorien aufgenommen als verbraucht werden. Auf welchem Wege Sie das realisieren, hängt von Ihrer Persönlichkeit ab. Manche notieren pedantisch jede Kalorie, die sie einnehmen. Anderen ist dieses genaue Aufschreiben zuwider. Identifizieren Sie zunächst Ihre Essgewohnheiten, um herauszufinden, welche Methode für Sie die richtige ist.

VERSCHIEDENE ESSTYPEN

Wir unterscheiden fünf verschiedene Esstypen. Jeder Mensch fällt entweder klar in eine Kategorie oder ist ein Mischtyp, der Kategorien wechselt, je nachdem, in welcher Lebenssituation er sich befindet.

Die ersten drei Kategorien basieren auf wissenschaftlichen Untersuchungen: es handelt sich um den **emotionalen Esser**, den **Fleischesser** und den **Graser** (49). In die nächste Gruppe gehören Sportler, die 2-3 kg abnehmen wollen und bei der fünften Gruppe handelt es sich um Triathleten, die sich auf einen Ironman vorbereiten.

DER EMOTIONALE ESSER

Manche Menschen essen mehr, wenn sie unter Stress stehen. Wissenschaftlich gesehen, sind sie **zwangs-** bzw. **emotionale Esser**. Menschen, die in diese Gruppe gehören, sind immer auf Diät und extrem damit beschäftigt, immer das Richtige zu essen.

Die meisten Angehörigen dieser Gruppe sind Frauen. Sie essen, um ihren Frust zu bewältigen, um sich zu beruhigen, aber auch um es sich gut gehen zu lassen und um Erfolge zu feiern. Sie essen grundsätzlich mehr, wenn sie alleine sind, als in Gesellschaft. Sie sind so sehr auf Essen fixiert, dass sie Hungersignale gar nicht wahrnehmen können. Kleine Sünden verzeihen sie sich nicht, sie essen strikt nach Plan, doch weil nach ihren Vorstellungen der Plan so übergenau eingehalten werden muss, sind gleichzeitig Überschreitungen an der Tagesordnung. Dann gerät das Essverhalten schnell außer Kontrolle. Sie essen übermäßig und jenseits ihrer Bedürfnisse. Da sich solche Überschreitungen regelmäßig alle paar Tage oder Wochen mit extremer Kalorienkontrolle abwechseln, bleiben diese Menschen immer in einem Mittelbereich stecken und nehmen nie ab. In diese Gruppe gehören auch die Nachtesser. Forscher wie Janet Polivy und Peter Herman bezeichnen dieses Verhalten als „Was-soll's-Effekt" (50). Das sind Menschen, die regelmäßig nachts aufwachen und zum Kühlschrank schleichen. Am nächsten Morgen wachen sie dann mit einem schlechten Gewissen auf, doch bis zum Abend sind alle guten Vorsätze wieder über den Haufen geworfen worden.

Die wirksamste Methode, dem emotionalen Esser aus dem Teufelskreis zu helfen, besteht darin, seinen Stress zu reduzieren. Denn in Stresszeiten gibt ihm das Kontrollieren der Nahrung ein Gefühl von Ordnung und Beruhigung.

Langfristig gesehen, muss der emotionale Esser lernen, seine Nahrungsregeln zu lockern. Wenn nämlich keine starren Regeln bestehen, können diese auch nicht gebrochen werden. Und wenn Regeln nicht gebrochen werden, gibt es keinen Jo-Jo-Effekt mehr. Alle im Folgenden beschriebenen Kontrollmethoden sind für den emotionalen Esser geeignet.

DER FAST-FOOD-ESSER

Diese Gruppe besteht vornehmlich aus Männern (51). Es handelt sich um Menschen, die eine besondere Schwäche für hochkalorische Lebensmittel und Fast Food haben. Sie streben ständig nach der vermeintlich kompletten, heißen Mahlzeit. Außerdem knabbern sie häufig Chips, Dips oder Pizza.
Im Gegensatz zur Gruppe derjenigen, die kohlenhydratreiche Kost bevorzugen, lieben sie fetthaltige Lebensmittel (52). Sie nehmen außerdem Hungergefühle stärker wahr und beschreiben diese extremer als die Kohenhydrate essende Gruppe (51). Ihr Essverhalten kann als unbeherrscht und unbekümmert bezeichnet werden. Sie überessen sich regelmäßig, aber machen sich darüber keine Gedanken. Sie essen, wann immer leckeres Essen verfühbar ist, ungeachtet dessen, ob sie Hunger haben oder nicht. Ihre Kontrolle verlieren sie aus Versuchung oder aus Hunger, aber nicht aus emotionalen Gründen. Diese

Gruppe gehört nicht zu denen, die ihre Nahrungsmittel aufschreiben wollen. Genaue Buchführung ist ihnen zuwider. Stattdessen liegen ihnen visuelle Konzepte, wie der „visuelle Teller“ oder das Ausfüllen von Listen, wie die „unbedenklichen Nahrungsmittel“. Außerdem hilft es ihnen, die in Kap. 7 beschriebenen Fertigkeiten anzuwenden, um kohlenhydratärmere Lebensmittel zu essen.

DER GRASER

Diese Menschen essen zu häufig. Sie essen nicht aus Hunger, sondern aus Gewohnheit und achten dabei nicht auf die Gasamtkalorienmenge, die sie zu sich nehmen. Sie bevorzugen Kohlenhydrate und wenn hochkalorische Süßigkeiten vor ihnen liegen, dann mampfen sie fröhlich vor sich hin, bis die Schachtel leer ist. Ausdauersportler müssen sich diese Angewohnheit bis zu einem gewissen Grad aneignen, um mehrere Trainingseinheiten pro Tag durchzustehen. Sie essen eine Kleinigkeit am frühen Morgen, ein großes Frühstück nach dem Training, später ein zweites Frühstück. Dann gibt es Mittagessen und wiederum einen Snack nach dem nächsten Training. Schließlich gibt es Kaffee und dann Abendessen. Vor dem Zubettgehen wird dann noch mal eine Kleinigkeit reingeschoben, um die Nacht zu überstehen.

Der Graser kann seine aufgenommene Kalorienmenge einschränken, indem er versucht, mehr Zeit zwischen die Mahlzeiten zu legen und der Gesamtkalorienmenge mehr Beachtung schenkt. Er kann üben, seine Snacks gesünder zu gestalten. Hierzu kann er sich der Methoden „visueller Teller“ und „unbedenkliche Lebensmittel“ bedienen.

DER FÜNFPFÜNDER

In diese Gruppe gehören Athleten, die zwar gesund und schlank sind, aber nur mal fünf Pfund abnehmen wollen, um auf das Wettkampfgewicht herunterzukommen. Vielleicht wollen sie auch ihr Normalgewicht leicht drücken. Sie müssen grundsätzlich nicht genau aufschreiben, was sie essen. Es reicht, wenn sie die in Kap. 7-9 beschriebenen Fertigkeiten erlernen und anwenden.

IRONMANATHLETEN

Wer sich auf einen Ironman vorbereitet, dessen Kalorienverbrauch ist, bedingt durch den hohen Trainingsumfang, erhöht. Diese Gruppe möchte ihren wachsenden

Appetit zügeln und die eingenommene Kalorienmenge im Griff behalten. Ironmanathleten sind ihrem Ziel sehr verschrieben, wollen zwar vielleicht ein paar Pfund abnehmen, aber unter keinen Umständen Training und Regeneration beeinträchtigen. Die Bedürfnisse dieser Gruppe werden in Kap. 10 diskutiert.

METHODE ZUR KONTROLLE DER KALORIENMENGE

Alle Methoden legen die in Kap. 5 errechnete Gesamtkalorienzahl zugrunde. Mit jeder Methode werden aber unterschiedliche Fertigkeiten erlernt. Wählen Sie also zunächst eine Methode, die Ihren Essgewohnheiten entspricht (siehe Tab. 5). Wenn Sie dann nicht mehr weiterkommen, sollten Sie zu einer anderen Methode übergehen.

Die Methode des Kalorienzählens beschäftigt sich mit der Kaloriendichte von Lebensmitteln und mit der Portionsgröße. Insbesondere Fast-Food-Esser, die häufig hochkalorische Lebensmittel wählen und auch Graser, die schlichtweg zu häufig essen, profitieren von dieser Methode. Sie bringt schnelle Ergebnisse und ist auch geeignet für Athleten, die ja gemeinhin gerne mit Zahlen arbeiten.

Die Methode des visuellen Tellers animiert den Esser, bei jeder Mahlzeit hochwertige Nährstoffe aus verschiedenen Nährstoffgruppen zu sich zu nehmen. Diese Methode hilft vor allem dem emotionalen Esser und dem Graser, die häufig leere Kalorien, wie Diätprodukte oder fettarme Lebensmittel, zu sich nehmen. Vorausgesetzt, die in Kap. 7 beschriebenen Fertigkeiten werden erfolgreich angewendet und es werden vornehmlich wertvolle, aber kalorienarme Lebensmittel aufgenommen, kann man bei der Anwendung dieser Methode gute Ergebnisse erwarten.

Die Methode der unbedenklichen Lebensmittel lehrt, vermehrt dem Appetit zu folgen, anstatt einer festen Kalorienzahl. Der Esser wird außerdem dazu animiert, vermehrt nahrhafte, aber kalorienarme Lebensmittel zu wählen. Insbesondere der emotionale Esser profitiert von der Anwendung dieser Methode. Wer einmal die Liste der Nahrungsmittel im Kopf hat, der kommt ohne viel Rechnerei aus. Es handelt sich hierbei um die natürlichste Form der Nahrungsaufnahme.

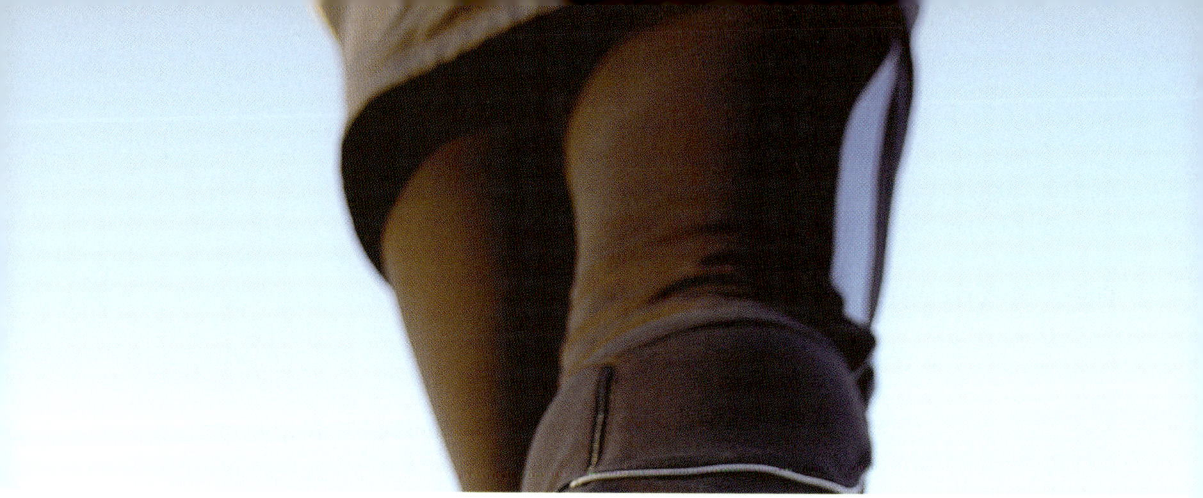

Tab. 5: *Kontrollmethoden*

Kontroll-methode	Beschreibung	Geeignet für ...	Bringt Veränderung für ...	Kann ich essen, was ich möchte?	Brauche ich eine feste Kalorienzahl?
Kalorien-zählen*	Schreiben Sie die Kalorienmenge auf und bleiben Sie im Limit.	Emotionale Esser	Fast-Food-Esser, Graser	Ja, so lange die Kalorienzahl eingehalten wird	Ja
Visueller Teller	Essen Sie täglich drei Teller mit festen Nahrungsmittelproportionen.	Fast-Food-Esser, Ironmanathlet	Emotionale Esser, Graser	Ja, aber nur in Maßen	Ja
Unbedenkliche Lebensmittel	Essen Sie bestimmte Nahrungsmittel, bis Sie satt sind und dann kleine Leckereien.	Graser Fünfpfunder, Ironmanathlet	Emotionale Esser, Fast-Food-Esser	Ja, aber sehr limitiert	Nein, überspringen Sie Kap. 5

* Das Weight Watchers®-Programm rechnet Kalorien in Punkte um. 50 Kalorien entsprechen einem Punkt.

DAS KALORIENZÄHLEN

PROTOKOLLIEREN

Grundsätzlich gilt: Wer sein Training protokollieren kann, der kann auch über seine Nahrungsmitteleinnahme Protokoll führen. In Kap. 5 haben Sie gelesen, wie die täglich erlaubte Kalorienzahl errechnet wird. Ob Sie nun Anhang C ausgewertet und die Zahl genau berechnet, oder auch nur einen Wert über den Daumen gepeilt haben, jetzt brauchen Sie einen Richtwert, der entweder eine tägliche oder eine wöchentliche Kalorienzahl angibt.

In den ersten Tagen mag diese Methode zeitraubend und umständlich sein, doch wenn Sie vorweg schon eine Nahrungsmittelliste erstellen, haben Sie einige Mühen gespart (siehe Kap. 7). Außerdem sollten Sie die benötigten Geräte, wie Nahrungsmittelwaage, Messbecher und Messlöffel, parat haben.

Ihre Aufgabe ist nun, den Kaloriengehalt aller verzehrten Nahrungsmittel zu messen und aufzuschreiben. Dazu müssen Sie natürlich genau messen, wie viel Sie von der jeweiligen Nahrung essen. Benutzen Sie hierzu die bereitgestellten Geräte.

Versuchen Sie nicht, die Berechnungen im Kopf aufzustellen und unterliegen Sie auch nicht der Versuchung, am Abend eine Liste für den ganzen Tag schreiben zu wollen. Die Berechnungen wären zu ungenau und es kann davon ausgegangen werden, dass Sie zu wenige Kalorien aufschreiben. Stattdessen sollten Sie alle Nahrungsmittel aufschreiben, sobald Sie sie essen, um höchste Genauigkeit der Werte zu erzielen.

Wenn die Nahrungseinnahme nicht genau protokolliert wird, dann können Ergebnisse nicht garantiert werden. Dies wiederum ist frustrierend, da jetzt auch der Erfolg auf dem Spiel steht. Begeben Sie sich also mit vollem Einsatz an das Protokollieren Ihrer Nahrungsmittel, um schnelle Erfolge zu erzielen.

Manche Online-Triathlontrainingstagebücher beinhalten Optionen zum Protokollieren der Ernährung. Hierzu gehören TrainingPeaks.com, Beginner Triathlete.com oder Active.com. Andere Webseiten bieten Fahrtenbücher mit Kalorienzählsammlungen an. Hierzu gehören Fitday.com, TheDailyPlate.com und my-caloriecounter.com.

Während der gesamten Phase der Gewichtsreduktion sollten Sie das Wiegen und Kalorienzählen beibehalten. Aber schon nach der ersten Woche verbringen Sie weit weniger Zeit mit dem Protokollieren Ihrer Kalorienmenge und dem Wiegen der Nahrungsmittel. Die erstellten Tabellen können Sie außerdem später wieder benutzen, wenn Sie sich in der Gewichterhaltungsphase befinden, aber ihr Gewicht wieder leicht nach oben schleicht. Um Ihr Gewicht dann wieder herunterzubekommen, können Sie ganz einfach, ohne erneutes Zählen, die alten Ernährungsgewohnheiten übernehmen.

Wenn Sie lieber zusammen in einer Gruppe abnehmen wollen, dann probieren Sie doch kommerzielle Gewichtsverlustprogramme aus. Diese können gut mit den in diesem Buch erlernten Fertigkeiten kombiniert werden. Wenn Sie sich einer Gruppe anschließen, profitieren Sie auch von Beratungsstunden und Gruppensupport. Wählen Sie aber kein Programm aus, bei dem Sie Nahrungsmittelprodukte kaufen müssen.

Eine vernünftige und gehaltvolle Ernährung, die gleichzeitig Kalorien einspart, setzt ohne Frage die Wettkampfleistung herab. Der Triathlet sollte idealerweise mit jeder Kalorie einen hohen Nährstoffgehalt zu sich nehmen. Tab. 6 entnehmen Sie Ernährungsrichtlinien für Ausdauersportler. Diese können Obst und Gemüse auf Grund des hohen Ballaststoffgehalts unbeschränkt und in möglichst großer Menge essen. Lediglich die Menge an Kartoffeln sollte genau überwacht werden.

Tab. 6: *Aufgliederung der Kalorienzahl, unterteilt nach Makronährstoffen*

Nährstoffgruppe	% der Gesamtkalorienaufnahme	1.400 Kalorien	1.700 Kalorien	2.000 Kalorien	2.200 Kalorien
Kohlenhydrate: Obst, Gemüse, Vollkornprodukte, Müsli, Brot, Nudeln, Zucker, Süßigkeiten	60 %	840	1.020	1.200	1.320
Proteine: Mageres Fleisch, Fisch, Geflügel, fettarme Milchprodukte	10 %	140	170	200	220
Fette: Öl, Butter, Backfette, Mayonnaisesaucen	30 %	420	510	600	660

Genaueste Informationen über die Möglichkeiten der Leistungssteigerung mittels richtiger Nahrungsmittelwahl würden den Rahmen dieses Buches sprengen. In Anhang D können Sie aber die Haltung der *American Dietetic Association, Dietitians of Kanada* und des *American College of Sports Medicine* über den Zusammenhang von Ernährung und Leistungssteigerung nachlesen.

DER VISUELLE TELLER

Den visuellen Teller (siehe Abb. 3) haben wir von der *American Diabetes Association* übernommen. Anstelle von purem Kalorienzählen füllen Sie den Teller mit festen Proportionen aller Nahrungsmittelgruppen. Die hierzu gehörenden Nahrungsmittel und Mengen können Sie in Tab. 7 nachlesen.

Die drei Fertigkeiten, die Sie in Kap. 7 lernen, helfen Ihnen, die Aufnahme hochkalorischer Lebensmittel im Griff zu behalten. Diese Fertigkeiten ermöglichen es Ihnen, den moderaten Genuss von allen Lebensmitteln Ihrer Wahl aufrechterhalten zu können.

Diese Methode ist besonders geeignet für Athleten, die sehr gerne am Tisch komplette Mahlzeiten zu sich nehmen und für solche, die es vorziehen, Portionen zu zählen anstelle von Kalorien.

Es werden drei komplette Teller pro Tag gegessen. Es bleibt dabei dem Athleten überlassen, ob er den kompletten Teller in einer Hauptmahlzeit isst oder ob er ihn in seine Einzelteile unterteilt und mehrmals täglich kleinere Portionen isst. Das Arbeitsblatt in Abb. 4 hilft Ihnen, die aufgenommenen Nahrungsmittel zu kontrollieren.

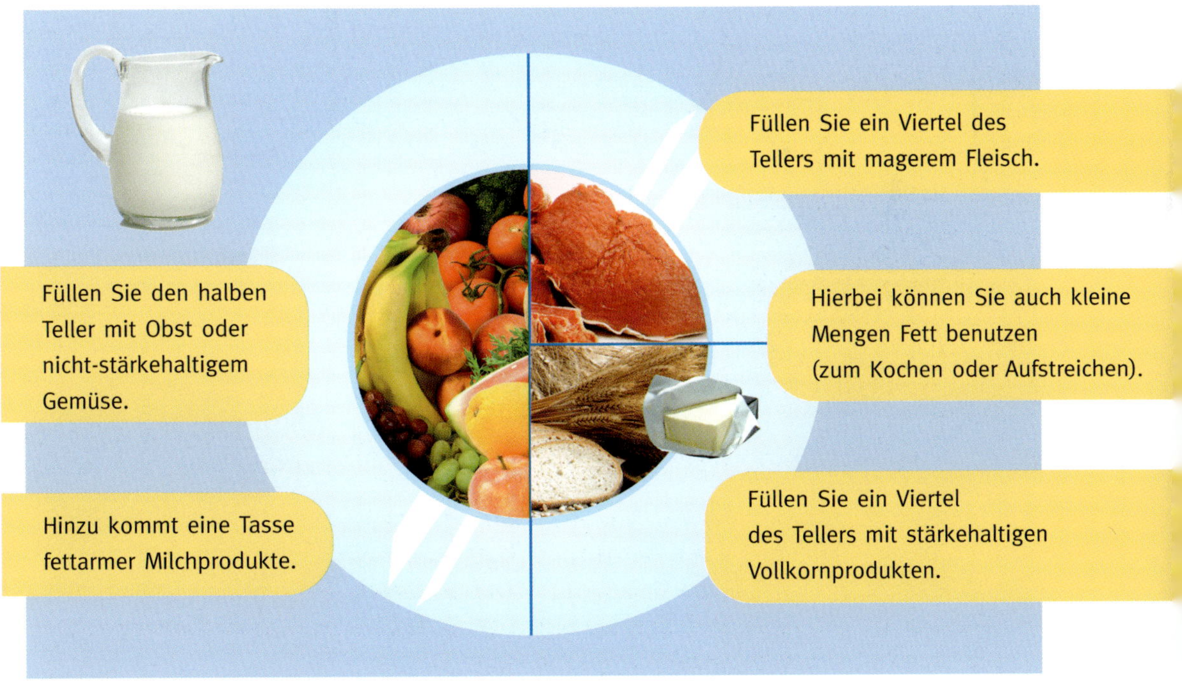
Füllen Sie ein Viertel des Tellers mit magerem Fleisch.
Füllen Sie den halben Teller mit Obst oder nicht-stärkehaltigem Gemüse.
Hierbei können Sie auch kleine Mengen Fett benutzen (zum Kochen oder Aufstreichen).
Hinzu kommt eine Tasse fettarmer Milchprodukte.
Füllen Sie ein Viertel des Tellers mit stärkehaltigen Vollkornprodukten.

Abb. 3: *Der visuelle Teller*

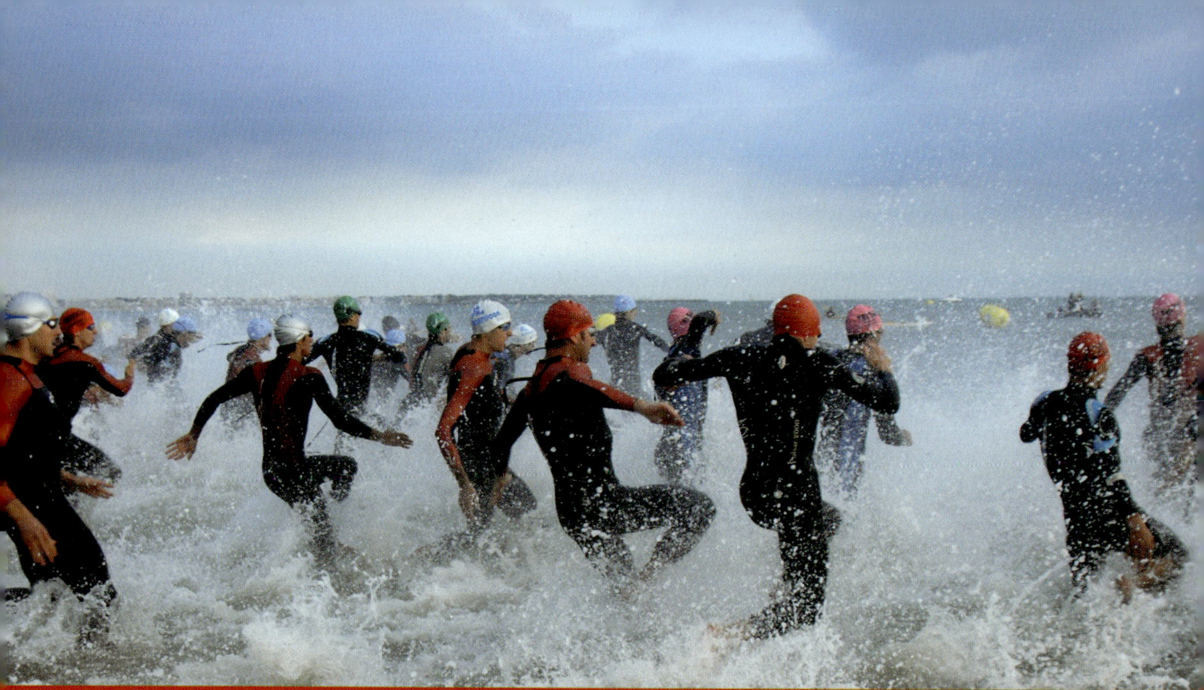

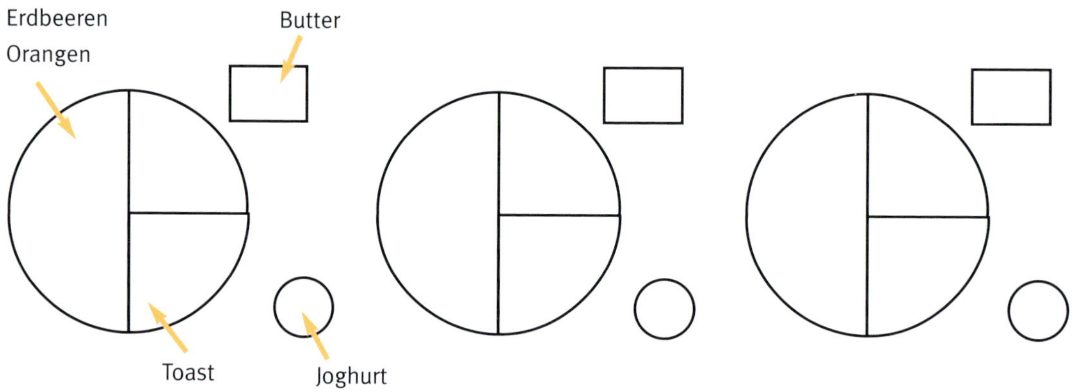

Abb. 4: *Arbeitsblatt zur Nahrungsmittelkontrolle*

Der Athlet isst drei Teller pro Tag. Hierbei muss der halbe Teller mit Obst und Gemüse gefüllt werden, ein Viertel mit Proteinen und ein Viertel mit stärkehaltigen Lebensmitteln.

Auch Milchprodukte und Fette sind in diesem Beispiel aufgeführt. Diese Werte gelten für eine Gesamtkalorienaufnahme von bis zu 1.800 Kalorien pro Tag. Wer mehr Kalorien zu sich nehmen darf, der kann einen höheren Anteil an Fetten zu sich nehmen.

Wenn Sie nun über den Tag verteilt Teilportionen zu sich nehmen, dann können Sie ganz einfach, wie im obigen Beispiel gezeigt, die einzelnen Bereiche ausfüllen. Hierzu sollten Sie die in Tab. 7 angegebenen Richtlinien beachten, um die Menge zu schätzen.

Tab. 7: *Richtlinien für eine Portion des visuellen Tellers (3 x täglich) – nach My Pyramid USDA*

Tägliche Kalorienzahl/ Nahrungsmittel	**1.400**	**1.600**	**1.800**	**2.000**	**2.200**	**2.400**	**2.600**
Proteine: *Mageres Fleisch, Fisch, Geflügel, Bohnen, Gemüse, Eier, Proteinpulver bzw. -riegel*	$^1/_2$ Kartenstapel oder 37 g	$^1/_2$ Kartenstapel oder 45 g	$^3/_4$ Kartenstapel oder 48 g	$^3/_4$ Kartenstapel oder 51 g	2 Kartenstapel oder 57 g	2 $^1/_4$ Kartenstapel oder 62 g	2 $^1/_2$ Kartenstapel oder 68 g
Obst & Gemüse: *Kartoffeln und Bananen gelten als stärkehaltig, andere Sorten ohne Einschränkung, $^1/_4$ Avocado pro Tag*	Unbegrenzt, aber mindestens ein Viertelteller						
Stärkeprodukte: *Brot, Müsli, Nudeln, Körner, stärkehaltiges Gemüse, Zucker, Kohlenhydratersatzdrink/Energieriegel oder Drinks, ein kleines Dessert hat genügend Stärke und Fett pro Mahlzeit*	1 Scheibe oder $^1/_2$ Tasse	1 $^1/_2$ Scheibe oder $^3/_4$ Tasse	2 Scheibe oder 1 Tasse	2 $^1/_4$ Scheibe oder 1 $^1/_4$ Tasse	2 $^1/_2$ Scheibe oder 1 $^1/_2$ Tasse	2 $^3/_4$ Scheibe oder 1 $^3/_4$ Tasse	3 Scheibe oder 2 Tasse
Fette & Öle: *Nussbutter, Butter, Öl, Mayonnaise, Creme- oder Salatsauce, Nüsse, Käse*	1 EL	1 EL	1 EL	2 EL	2 EL	2 EL	2 EL
Fettarme Milchprodukte: *Milch, Joghurt, Hüttenkäse*	1 Tasse	1 Tasse	1 Tasse	1 Tasse	1 Tasse	1 Tasse	1 Tasse

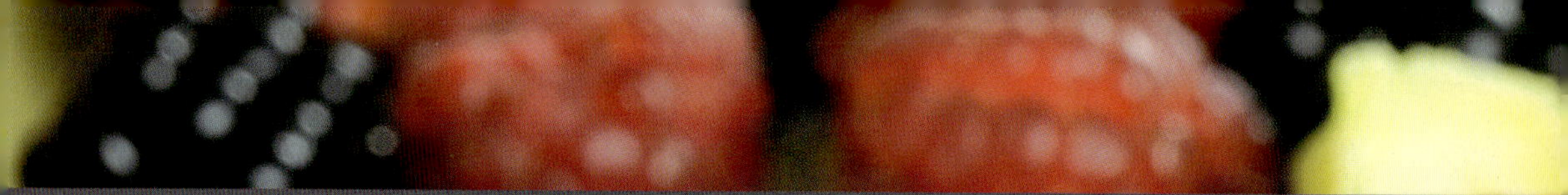

UNBEDENKLICHE LEBENSMITTEL

Wenn die Menge der Nahrungsmittel für Sie wichtiger ist als große Variation, dann ist dies die richtige Methode für Sie. Wenn Sie sich nämlich ausschließlich von Nahrungsmitteln dieser Liste ernähren, dann brauchen Sie *keine* Kalorien zu zählen. Sie dürfen essen, so viel Sie wollen, solange Sie nicht über Ihren Hunger essen. Andere Lebensmittel sind zwar auch erlaubt, aber nur in sehr kleinen Mengen. Diese Kalorien müssen gezählt werden.

Es gibt drei Lebensmittelkategorien: die unbedenklichen Lebensmittel, limitierte Lebensmittel und Plus-Lebensmittel. Die genaue Liste der Nahrungsmittel entnehmen Sie bitte Tab. 8.

- **Unbedenkliche Lebensmittel:** Dies sind Lebensmittel, von denen Sie so viel essen können, wie Sie möchten. Sie sind fettarm, vitamin- und ballaststoffreich. Es handelt sich hier allerdings auch nicht um Lebensmittel, die einen in Versuchung bringen, zu viel zu essen ... Diesen Ansatz haben wir einem, vor einigen Jahren entwickelten WeightWatchers®-Programm entnommen.

  Essen Sie auch von diesen Lebensmitteln nicht über Ihren Hunger, da dies Ihren Gewichtsverlust beeinträchtigen würde.

- **Limitierte Lebensmittel:** Von diesen Lebensmitteln dürfen, je nach Größe und Gewicht des Athleten, pro Tag 2-3 Portionen gegessen werden. In diese Kategorie gehören fettarme Milchprodukte und stärke- bzw. faserhaltige Kohlenhydrate.

- **Plus-Lebensmittel:** Alle noch nicht erwähnten Lebensmittel fallen in die Plus-Kategorie. Von ihnen dürfen nur 100 Kalorien pro Tag bzw. 700 Kalorien pro Woche gegessen werden.

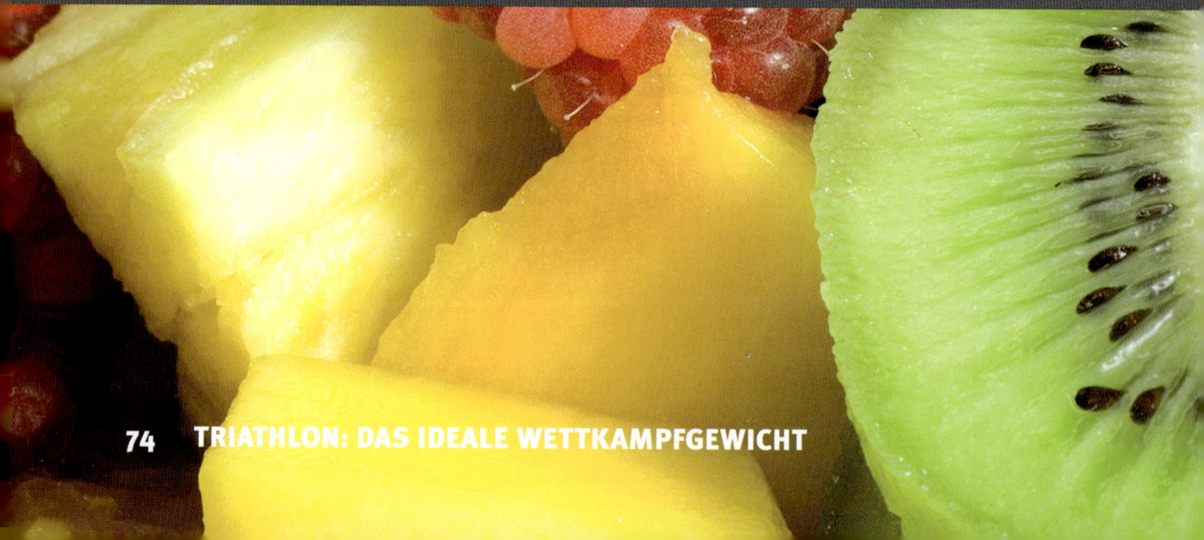

Tab. 8: *Liste der unbedenklichen Lebensmittel*

Unbedenkliche Lebensmittel:

- Obst und Gemüse, ausgenommen Kartoffeln und Bananen. Eine halbe Avocado pro Tag.
- Klare Gemüsebrühe oder Suppe ohne Nudel- oder Reiseinlage.
- Diätlimonade, Kaffee, ungesüßter Tee und andere Getränke mit weniger als 10 Kalorien pro Glas.
- Hülsenfrüchte und Gemüse: frisch, tiefgefroren oder aus der Dose (fettfrei).
- Mageres Fleisch ohne Haut: Geflügel, Fisch, Krustentiere, Wild, Rind- und Schweinefleisch: frisch, tiefgefroren, in Wasser oder aus der Dose, Hackfleisch mit maximal 10 % Fettanteil, fettfrei panierte, tiefgefrorene Hühnerprodukte, fettfreie Hot-Dogs.
- Essig, Salsa, Gewürze, zucker- und fettfreie Dressings und Saucen.
- Popkorn.
- Zuckerfreier Wackelpudding.

Limitierte Lebensmittel: *2-3 Portionen/Tag (wenn Sie mehr als 2.000 Kalorien zu sich nehmen dürfen, sind drei Portionen erlaubt):*

- Fettarme Milchprodukte, wie Milch, Hüttenkäse, Joghurt, zuckerfreier Pudding (eine Tasse pro Portion).
- Vollkornbrot, Pasta, brauner Reis, ungesüßtes Müsli mit mehr als 5 g Ballaststoff pro Portion (85 g pro Portion).

Plus-Lebensmittel:

- Täglich 100 Kalorien eines Lebensmittels, das nicht auf den anderen beiden Listen erscheint.

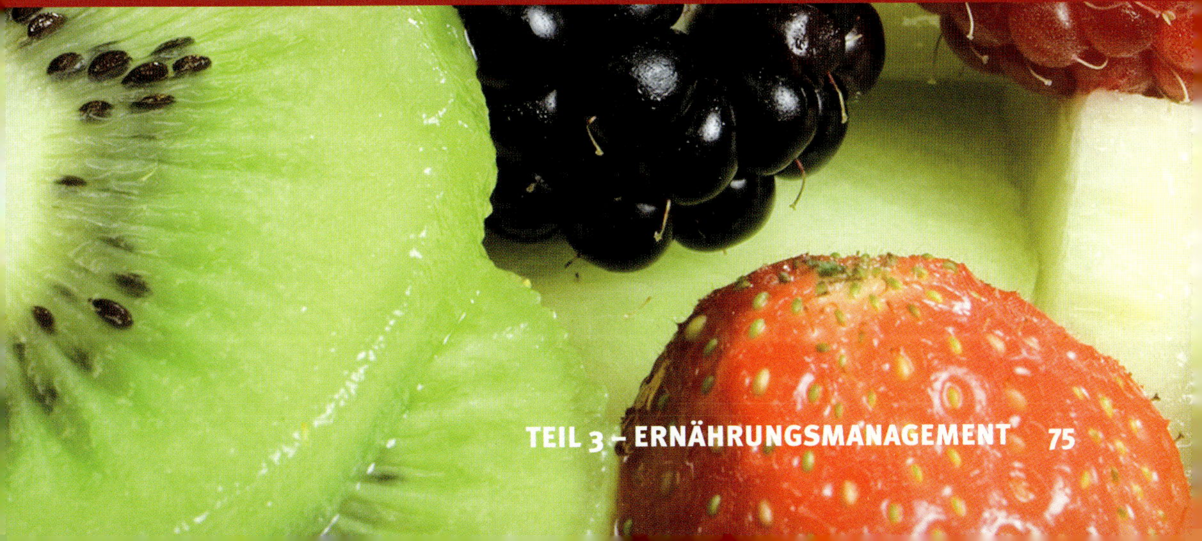

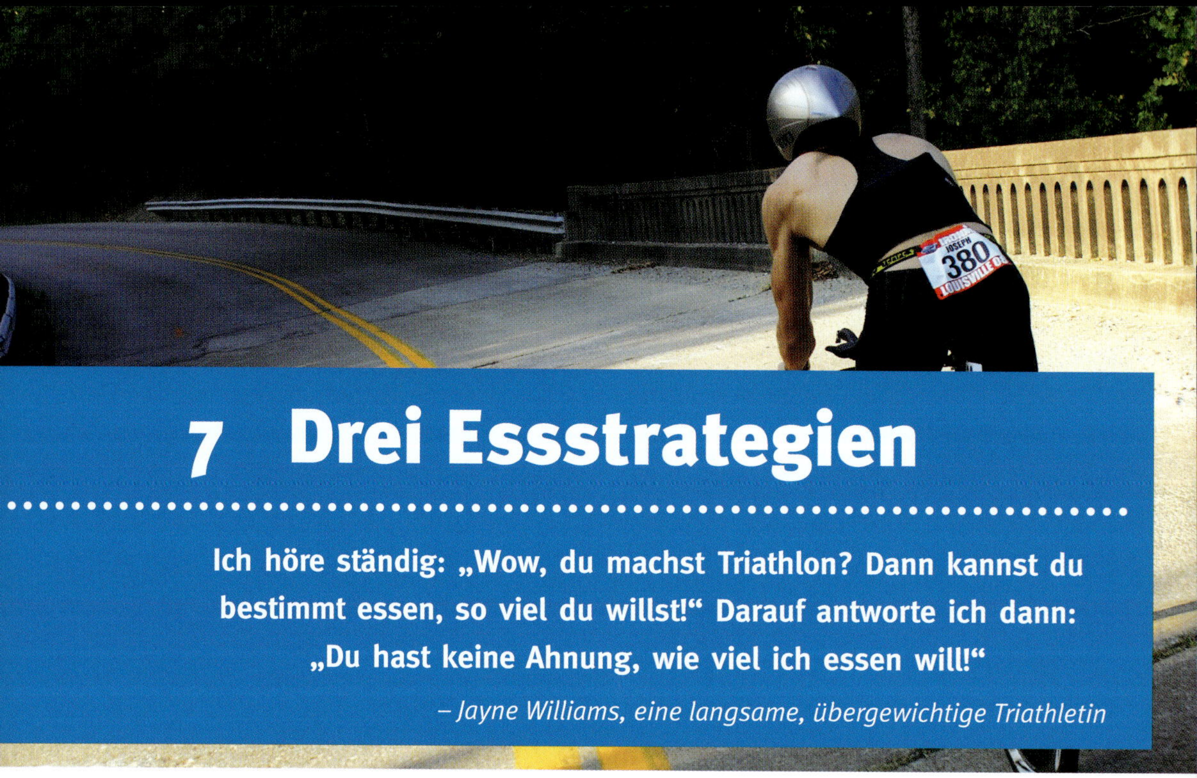

7 Drei Essstrategien

Ich höre ständig: „Wow, du machst Triathlon? Dann kannst du bestimmt essen, so viel du willst!" Darauf antworte ich dann: „Du hast keine Ahnung, wie viel ich essen will!"

– Jayne Williams, eine langsame, übergewichtige Triathletin

Jetzt, da Sie sich für eine Kontrollmethode entschieden haben, fragen Sie sich wohl: Was darf ich denn nun essen?

Die meisten Menschen essen tagein, tagaus die gleiche Menge an Nahrungsmitteln, womit das Gewicht der *Nahrungsmittel*, nicht deren Kalorienzahl gemeint ist (53).

Ihr neuer Ernährungsplan sieht nun das Einschränken von Kalorien bei *gleichbleibender* Menge vor (54). Dies geschieht, indem hochkalorische Lebensmittel durch solche mit niedriger Kaloriendichte ersetzt werden. Sobald Sie genügend Lebensmittel mit einer niedrigen Kaloriendichte (Anzahl der Kalorien pro Bissen) in Ihren Plan eingebaut haben, fällt das Abnehmen leicht. Sie können dann auf der einen Seite genügend Masse essen, um sich satt zu fühlen, haben aber gleichzeitig noch Spielraum für kleine Leckereien. Für hochkalorische Lebensmittel aber gilt:

1. Limitieren,
2. Ersetzen und
3. Verändern.

Die im Folgenden beschriebenen drei Essstrategien helfen Ihnen bei der Durchführung der in Kap. 6 beschriebenen Kontrollmethoden. Bevor Sie diese allerdings anwenden, müssen Sie herausfinden, welche Lebensmittel eine hohe Kaloriendichte haben. Beginnen Sie am besten mit den Lebensmitteln, die Sie in Ihrem täglichen Leben regelmäßig zu sich nehmen und schreiben Sie eine Nahrungsmittelliste.

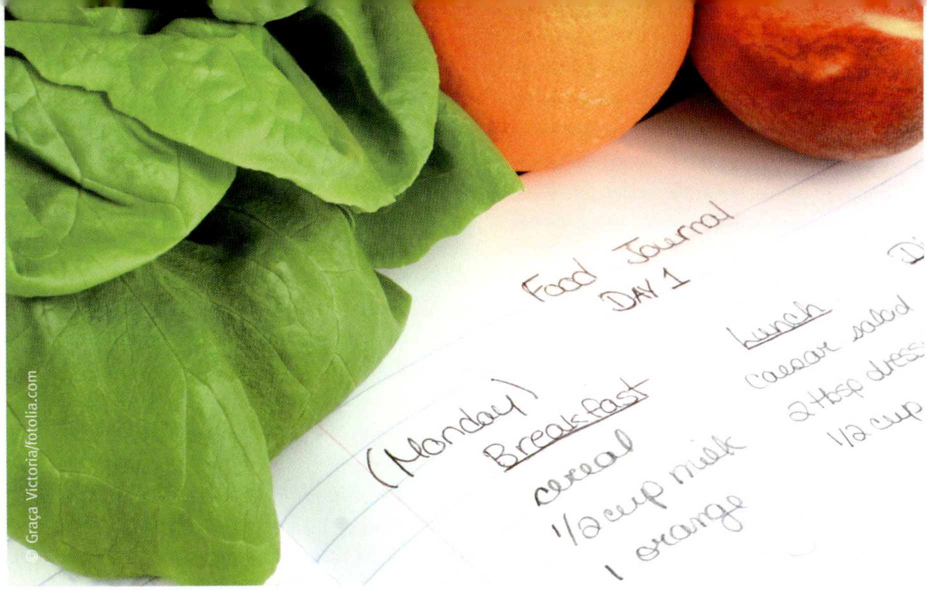
Food Journal
DAY 1
(Monday)
Breakfast
cereal
1/2 cup milk
1 orange
Lunch
caesar salad
2 tbsp dress
1/2 cup

STELLEN SIE EINE NAHRUNGSMITTELLISTE AUF

In Tab. 9 finden Sie eine Nahrungsmittelliste, die Ihnen beim Aufspüren hochkalorischer Lebensmittel hilft. Wenn Sie die von Ihnen aufgenommenen Lebensmittel mit dieser Liste verglichen haben, beginnen Sie mit der Anwendung der drei Kontrollmethoden, um den Verzehr dieser Lebensmittel zu kontrollieren.

Es gibt viele Onlinerechner, mittels derer Sie den Kalorien- und Fettgehalt von Lebensmitteln berechnen können. Hierzu gehören: *www.nutritiondata.com, www.thedailyplate.com, www.freedieting.com* und *www.caloriecontrol.org*. Es ist zwar durchaus hilfreich, solche Bögen online auszufüllen, dennoch benötigen Sie zusätzlich eine ausgedruckte Form, die Sie in der Küche, im Auto, bei der Arbeit etc. deponieren können. Wo auch immer Sie essen, müssen Sie ein solches Arbeitsblatt zum Ausfüllen parat haben.

Wenn Sie Ihre Nahrungsmittelliste fertig gestellt haben, fällt die Unterscheidung von hochkalorischen und kalorienarmen Lebensmitteln leicht.

Wie das Arbeitsblatt auszufüllen ist:

- Notieren Sie alle erdenklichen Nahrungsmittel, die Sie zu sich nehmen und vermerken Sie Kalorien- und Fettgehalt pro Portion.
- Kombinierte Gerichte wie Eintöpfe sind grundsätzlich schwierig zu berechnen. Hier gilt: Schreiben Sie alle Einzelteile, abgesehen von Gemüse und Gewürzen, auf (nur Kartoffeln werden gemessen).
- Berechnen Sie für alle aus Fett bzw. Sahne hergestellten Saucen und Verzierungen 120 Kalorien pro Esslöffel.

Tab. 9: *Nahrungsmittelliste*

Nahrungsmittel	Von mir verzehrte Nahrungsmittel, deren Fettgehalt und Kalorienzahl pro Portion
Brot, Kuchen, Gebäck	
Nudeln, Reis, Körner, Müsli	
Obst (trocken, gefroren oder frisch) und Fruchtsaft	
Butter, Backfett, Öl, Saucen, Dips	
Fast Food	
Take-away Food	
Fleisch, Fisch, Geflügel, Würstchen, Hot Dogs, Aufschnitt	
Käse, Joghurt, Milch, Eier	
Gemüse (frisch, gefroren, aus der Dose)	
Suppen	
Eintöpfe, Hausmannskost, kombinierte Platten	
Desserts, Kuchen, Torten, Süßigkeiten, Schokolade, Eis, Pasteten, Gebäck	

Nahrungsmittel	Von mir verzehrte Nahrungsmittel, deren Fettgehalt und Kalorienzahl pro Portion
Nüsse und Nussaufstrich	
Getränke, Limonade, Säfte	
Snacks	
Bohnen, Linsen, Sojaprodukte	
Andere Lebensmittel	
Energieriegel oder Gelprodukte, Elektrolyt- oder Proteingetränke	

Nachdem Sie diese Liste gewissenhaft ausgefüllt haben, gilt es, die hochkalorischen Lebensmittel aufzuspüren. Als hochkalorisch gilt ein Nahrungsmittel, wenn es

1. mehr als 10 g Fett pro Portion enthält
2. und/oder mehr als 300 Kalorien pro Portion enthält.

Diese Lebensmittel müssen reduziert, ersetzt oder modifiziert werden. Sie müssen zwar nicht gänzlich auf sie verzichten, aber dürfen diese nur kontrolliert und in Maßen genießen. Die im Folgenden beschriebenen Esstrategien helfen Ihnen, diesen Plan in die Tat umzusetzen.

DIE DREI ESSSTRATEGIEN

Die im Folgenden beschriebenen drei Kontrollmethoden helfen Ihnen, die Aufnahme hochkalorischer Lebensmittel in den Griff zu bekommen. Je nachdem, um welches Nahrungsmittel es sich handelt, und wie wichtig dessen Verzehr für Sie ist, wenden Sie unterschiedliche Strategien an, um zum Ziel zu kommen. Sie werden sehen, dass es Ihnen bei manchen Lebensmitteln leicht fällt, sie komplett wegzulassen oder in geringerem Umfang zu essen. Andere wiederum sind wichtiger Teil Ihrer täglichen Ernährung und so bleibt Ihnen nur, diese mit Lebensmitteln, die eine geringere Kaloriendichte haben, zu vermischen oder zu verdünnen.

Fragen Sie sich also immer zunächst:

1. Will ich das jetzt wirklich essen? (Limitieren)
2. Wenn ja, kann ich das Produkt durch ein anderes Nahrungsmittel ersetzen? (Ersetzen)
3. Wenn nicht, kann ich es mit einem kalorienärmeren Lebensmittel kombinieren? (Verändern)

WIE SIE DIE ESSSTRATEGIEN ANWENDEN

Entnehmen Sie Tab. 10 einige Anregungen, wie Sie die Kontrollmethoden anwenden, um problematische Lebensmittel zu kontrollieren.

Tab. 10: *Die Kontrolle problematischer Lebensmittel*

Verbreitete hochkalorische Lebensmittel	Wege des Limitierens, Ersetzens, Veränderns
Alkohol	Vermeiden oder auf 1 x wöchentlich reduzieren. Verdünnen mit Mineralwasser, Diätlimonade oder Fruchtsaft. Weißwein und Leichtbier haben weniger Kalorien.
Bäckereiprodukte	Selbst backen und dabei 50 % weniger Öl bzw. Fett verwenden. Wenn der Kuchen zu trocken wird, fügen Sie fettarme Milch hinzu oder gießen Apfelmus drüber. Auch Diätlimo kann andere Flüssigkeiten ersetzen.
Butter, Mayonnaise, Salatsaucen	Reduzieren Sie die Menge. Ersetzen Sie sie, ggf. durch Senf, Salsa, Fruchtsaft, Essig (Balsamico aromatisiert) oder kalorienreduzierten Saucen.
Zuckergüsse	Vermeiden! Sie bestehen fast nur aus Fett. Ersetzen Sie sie durch selbstgemachten Sirup oder fettarme Schlagsahne.
Pizza mit viel Käse, Lasagne, Tortilla, Knoblauchbrot mit Käse, Käsesauce	Meiden Sie den Käse. Fügen Sie lieber kalorienarme Lebensmittel, wie Salat, Kohl oder Gemüse, hinzu.
Kohlenhydrat- oder Proteinriegel bzw. -getränk	Ersetzen Sie diese Produkte durch natürlichen Lebensmittel.
Donuts und Gebäck	Vermeiden! Oder kombinieren Sie diese mit Obst bzw. fettarmer Sahne.
Trockenfrüchte	Ersetzen Sie sie durch frisches Obst. Das sättigt mehr auf Grund der größeren Menge.
Fast Food	Wählen Sie gegrilltes Huhn ohne Käse. Keine Mayonnaisesaucen (siehe Kap. 8).

Tab. 10: *Fortsetzung*

Verbreitete hochkalorische Lebensmittel	Wege des Limitierens, Ersetzens, Veränderns
Frittiertes (Fleisch, Kartoffeln, Gemüse)	Grillen, rösten, backen, kochen oder dämpfen.
Milchprodukte, Hüttenkäse, Sahne oder Eiscreme mit vollem Fettanteil	Ersetzen durch fettarme Produkte (z. B. Sorbets).
Nüsse, Erdnussbutter	Sparsam verwenden, durch fettarmen Hüttenkäse ersetzen.
Rinder- oder Schweinerippe, Speck, gebratenes Fleisch, Hot Dogs, Wurst. Fettes Rinderrückensteak, Rindergehacktes mit mehr als 10 % Fett, Filet Mignon	Schneiden Sie alles sichtbare Fett heraus. Essen Sie diese Lebensmittel nur in Maßen und mit großer Gemüsebeilage. Ersetzen durch mageres Fleisch, wie Lende oder Filet, durch Aufschnitt, fettfreie Hot-Dogs oder Wurst und Schinken aus Putenfleisch
Gesüßte Getränke, wie Limonaden, Obstsäfte	Ersetzen Sie diese durch Mineralwasser oder Diätlimonade.
Sichtbares Fett oder Haut	Nach Zubereitung des Fleischs/Geflügel sollte die Haut entfernt und sichtbares Fett weggeschnitten bzw. abgeschüttet werden, bevor eine Sauce zubereitet wird.

DIE AUSWAHL HOCHKALORISCHER LEBENSMITTEL

Bei vielen hochkalorischen Lebensmitteln genügt es, diese zu limitieren, d. h. so wenig wie möglich von ihnen zu essen. Hierzu einige Möglichkeiten:

1. Vermeiden Sie, solche Nahrungsmittel im Haus zu haben. Wenn überhaupt, sollten Sie sie im Restaurant essen. Heben Sie auch keine Reste hiervon auf.
2. Wenn Sie solche Lebensmittel doch im Haus haben, dann essen Sie nur eine einzige Portion und werfen den Rest dann sofort weg.
3. Essen Sie solche Lebensmittel so selten wie möglich.
4. Wählen Sie den Zeitpunkt so, dass Sie hochkalorische Lebensmittel nur nach langen, harten Trainingseinheiten essen. Dann werden sie schneller verstoffwechselt (siehe auch Kap. 9).

DIE 10-G-REGEL

Die Frage, wie viel Fett täglich mit der Nahrung aufgenommen werden darf, wird noch immer sehr kontrovers behandelt. Insbesondere für Sportler gelten natürlich andere Werte als für inaktive Menschen. Aber eines ist klar: Es gibt keinen Grund, Nahrungsmittel zu sich zu nehmen, die vor Fett triefen. Als Faustregel gilt daher: Informieren Sie sich über den Fettgehalt des Produkts und verzehren Sie grundsätzlich nichts, das mehr als 10 g Fett pro Portion hat. Natürlich können Sie sich ab und an auch mal etwas gönnen, sollten aber niemals mehr als 1-2 Bissen hiervon essen. Das ist zwar nicht viel, aber der Essgenuss mag es wert sein.

Hochkalorische Desserts und stärkehaltige Produkte

Ein normal großer Schokoladenkeks hat natürlich nicht mehr als 10 g Fett und ist daher erlaubt. Auch Eiscreme – insbesondere solche mit wenig Fett – liegt im Bereich der 10-g-Grenze. Dann gibt es langsam gedrehte Eiscreme, die ebenfalls weniger Fett als normale Eiscreme enthält, weil sie luftiger ist und daher schon alleine gewichtsmäßig leichter ist, dabei ohne Süßstoffe und künstliche Fette auskommt. Auch gefrorener Joghurt ohne Fett ist eine gute Alternative.

Wenn Sie nun unbedingt Eiscreme, Pralinen, Schokoriegel, Backmischungen, Kuchen, Kekse oder andere Desserts mit hoher Kaloriendichte essen wollen, dann

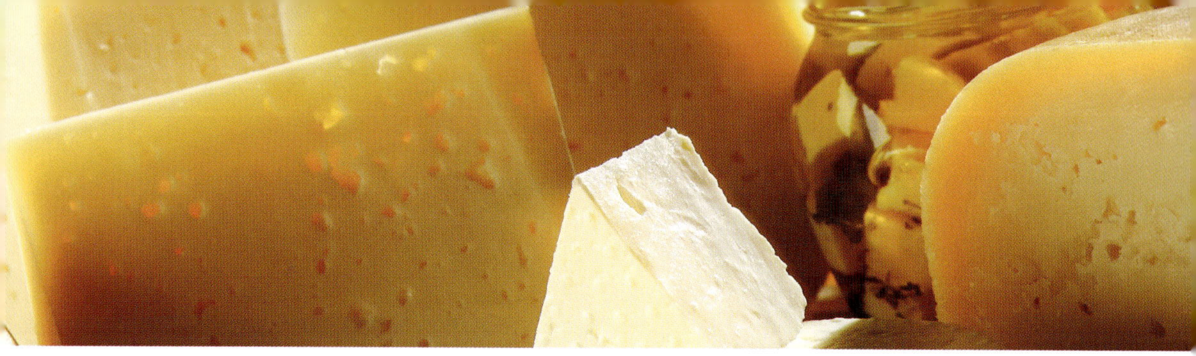

vergleichen Sie vor der Wahl des Produkts dessen Fettgehalt. Es gibt da nämlich große Unterschiede. Grundsätzlich ist der Fettgehalt von Speisen mit Nüssen höher. Wenn Sie sich nicht für ein Produkt mit weniger als 10 g Fett entscheiden wollen, dann wählen Sie zumindest das Produkt mit der nächstniedrigeren Zahl.

Andere hochkalorische Lebensmittel

Nicht nur für Süßes gilt die 10-g-Regel. Auch fettes Fleisch und Käse sollten limitiert werden. Lernen Sie, kleine Mengen mit großem Genuss zu essen. Wer also z. B. einen Eintopf mit Rippenbraten macht und das Fleisch nicht in Sauce ertränken möchte, der ist besser beraten, kleine Portionen zu essen, und diese dann aus vollen Zügen zu genießen. Gleiches gilt auch für andere hochkalorische Lebensmittel, wie Pizza oder Würstchen. Essen Sie diese in kleinen Mengen.

Gebratene Hühnerhaut ist besonders schmackhaft. Wer sein Huhn dagegen ohne Haut brät, der erhält trockene Schuhsohle. Daher ist es besser, das Huhn mit Haut zu braten und dann erst die Haut abzuziehen. Vielleicht wollen Sie sich auch ein wenig Haut gönnen (die Haut zählt dann allerdings als Fettportion). Schneiden Sie sie doch in kleinste Stücke und essen Sie sie dann zusammen mit dem Hühnerfleisch.

Auch Käse hat eine hohe Kaloriendichte. Grundsätzlich schmeckt Käse intensiver, wenn er kalt gegessen wird. Wenn Sie also Käse lieben, dann essen Sie ihn vorzugsweise kalt und nicht geschmolzen. Wenn Käse in Salat geschnitten wird, dann geht er in der Vielfalt der Zutaten unter. Dann können Sie auf diese zusätzlichen Kalorien auch gleich verzichten, oder? Wählen Sie auch möglichst einen intensiv schmeckenden Käse. Von diesem brauchen Sie nämlich nur kleine Portionen zu essen, um auf Ihre Kosten zu kommen.

KALORIENHALTIGE GETRÄNKE

Vermeiden Sie es, wenn möglich, flüssige Kalorien in Form von Limonade, Alkohol, Milch oder Saft zu sich zu nehmen. Wissenschaftliche Untersuchungen haben nämlich ergeben, dass die tägliche Kalorienzufuhr deutlich höher ist, wenn kalorienhaltige Getränke getrunken werden, als wenn ausschließlich Wasser getrunken wird (55). Getränke haben einen nicht unerheblichen Anteil an

Kalorien, aber sie bleiben nicht lange im Magen, sodass schnell wieder Hunger einsetzt. Ihr Ziel ist es aber, mit jeder Kalorienaufnahme ein maximal mögliches Völlegefühl zu erreichen. Daher sollten Sie versuchen, auf die feste Form der Kalorien zurückzugreifen: Essen Sie eine Orange anstelle von Orangensaft, oder essen Sie eine Portion Hüttenkäse anstelle von einem Glas Milch.

Schwarzer Kaffee und ungesüßter Tee haben keine Kalorien. Zucker, Milch, Sirup oder gar Sahne hineinzurühren, verändert die Situation aber dramatisch. Außerdem sollten Sie wissen, dass viele Teevariationen (z. B. Eistee) einen recht hohen Zuckeranteil haben.

Kohlenhydratdrinks, die während oder nach dem Training gerne getrunken werden, haben in der Gewichtsreduktionsphase keinen Platz. Der Abnehmende trainiert in der ersten Phase nur auf Formerhaltung. Bei dieser Trainingsintensität ist es nicht nötig, Aufbaudrinks zu sich zu nehmen. In Kap. 9 sprechen wir über den Konsum von sportspezifischen Produkten.

Auch Alkohol ist ein Problem. Es ist ein hochkalorisches Lebensmittel, das den Appetit, den Stoffwechsel und nicht zuletzt die mentale Einstellung beeinflusst. Lesen Sie hierzu auch Kap. 8.

DIE AUSWAHL DER HOCHKALORISCHEN LEBENSMITTEL

Wenn Sie sich nun unbedingt mit einem bestimmten hochkalorischen Lebensmittel belohnen wollen, dann kann es mitunter am besten sein, Sie wählen genau das Produkt aus, woran Ihr Herz hängt. Wer nämlich versucht, auf andere, leichtere Produkte auszuweichen, der isst nicht selten mehr, weil er nicht befriedigt ist. Haben Sie aber die Wahl zwischen zwei Produkten, dann nehmen Sie natürlich das mit dem niedrigeren Fettgehalt. Hiervon können Sie sich dann auch etwas mehr erlauben.

Wenn Sie Marken und Produkte vergleichen, sollten Sie nach Folgendem Ausschau halten:

1. Welches Produkt hat die niedrigste Kalorienzahl pro Portion?
2. Welches hat den geringsten Fettanteil?
3. Welches hat die größte Portionsgröße?

Aber fallen Sie nicht auf die Falle mit der Portionsgröße herein. Auf den ersten Blick scheinen manche Lebensmittel gar nicht so übel. Doch Hersteller geben bei hochkalorischen Lebensmitteln nicht selten winzig kleine Portionsgrößen an, um den Käufer an der Nase herumzuführen.

ERSETZEN

Wenn Sie nun zu Ihrer Nahrungsmittelliste zurückkehren, dann finden Sie vermutlich einige Lebensmittel, die mehr Kalorien haben, als Sie erwartet hätten. Es gibt drei Möglichkeiten, diese zu ersetzen:

1. Wählen Sie die Diätversion dieses Produkts.
2. Wählen Sie ein ähnliches Produkt mit niedrigerem Fettanteil.
3. Wählen Sie ein ähnliches Produkt mit höherem Ballaststoffanteil.

Am einfachsten ist es natürlich, die Diätversion der entsprechenden Produkte zu kaufen. Doch das ist nicht immer befriedigend. Ein gutes Beispiel hierfür ist der Käse. Ein fettarmer Käse hat bei Weitem nicht den intensiven Geschmack eines Vollfettkäses. Viele würden sich daher eher dafür entscheiden, eine kleine Menge eines intensiv schmeckenden Käses zu essen, als ein Stück Plastik.

Einer der besten Wege, Kalorien einzusparen und dabei gleichzeitig den Nährwert der Nahrung zu erhöhen, ist, Stärkeprodukte durch Gemüse zu ersetzen. Lesen Sie im Folgenden einige Beispiele hierzu. Sie können auch Ihre eigene Nahrungsmittelliste nehmen und Ihre Kreativität walten lassen. Auch online finden Sie neue Ideen, z. B. unter *www.fitnessandfreebies.com, www.nhlbi.nih.gov* oder *www.goodhousekeeping.com*

Bei gleicher Kalorienzahl sollten Sie immer zu dem Produkt mit dem höheren Ballaststoffgehalt greifen. Ballaststoffe bleiben lange im Magen und werden dann unverdaut ausgeschieden. Damit vermitteln sie zwar ein sättigendes Gefühl, haben aber keine Kalorien. Beispiele für ballaststoffreiche Lebensmittel sind Obst, Gemüse und Vollkornprodukte. Mehr und mehr sind stärkehaltige Kohlenhydratspeisen (Brot, Nudeln oder Müsli) als Vollkornprodukte erhältlich.

Wie man stärkehaltige Produkte durch Gemüse ersetzen kann:

- Essen Sie Spaghettisauce mit gedünstetem Gemüse anstelle von Nudeln.
- Ersetzen Sie beim Hamburger eine Brötchenhälfte durch ein großes Blatt Salat.
- Ersetzen Sie bei Tacos den Mantel durch Salat.
- Ersetzen Sie Salatsaucen durch Essig, Fruchtsaft oder eine kalorienarme Sauce.
- Ersetzen Sie Mayonnaise durch Senf.

Wie man Fleisch durch Gemüse ersetzen kann:

- Ersetzen Sie Fleisch durch Bohnen, wo dies möglich ist.

- Ersetzen Sie beim Hamburger fettes Fleisch durch fettarmes, oder ersetzen Sie das Fleisch durch einen großen Champignon.
- Ersetzen Sie Fleisch durch Geflügel.
- Ersetzen Sie Rindfleisch durch Putenbrust oder Huhn.
- Essen Sie Fisch anstelle von Fleisch.

Wie man Saucen, Butter oder Öl durch andere Flüssigkeiten ersetzen kann:

- Fettarme Milch
- Fettarmer Naturjoghurt anstelle von Sauercreme
- Salsa
- Aromatisierter Essig
- Klare Brühe
- Fettarmer Hüttenkäse (dieser hat auch hochwertiges Eiweiß)

Wie man Pizza genießen kann

Sie können die Kaloriendichte von Pizza reduzieren, indem Sie Pizza mit einer dünnen Kruste bestellen und entweder ganz auf Käse verzichten, oder zumindest den größten Teil herunterkratzen. (Bedenken Sie, dass jeder Bissen Käse 100 Kalorien hat). Würstchen bzw. Pepperoniwurst können gegen kleine Mengen Speck ersetzt werden.

LUFTIGE NAHRUNGSMITTEL

Obst und Gemüse haben zwar einen hohen Nährwert und halten lange satt, aber wer Heißhunger auf etwas Salziges, wie Chips, hat, der ist mit Obst oder Gemüse nicht zufriedenzustellen. Dann kommen Krackeralternativen ins Spiel, wie Reiswaffeln, Popkorn, Puffreis (ungesüßt) oder Puffweizen.

DIE DIÄTPRODUKTFALLE

Diätprodukte sind nicht so bedenkenlos, wie sie erscheinen. Wenn auf der Packungsbeilage steht „Diät“, „reduzierter Fettgehalt“ oder „zuckerfrei“, dann hat das Produkt zwar einen niedrigen Kaloriengehalt, doch sind meistens künstliche Fette (z. B. Olestra) bzw. Süßstoffe (z. B. NutraSweet, Sorbitol oder Saccharin) zugesetzt. Häufig haben fettreduzierte Produkte einen höheren Zuckeranteil, sodass die Kalorienzahl dennoch hoch ist. Außerdem gilt:

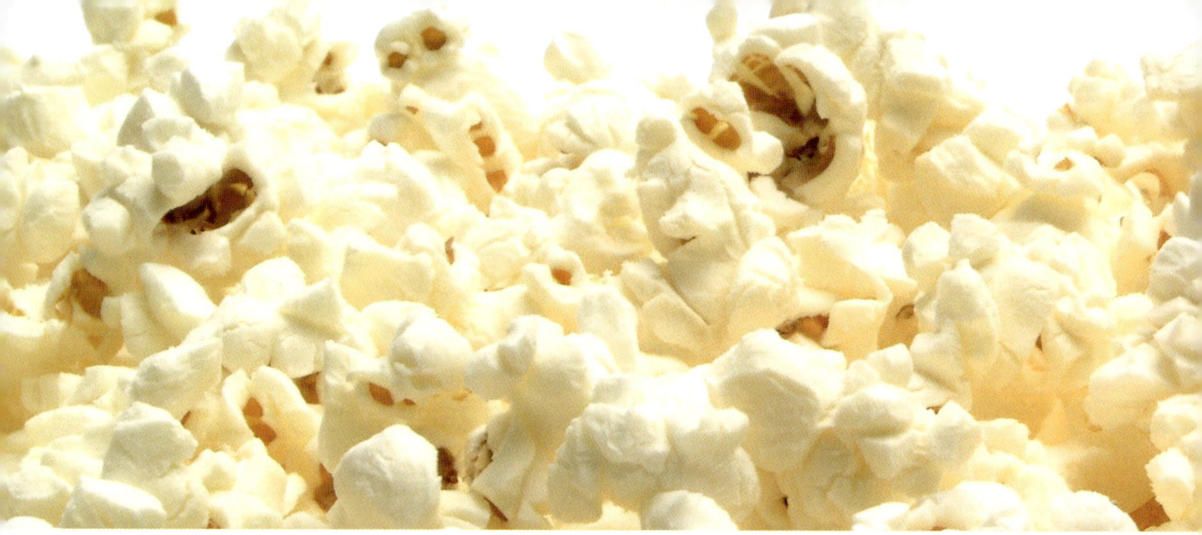

1. Sie schmecken nicht besonders gut, sodass Sie häufig besser beraten sind, kleine Mengen des natürlichen Produkts zu essen. Zudem tragen fettreduzierte Produkte zur Gesamtkalorienmenge bei, ohne dabei einen hohen Nährwert zu haben. Sollten Sie einige Produkte finden, die da eine Ausnahme bilden, dann nehmen Sie diese in Ihre Nahrungsmittelliste auf, aber vergessen Sie nicht, die Kalorien zu zählen.

2. Wissenschaftliche Untersuchungen haben ergeben, dass der Verzehr von künstlich gesüßten Produkten den Heißhunger auf Süßes noch vergrößert (56). Dies gilt insbesondere für Diätlimonade.

3. Künstliche Fette wirken gasbildend. Nicht selten führen sie sogar zu Durchfall. Selbst 1-2 zuckerfreie Bonbons können Ihr Training für den Tag ruinieren. Wenn Sie also unbedingt solche Süßigkeiten essen wollen, dann verschieben Sie deren Genuss auf die Zeit nach dem Training.

FETTFREIE PRODUKTE

Lebensmittel, die auf natürliche Weise keinen Fettanteil besitzen, sind natürlich gut und führen nicht zu den oben beschriebenen gesundheitlichen Problemen.

VEGETARISCHE LEBENSMITTEL

Wer meint, er müsse nur die vegetarische Variante wählen, um Kalorien einzusparen, der irrt. Vegetarisches Essen ersetzt lediglich tierische Fette durch pflanzliche Fette. Der Fettgehalt reduziert sich dadurch nicht.

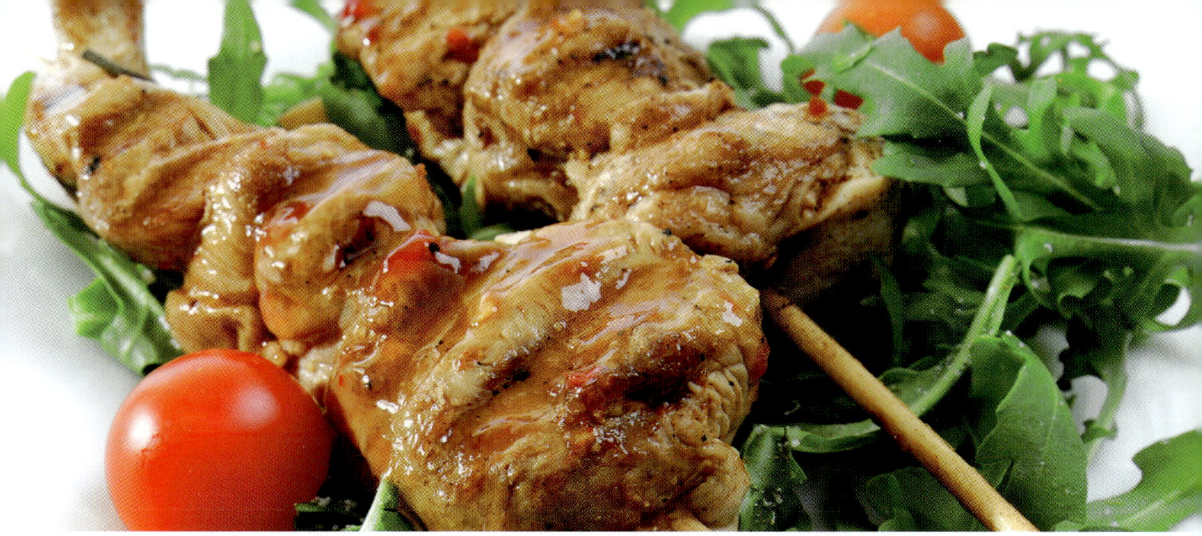

VERÄNDERUNGEN VORNEHMEN

NORMALE MAHLZEITEN LEICHT MODIFIZIEREN

Es ist für den Abnehmenden besonders schwierig, wenn er mit der Familie oder mit Freunden gemeinsam speisen möchte, aber dabei ein völlig anderes Menü braucht. Das ist nicht nur zeitaufwendig, es ist auch frustrierend und erfordert ein hohes Maß an Selbstdisziplin. Daher ist es von großem Vorteil, wenn man in der Lage ist, die gleichen Lebensmittel zu essen und diese so zu modifizieren, dass die aufgenommene Kalorienzahl gering bleibt. Diese Fertigkeit erlernen Sie jetzt.

Die wichtigste und einfachste Veränderung ist:

- Sichtbares Fett bzw. Haut wegschneiden.
- Käse herunternehmen.

Danach gilt: Kleine Portionen hochkalorischer Lebensmittel mit großen Portionen mit niedriger Kaloriendichte kombinieren.

Hierzu einige Vorschläge:

- Kombinieren Sie die Portionen mit großen Mengen Salat, Gemüse, geraspeltem Kohl, gedämpften Tomaten, Champignons oder Sellerie.
- Schneiden Sie hochkalorische Lebensmittel sparsam in Eintöpfe, Aufläufe, Gemüsechili oder in Suppen.
- Kombinieren Sie hochkalorische Nachtische mit Obstsalat, frischen Beeren, Biskuit, fettfreiem Joghurt, gefrorenem Joghurt oder fettarmer Sahne.
- Verdünnen Sie Saucen und Dressings, indem Sie nur ein Drittel Fett, Mayonnaise, Sahne bzw. Öl verwenden und die restliche Flüssigkeit durch fettarme Milch, Joghurt oder Sauercreme ersetzen.

Grundsätzlich ist hier Ihre Kreativität gefragt. Experimentieren Sie ein wenig, bis Sie ein Verhältnis gefunden haben, das einen guten Mittelweg zwischen Geschmack und Kalorienreduzierung bietet.

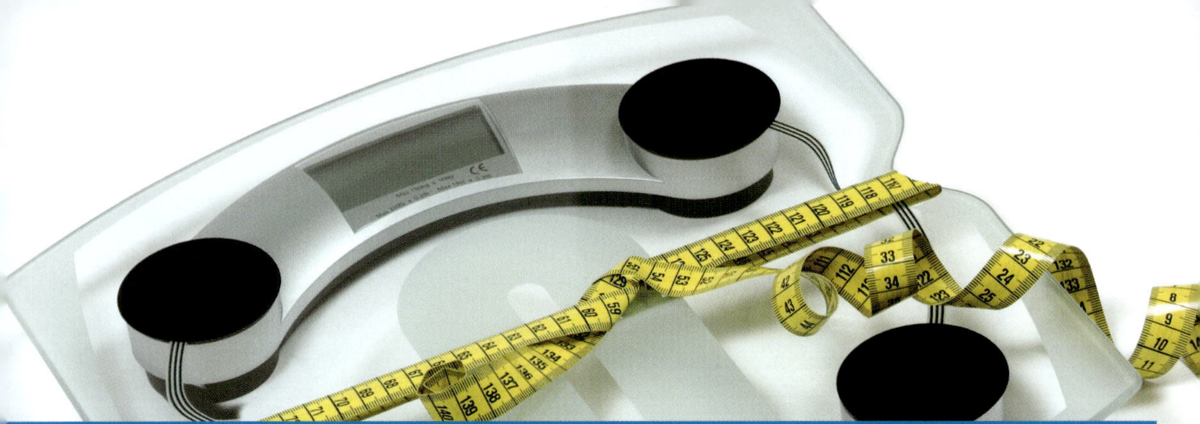

8 Wege zum Erfolg

Wir werfen uns eigentlich nie vor, zu wenig gegessen zu haben ...

– Thomas Jefferson

EQUIPMENT

In diesem Kapitel lernen Sie das Handwerkszeug kennen, das Sie einsetzen, wenn Sie eine schwierige Phase überstehen müssen oder wenn äußere Umstände drohen, Sie aus der Bahn zu werfen. Die hier beschriebenen Methoden helfen Ihnen, standhaft zu bleiben und die drei Strategien anzuwenden, um Ihre Stärke wiederzugewinnen. In Tab. 11 am Ende dieses Kapitels (S. 104) sind alle hier erwähnten Methoden noch einmal in Kurzform aufgeführt.

Das größte Problem beim Abnehmen ist das Hungergefühl. Obwohl die drei Kontrollmethoden Ihnen dabei helfen, dieses in den Griff zu bekommen, brauchen Sie insbesondere in den ersten Tagen vielleicht noch weitere kleine Hilfen.

Ein besonderes Problem stellen soziale Situationen dar. Nicht nur Familienfeiern und Partys sind damit gemeint, sondern ebenso die täglichen Mahlzeiten bei der Arbeit und zu Hause. Wer seine Ernährungsweise im täglichen Leben nicht oder kaum beeinflussen kann, der sieht sich mit einem erheblichen Problem konfrontiert. Auch hierzu bekommen Sie einige wertvolle Ratschläge.

Grundsätzlich ist jegliches Außer-Haus-Essen problematisch. Da ist es hilfreich zu wissen, was Sie sorgenfrei bestellen können, ob Sie nun in ein Restaurant gehen, Take-aways holen oder auch FastFood genießen wollen.

Kommen wir zunächst zu Situationen des täglichen Lebens.

GEWICHTSKONTROLLE IN ALLTAGSSITUATIONEN

VERANTWORTLICHKEIT

Übernehmen Sie die Verantwortung für Ihr Handeln und Ihre Entscheidungen. Hierzu gehört das Wiegen in festgesetzten, regelmäßigen Abständen (mindestens 1 x pro Woche). Das Ergebnis müssen Sie dann vor sich selbst oder vor anderen rechtfertigen. Dadurch übernehmen Sie bewusst die Verantwortung für Ihre Nahrungsmittelwahl und deren Konsequenzen.

Es kann auch sehr hilfreich sein, sich einer kommerziellen Gruppe anzuschließen und das Körpergewicht dann per E-Mail, SMS oder Telefon einem der Mitarbeiter bzw. der Gruppe zu übermitteln. Dieser regelmäßige Kontakt zu einer außenstehenden Person hat sich als sehr effektiv erwiesen (57, 58).

Jesse hat in nur 15 Wochen 18 kg abgenommen und hat nun nur noch 11 % Körperfett. Er sagt über seine Beratungsstelle: „Das war extrem hilfreich. Meine Frau, mein Nachbar und ich, wir haben alle zusammen dieses Programm durchgeführt. So haben wir uns gegenseitig unsere Fortschritte berichtet und uns damit hochgezogen."

ERKENNEN SIE KLEINSTE FORTSCHRITTE AN

Jeder noch so kleine Erfolg sollte beachtet und gewürdigt werden. Das kann ein Glas Wasser sein, das Sie anstelle einer Cola trinken oder ein halbes Stück Kuchen, das Sie wegwerfen, weil Ihnen eine Hälfte genug war. Würdigen Sie diese kleinen Veränderungen. Sie sind wichtige Schritte auf dem Weg zur Kontrolle Ihres Essverhaltens.

VERÄNDERN SIE ZUERST DIE SCHLECHTESTEN GEWOHNHEITEN

Viele Menschen essen, um sich zu entspannen. So ist es eine weit verbreitete Gewohnheit, abends vor dem Fernseher zu knabbern. Wer aber abnehmen möchte, der hat am nächsten Morgen ein entsetzlich schlechtes Gewissen. Das muss nicht sein. Gönnen Sie sich diese Angewohnheit, wenn Ihr Herz daran hängt. Behalten

Sie die erlaubte Gesamtkalorienmenge des Tages im Auge und sparen Sie an anderer Stelle Kalorien ein. Solange Sie Ihre erlaubte Gesamtkalorienmenge nicht überschreiten, gibt es keinen Grund, sich Ihre liebste Angewohnheit abzugewöhnen. Ändern Sie als Erstes die Angewohnheit, die Ihnen ein Dorn im Auge ist. Wenn das das abendliche Knabbern ist, dann hilft es, Ihre Routine zu ändern. Sehen Sie z. B. in einem anderen Raum fern (es wäre gut, wenn dieser Raum auch weiter von der Küche entfernt ist) und machen Sie sich den Weg in die Küche schwerer. Das Buch *Do one thing different* (Morrow, 1999) von Bill O'Hanlon ist voll von interessanten Vorschlägen, wie kleine Änderungen der täglichen Routine große Auswirkungen haben können.

WARTEN SIE AUF DAS EINSETZEN VON HUNGERGEFÜHLEN

Manche Menschen essen nur, wenn Sie Hunger haben. Die meisten aber essen aus vielen anderen Gründen. Lernen Sie, Ihre Hungergefühle wahrzunehmen und erst dann zu essen, wenn diese einsetzen.

WIEGEN SIE SICH TÄGLICH

Wissenschaftliche Untersuchungen haben belegt, dass tägliches Wiegen zu besseren Ergebnissen beim Abnehmen führt (59). Wer ernsthaft abnehmen möchte, der sollte sich täglich auf die Waage stellen. Hierfür gibt es eine Vielzahl guter Gründe:

- Wer sich täglich wiegt, der bekommt ein gutes Gefühl für seine Gewichtsfluktuation und kann sein wirkliches Gewicht daher besser einschätzen. Das Körpergewicht hängt nämlich von vielen Faktoren ab, wie von der Nahrungsaufnahme, dem Training des Tages, dem wöchentlichen Trainingsumfang und dem Monatszyklus.
- Wenn Sie Ihre Gewichtsspanne kennen, dann können Sie leichter unterscheiden zwischen einem scheinbaren Gewichtsanstieg (z. B. zyklus- oder trainingsbedingt) und einer realen Gewichtszunahme. Diese Unterscheidung ist besonders wichtig, da eine reale Gewichtszunahme so schnell wie möglich mit einer Reduktion der Kalorienzahl beantwortet werden sollte. Je länger Sie nämlich warten, desto schwieriger ist es, das Gewicht wieder herunterzubekommen. Wenn Sie nun jeden Tag auf die Waage springen, dann werden Sie auch täglich mit den zu hohen Werten konfrontiert und dadurch zum Handeln gezwungen.
- Nach langen Trainingseinheiten kann es zu einem temporären Gewichtsanstieg kommen. Der Konsum von Elektrolytgetränken und Kohlenhydratriegeln führt

nämlich dazu, dass vermehrt Wasser in der Muskulatur gespeichert wird. Auch nach intensivem Krafttraining kommt es nicht selten zu einer Gewichtszunahme. Der Muskelkater steht für kleine Entzündungen in der Muskulatur, die im Laufe von einigen Tagen abgebaut werden müssen. Auch hierfür ist Wasser notwendig.

- Regelmäßiges Wiegen (und das Notieren des Gewichts) verhindert eine ungeahnte, scheinbar plötzliche Gewichtszunahme und einen damit verbundenen Schock. Ihr Ziel ist, sich von den Werten auf der Waage emotional zu lösen. Sehen Sie die Waage als Werkzeug an, Ihr Ziel zu verfolgen und Fortschritte zu messen. Sie dient dazu, die Nahrungsmittelaufnahme zu kontrollieren.
- Wer eines Tages einen sehr niedrigen Wert auf der Waage misst, der feiert dies unbewusst gerne mit ein paar zusätzlichen Kalorien in der Folgezeit. Wenn nun für einige Tage keine neuerlichen Messungen erfolgen, dann kann es schnell zu einem Jo-Jo-Effekt kommen, der umso gefährlicher ist, je länger er unerkannt bleibt.
- Andersherum neigen Menschen auch dazu, aus Frust über einen unerwarteten Gewichtsanstieg noch mehr zu essen. Wer sich regelmäßig wiegt, der vermeidet, seine Nahrungsmittelaufnahme von positiven oder auch von negativen Gefühlen abhängig zu machen.
- Auch salziges Essen, wie Sojasauce, führt zu einem temporären Gewichtsanstieg. Geben Sie sich also ein paar Tage Zeit, wenn Sie salzig gegessen haben und kontrollieren Sie Ihr Gewicht dann erneut. Es sollte sich dann wieder eingependelt haben. Tägliches Wiegen soll nicht zu Panikreaktionen führen. Wer an einem Abend 2 kg mehr wiegt als noch zwei Tage zuvor, der braucht nicht ernsthaft zu befürchten, dies würde an dem Stück Schwarzwälder Kirschtorte liegen, das er sich gegönnt hat. Ein Pfund Fett im Körper wird erst dann angesetzt, wenn 3.500 überschüssige Kalorien zu sich genommen wurden.
- Manchmal ist es sogar hilfreich, sich mehrmals täglich, z. B. vor und nach dem Training, zu wiegen. Dann wissen Sie nämlich genau, wie viel Schweiß Sie beim Training verloren haben. Das hilft, der Realität noch ehrlicher ins Auge zu schauen. Stellen Sie doch einfach die Waage direkt neben Ihre Trainingsgeräte. Dann gibt es kein Entrinnen.
- Auch wenn Sie versuchen wollen, abendliches Naschen zu vermeiden, kann es hilfreich sein, sich mehrmals täglich zu wiegen. Eine Studie aus dem Jahre 2004, deren Probanden sich *4 x* täglich wogen, hat nämlich gezeigt, dass diejenigen, die abends ein deutlich höheres Gewicht hatten als im Tagesverlauf, häufiger an Gewicht zunahmen als solche, die ein konstantes Gewicht behielten (61).

ERNEUERN SIE IHRE MOTIVATION

Arbeiten Sie täglich an Ihrer Motivation und an Ihrer positiven Einstellung. Stellen Sie sich immer wieder vor, wie Ihr Leben aussehen wird, wenn Sie Ihr Traumgewicht erzielt haben. Konzentrieren Sie sich dabei auf positive Gedanken: Sie sehen sich, wie Sie auf Ihrem Weg erfolgreich sind, wie Sie Ihren Plan ausführen und wie Sie schließlich an Ihrem Ziel ankommen. Kaufen Sie sich jetzt schon einen Wettkampfanzug, in den Sie später hineinpassen wollen. Benutzen Sie diesen als positive Motivation. Lesen Sie hierzu auch Kap. 12, das von Motivationsstrategien handelt.

ENTSORGEN SIE KALORIENBOMBEN

Für viele ist es besonders schwierig, Nahrungsmittel wegzuwerfen. Das hat meist soziale oder kulturelle Gründe. In der Kindheit haben wir gelernt, dass gegessen wird, was auf den Tisch kommt und dass Lebensmittel nicht weggeworfen werden. Aber das Entsorgen von Lebensmitteln kann im Prozess der Gewichtsreduktion eine wichtige Fähigkeit sein. Natürlich sollte vermieden werden, andere damit zu verletzen. Den Käsekuchen der Tante direkt vor ihren Augen in den Mülleimer zu werfen, ist daher nicht angebracht. Doch entsorgen Sie lästige Kalorienbomben, bevor Sie der Versuchung erliegen.

Wenn solche ungesunden Lebensmittel in Ihrem Haus landen, dann fackeln Sie nicht lange. Nehmen Sie die Situation in die Hand und agieren Sie. Das aktive Wegwerfen von Lebensmitteln, die Sie eigentlich gar nicht essen wollen, gibt Ihnen *Macht*. Auf lange Sicht macht Sie das Gefühl, eine Situation kontrolliert zu haben, noch stärker. Machen Sie sich keine Gedanken über das hinausgeworfene Geld. Diäten zu machen, kostet mehr Geld und die emotionale Seite der Unzufriedenheit mit Ihrem Gewicht wiegt noch viel schwerer. Entledigen Sie sich also unerwünschter Kalorienbomben, bevor sie auf Ihren Hüften landen!

VERLÄNGERN SIE DIE ZEITRÄUME ZWISCHEN DEN MAHLZEITEN

Wenn Sie es schaffen, 2-3 Stunden zwischen jede Mahlzeit zu legen und in der Zwischenzeit auch nichts zu knabbern, dann lernen Sie, Hungersignale wahrzunehmen. Außerdem muss der Körper nicht ununterbrochen Essen verdauen. Beginnen Sie mit einer 2-3-stündigen Pause pro Tag und arbeiten Sie sich dann langsam vor, bis Sie täglich drei längere Essenspausen machen. Diese sollten aber niemals länger als drei Stunden sein.

SCHREIBEN SIE AUF, WAS SIE ESSEN

Unabhängig davon, für welche Methode Sie sich entscheiden, Sie müssen genau darüber Buch führen, *was* und *wie viel* Sie essen. Wenn Sie diese Aufgabe nicht *ernst* nehmen, dann können Sie niemals herausfinden, wo Sie in Ihrer Ernährung Fehler machen. Organisieren Sie sich. Deponieren Sie je ein Essenstagebuch in der Küche, im Auto und bei der Arbeit. Sie können den Computer benutzen, Ihr Handy oder auch ganz traditionell einen Schreibblock. Auch Trainingstagebücher können einen Eintrag für die Ernährung vorsehen. Je genauer Sie über Ihre Ernährung Buch führen, desto aufschlussreicher sind die Ergebnisse.

TRAINIEREN SIE NUR AUF FORMERHALTUNG

Sie sollten auch in der ersten Phase des Abnehmens auf jeden Fall weitertrainieren. Aber reduzieren Sie Ihren Trainingsumfang auf 6-8 Stunden pro Woche. Es ist nämlich technisch nicht möglich, ein Kaloriendefizit einzugehen und dabei gleichzeitig die Glykogenspeicher der Muskulatur gefüllt zu halten. Auch Nichtsportler, die abnehmen wollen, bekommen etwa 6-8 Stunden sportlicher Betätigung verordnet. (61) Daher ist dieses Maß, selbst wenn Sie eines Tages keinen Triathlon mehr machen sollten, aufrechtzuerhalten. Auch Krafttraining sollte zu Ihrer regelmäßigen Betätigung gehören (siehe Kap. 9).

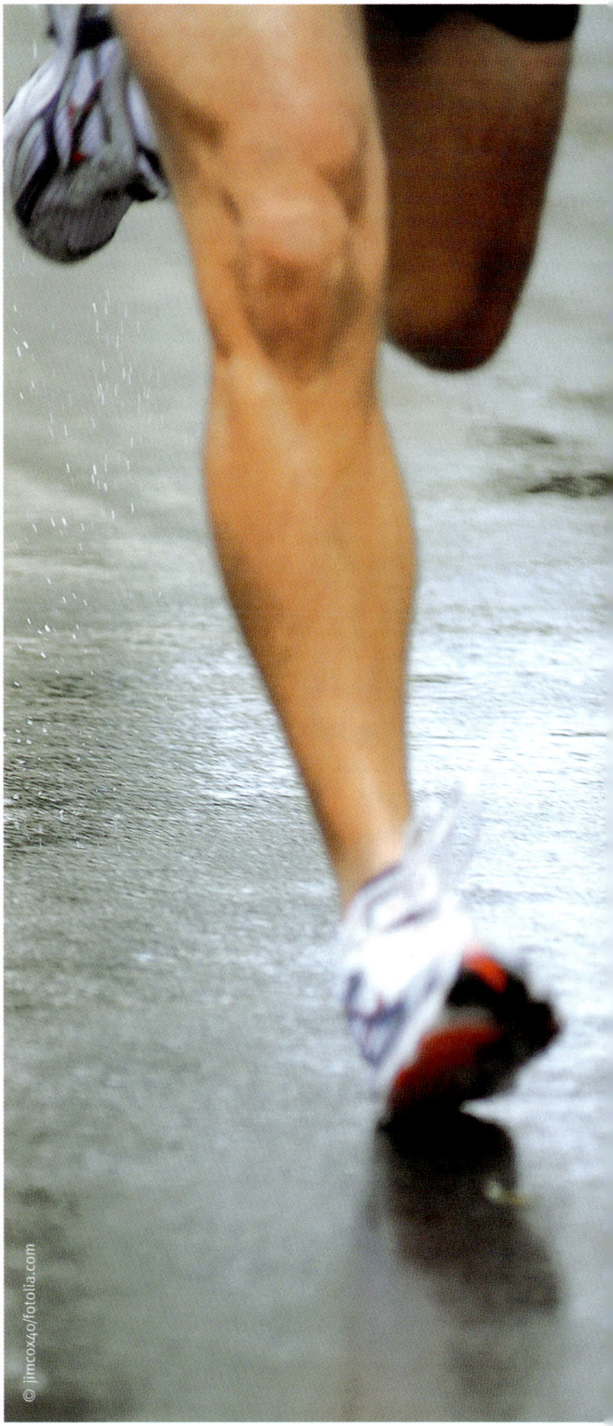

TIPPS FÜR SOZIALE AKTIVITÄTEN

(WIE SIE AUCH IN SOZIALEN SITUATIONEN ALLES UNTER KONTROLLE BEHALTEN)

DIE MENTALE EINSTELLUNG

Ihr wichtigstes Hilfsmittel in sozialen Situationen ist Ihre Entschlossenheit. Wenn Sie fest entschlossen und selbstsicher wirken, dann wird Ihnen Ihr Vorhaben abgekauft. Vermitteln Sie dagegen Unsicherheit, dann werden Ihnen die Kommentare der anderen noch den Rest geben. Wenn Sie also befürchten, dass Sie nicht mit dem nötigen Selbstvertrauen über Ihren Plan zum Abnehmen sprechen können, dann reden Sie am besten gar nicht darüber, sondern folgen Ihrem Plan im Stillen.

UNTERSTÜTZUNG DURCH DIE ANGEHÖRIGEN

Ihr Plan lässt sich leichter in die Tat umsetzen, wenn Sie von Ihren Angehörigen unterstützt werden. Familienmitglieder haben häufig Vorbehalte, wenn sie befürchten, dass die Ernährung der *ganzen* Familie umgekrempelt werden soll. Machen Sie also schnell klar, dass Sie nur *Ihre* eigenen Ernährungsgewohnheiten ändern wollen. Gehen Sie doch noch einmal zurück zu Kap. 7, wo Sie lesen können, wie Sie Ihre Essgewohnheiten ändern können, ohne dabei den Speiseplan der ganzen Familie über den Haufen zu werfen. Vielleicht bekommen Sie ja auch schon bald die anderen Familienmitglieder dazu, Dinge zu verändern.

Im weiteren Bekanntenkreis und bei der Arbeit sind viele besser beraten, ihr Vorhaben für sich zu behalten. Eigentlich geht es ja auch niemanden etwas an, was und wie viel Sie essen. Wenn Sie zu viel über Ihr Vorhaben reden, setzen Sie sich nur selbst unter Druck. Lassen Sie daher besser *Taten* sprechen, ohne zu viel Aufhebens zu machen. Ihre neue Ernährungsweise ist schließlich nur für eine Weile erwähnenswert. Bald schon ist sie Normalität.

Auch Literatur kann hilfreiche Unterstützung bieten. Es gibt viele inspirierende Bücher zu diesem Thema, die Ihnen zeigen, dass Sie nicht alleine mit Ihren Problemen sind. Vergleichen Sie hierzu: *Heft of wheels* (Harmony, 2004) *von Mike Magnuson, Till we eat again: Confessions of a diet dropout* (Champion, 2002) *von Judy Gruen und Slow fat triathlete: Live your athletic dreams in the body you have now* (Da Cappo 2004) *von Jayne Williams.*

LERNEN SIE, „NEIN DANKE" ZU SAGEN

In sozialen Situationen Nein zu sagen, kann eine schwierige Aufgabe sein. Personen in Ihrem Umfeld sind es vielleicht gewohnt, dass Sie immer höflich Ja sagen, wenn Ihnen Essen angeboten wird und dann ist es umso schwieriger, den Ton zu ändern. Trotzdem müssen Sie lernen, Ihren eigenen Willen durchzusetzen. Außenstehende können nämlich nicht abschätzen, welch große Auswirkung ein kleiner Bissen Süßes oder auch Salziges haben kann.

Abnehmende reagieren nämlich besonders extrem auf solche Reize. Selbst die kleinste Zuckermenge kann da einen ganzen Tag Heißhunger für Sie bedeuten. Sie sollten sich daran gewöhnen, dass bestimmte Nahrungsmittel Heißhunger auslösen können. Einige reagieren so auf Salziges, wie z. B. auf Chips, andere auf Süßes und wieder andere auf stärkehaltige Lebensmittel. Sie sollten nicht so weit gehen und auf bestimmte Nahrungsmittel verzichten, um Gewicht zu verlieren. Aber Sie sollten solche Lebensmittel meiden, die Heißhungerattacken auslösen können. Hinzu kommt die mentale Komponente. Wenn Sie es nicht geschafft haben, standfest zu bleiben, fühlt sich das an wie ein Versagen. Daraus kann sich schnell eine Eigendynamik entwickeln, die Ihre Willensstärke schwinden lässt. Übernehmen Sie also das Zepter, jeden Tag und mit allem, was Sie essen. Mitunter müssen dann vielleicht auch neue Regeln in der Familie besprochen werden. Das Ziel muss selbstverständlich sein, etwaige Konfliktsituationen im Guten zu lösen. Unter keinen Umständen sollten Sie jedoch etwas essen, was Sie nicht essen wollen.

FESTE, ARBEITSESSEN UND URLAUB

Wenn Sie festliche Situationen gut vorplanen, dann können Sie diese Abende relativ unbeschadet überstehen. Ein Grundsatz lautet: Gehen Sie nicht hungrig aus! Essen Sie zuvor bereits etwas Gesundes und bringen Sie ggf. noch einen gesunden Snack mit zur Party. Dann haben Sie für eine Weile etwas, woran Sie ohne Reue knabbern können.

Weitere Ideen:

- Wenn Sie befürchten, dass Sie mehrere Stunden lang nichts Gesundes zu essen bekommen, dann bringen Sie doch einfach Ihr eigenes Essen mit. Aber handeln Sie diskret. Auf einer großen Party nimmt keiner Notiz davon, wer was isst.
- Bieten Sie den anderen Gästen an, für Nachschub zu sorgen und nutzen Sie die Gelegenheit, für sich selbst gesundes Essen zu kaufen.
- Bringen Sie kalorienarme Getränke, wie Diätlimonade, mit.
- Genehmigen Sie sich in einem unbeobachteten Moment heimlich einen Powerbar.

HALTEN SIE SICH VON GENUSSPROBEN FERN

Manche großen Einkaufszentren bieten um die Mittagszeit Kostproben ihres Menüs an. Diese sind zwar kostenlos, aber ganz sicher nicht kalorienlos! Lassen Sie sich nicht in Versuchung führen! Essen Sie nur, was Sie für den Tag vorgeplant haben.

Widerstehen Sie auch der Versuchung, bei Familienmahlzeiten die Reste der anderen zu vertilgen oder regelmäßig kleine Kostproben der Süßigkeiten für die Kinder zu naschen. Da kommen schnell eine Menge leerer Kalorien zusammen.

SUCHEN SIE UNTERSTÜTZUNG VON PROFESSIONELLEN GRUPPEN

Gewichtsreduktionsprogramme, die Verhaltenstherapie, eine langfristige Veränderung der Ernährungsgewohnheiten und körperliche Aktivität mit einzubeziehen, verbessern die psychische Lage des Abnehmenden und heben die Stimmung (62). Suchen Sie also Unterstützung entweder in Einzelgesprächen oder in der Gruppe.

Männer gehen üblicherweise nicht besonders gerne zu solchen Gesprächsrunden, können dann aber unter zahlreichen Alternativen wählen: Sie können online über das Internet kommunizieren oder auch über das Telefon. WeightWatchers® bietet sowohl Gruppengespräche als auch Onlineunterstützung speziell für Männer an.

Viele Sportler, ob männlich oder weiblich, fühlen sich allgemein bei solchen Gesprächsrunden fehl am Platz, weil sie meinen, dass sie mit den vornehmlich älteren und inaktiven Damen nicht viel gemein haben. Das ist sicher richtig, solange es um die Gestaltung des Alltags geht. Doch was Sie alle verbindet, ist Ihr Essproblem. Sie werden erstaunt sein, wie sehr Ihre Probleme denen der älteren Damen ähneln und wie viel Sie gegenseitig voneinander lernen können. Sehen Sie Ihren Einfluss auf eine solche Gesprächsgruppe doch von der guten Seite: Gerade weil Sie so sportlich sind, können Sie Wertvolles zu den Gesprächen beitragen. Bald schon werden Sie feststellen, wie viele positive Einflüsse Sie von den Treffen mit nach Hause nehmen können.

WIE SIE IHREN APPETIT ZÜGELN KÖNNEN

VERMEIDEN SIE ALKOHOL

Wenn die Auswirkungen von Alkohol auf die Gesundheit auch kontrovers diskutiert werden, im Hinblick auf das Körpergewicht ist Alkohol ohne Frage ein Problem.

1. Alkohol ist ein extrem kalorienreiches Nahrungsmittel. Es hat eine höhere Kaloriendichte als Kohlenhydrate oder Proteine.
2. Alkohol hat keinen Nährwert.
3. Der Genuss von Alkohol unterdrückt die Fettverbrennung (63, 64).
4. Alkohol regt den Appetit an (65).
5. Alkohol beeinflusst die Psyche. So macht es der Genuss von Alkohol häufig schwerer, Ziele konsequent zu verfolgen.
6. Alkohol senkt den Testosteronspiegel. Dies ist besonders stark ausgeprägt in der Zeit nach dem Training (66). Menschen, die größere Mengen Alkohol konsumieren, haben daher relativ wenig Muskulatur (67).

Strategien, den Alkoholkonsum zu reduzieren:

- Limitieren Sie den Alkoholkonsum auf 1 x pro Woche.
- Limitieren Sie auch die Menge und trinken Sie nicht mehr als 1-2 Gläser.
- Trinken Sie ein großes Glas Wasser, bevor Sie ein Glas Alkohol zu sich nehmen.
- Haben Sie immer ein Glas Wasser parat und trinken Sie abwechselnd ein paar Schlucke Alkohol und ein paar Schlucke Wasser.
- Reduzieren Sie die Kaloriendichte von Alkohol, indem Sie ihn mit Diätlimo mischen („spritzen").

KONTROLLIEREN SIE IHREN HANG ZUM NASCHEN

Ein wichtiger Teil der Appetitkontrolle besteht darin, die Sucht auf Süßes zu zügeln. Wenn es eine bestimmte Nascherei gibt (z. B. Schokolade), von der Sie unbedingt jeden Tag ein bisschen haben wollen, dann kann es besser sein, sich regelmäßig ein klein wenig zu gönnen, anstatt ständig unbefriedigt zu sein. Es ist nämlich nichts dagegen einzuwenden, jeden Tag ein Stückchen Schokolade zu essen.

Wichtig ist, dass Sie sich dabei unter Kontrolle haben und nicht mehr als 100 Kalorien zu sich nehmen. Vergessen Sie nicht, die Kalorien aufzuschreiben. Sobald Sie feststellen, dass Sie sich nicht zügeln können, mag es besser sein, keine Schokolade im Haus zu haben. Wie bereits an früherer Stelle erwähnt: Manchmal muss die ganz radikale Lösung her: Werfen Sie die Süßigkeiten, die Sie aus der Bahn werfen, weg!

GESUNDE LEBENSMITTEL

Haben Sie das auch schon festgestellt: Wenn Sie in einem Hotel wohnen, wo die Mahlzeiten als Buffet angeboten werden, essen Sie viel mehr, als zu Hause, wo erstens eine kleinere Auswahl an Nahrungsmitteln zur Verfügung steht und Ihnen zweitens die Produkte vertraut sind (68). Wenn es etwas Neues zu probieren gibt, isst man häufig über seinen Hunger, um nur ja nichts zu verpassen. Diesen Umstand können Sie nun für sich nutzen: Achten Sie darauf, dass Sie von Nahrungsmitteln, deren Verzehr Sie vergrößern wollen, stets eine große Auswahl parat haben. Obst, Gemüse und fettarme Proteine sind die Grundpfeiler der Sporternährung. Sie erhöhen die Leistungsfähigkeit und kontrollieren Hungergefühle. Diese Lebensmittel sollten Sie daher stets in großer Vielfalt im Kühlschrank haben (69). Die Auswahl kalorienreicher Lebensmittel dagegen sollten Sie limitieren. Wenn Sie also z. B. sehr gerne Schokolade, Kekse oder kalorienreiche Desserts essen, dann achten Sie darauf, dass Sie von dieser Auswahl nur ein Produkt im Haus haben. Somit wird vermieden, dass Sie erst ein Dessert essen, später ein paar Kekse und schließlich noch ein Stück Schokolade. Menschen, die erfolgreich ihr Gewicht halten können, haben in der Regel eine nur kleine Auswahl an ungesunden Lebensmitteln im Haus (70).

ESSEN SIE PROTEINE

Proteine sind ein exzellenter Hungerdämpfer. Nehmen Sie daher eine kleine Menge an Proteinen mit jeder Mahlzeit auf (71, 72). Ein Esslöffel Hüttenkäse z. B. hat nur 40 Kalorien, kein Fett und liefert dabei 7 g (28 Kalorien) Proteine.

Wer nicht innerhalb von 24-48 Stunden nach dem Training Proteine zu sich nimmt, der baut keinerlei Muskulatur auf. Proteine haben dabei sowohl für Männer als auch für Frauen positive Auswirkungen. Frauen sollten zumindest 30 % ihrer Nahrung in Form von Proteinen aufnehmen, um maximale Sättigungsgefühle zu erreichen (71). Männer profitieren noch mehr von der Proteinaufnahme. Ein hoher Proteinanteil verbessert die Fettverbrennung, hält die Energiedepots gefüllt und wirkt muskelbildend. All dies sind maßgebliche Eigenschaften beim Gewichtsverlust (72).

WENN SCHON KNABBERN, DANN MÖGLICHST GESUND

Wenn Sie die Lust aufs Naschen befällt, dann sollten Sie eine Auswahl gesunder Naschereien parat haben. Zusätzlich zu Obst und Gemüse dürfen gerne auch Popkorn, Salzstangen oder Reiswaffeln im Schrank sein. Stellen Sie zudem sicher, dass Sie auch am Arbeitsplatz bzw. im Auto immer einen gesunden Snack parat haben. Eine gute Idee ist auch, eine kleine Kühltasche im Auto zu deponieren, dann kann nämlich auch Obst für einige Stunden gelagert werden. Auch ein kleiner Proteindrink oder -riegel ist besser, als ein Snickers von der Tankstelle. Außerdem sollten Sie den Aufwand nicht scheuen, Ihr eigenes Mittagessen mit zur Arbeit zu nehmen. Das hat mit Sicherheit einen höheren Nährwert und dabei weniger Kalorien als die Angebote der Kantine. Vermeiden Sie, jemals in die Versuchung zu kommen, aus Heißhunger und Mangel an Alternativen Fast Food zu kaufen. Auch das Mitbringen von Take-aways für die Familie oder für Freunde sollte für Sie keine willkommene Ausrede sein, die Kontrolle über Ihre eigene Nahrung aufzugeben. Schaffen Sie mit Ihrer Essensplanung die Voraussetzungen für Erfolg.

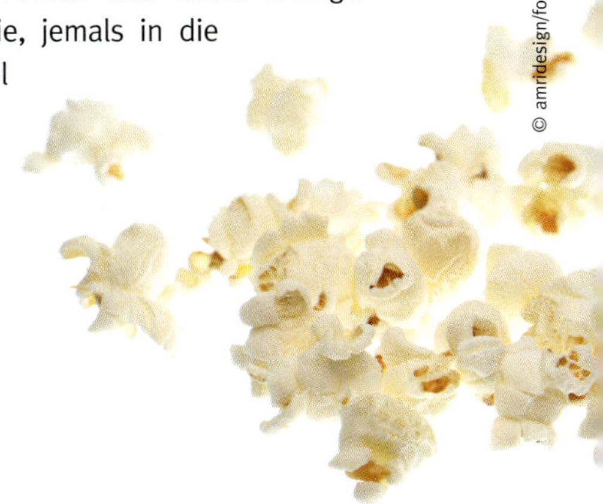

HEBEN SIE RESTE IN KLEINEN PORTIONEN AUF

Wenn Sie eine gesunde Mahlzeit kochen, können Sie ruhig ein wenig mehr zubereiten und die Überreste dann in einzelnen Portionen einfrieren. So können Sie immer selbstgekochtes Essen mit zur Arbeit nehmen, anstatt auf Kantinenessen oder Fertigmahlzeiten angewiesen zu sein.

REZEPTVORSCHLÄGE, DIE ERFOLG VERSPRECHEN

Insbesondere in den ersten Tagen Ihres Gewichtsverlusts werden Sie Hunger verspüren. Eine gute Methode, diesen kalorienarm zu stillen, besteht darin, Suppe zu essen. Hier einige Adressen, unter denen Sie sich Anregungen für Rezepte herunterladen können: *www.eatingwell.com, www.Allrecipies.com, www.foodnetwork.com.*

An dieser Stelle wollen wir nur zwei Rezepte für Suppen mit niedriger Kaloriendichte abdrucken. Ihrer eigenen Kreativität sei aber auch keine Grenze gesetzt.

Beide Suppen können in unbegrenzter Menge gegessen werden.

Mexikanische Dosensuppe

Diese Suppe gehört zu den unbedenklichen Lebensmitteln, deren Kalorien nicht gezählt werden müssen.

Schütten Sie die Flüssigkeiten aus den Dosen nicht ab, sondern verwenden Sie den gesamten Doseninhalt.

- 340 g eingemachte Tomatenstücke
- 340 g rote Bohnen
- 340 g Mais
- Eine halbe Packung Taco Gewürzmischung
- 340 g schwarze Bohnen
- 340 g Pintobohnen
- 1 mittelgroße Zwiebel, in feinste Stücke geschnitten
- Ein halbes Tütchen Dressingpulver

Zubereitung: Bräunen Sie die klein geschnittene Zwiebel in ein wenig Öl und Wasser. Geben Sie nun den Inhalt aller Dosen und die Gewürzmischungen hinzu. Lassen Sie die Suppe 10 min auf kleiner Flamme köcheln.

Die Suppe können Sie entweder als Taco- bzw. Burritofüllung verwenden oder sie über klein geschnittenem Salat bzw. Kohl mit fettarmer Sauercreme und einigen zerkrümelten Tortilla Chips servieren.

Gemüsesuppe

- $^2/_3$ Tasse klein geschnittene Karotten
- $^1/_2$ Tasse klein geschnittene Zwiebeln
- $^1/_2$ Tasse grüne Bohnen
- 1 $^1/_2$ Tassen klein geschnittener Grünkohl
- $^1/_2$ TL getrocknetes Basilikum
- $^1/_4$ TL Salz
- 2 klein geschnittene Knoblauchzehen
- 3 Tassen fettarme Fleisch-, Hühner- oder Gemüsebrühe
- 1 EL Tomatenmark
- $^1/_4$ TL getrocknetes Oregano
- $^1/_2$ Tasse klein geschnittene Zucchini

Zubereitung: Bräunen Sie die klein geschnittene Zwiebel in ein wenig Öl und Wasser. Geben Sie nun alle weiteren Zutaten hinzu und würzen Sie mit Salz und Pfeffer je nach Geschmack. Lassen Sie die Suppe einige Minuten köcheln.

WAS SIE BESTELLEN SOLLTEN, WENN SIE AUSSER HAUS ESSEN

IM RESTAURANT

Vermeiden Sie Fett
Limitieren Sie den Konsum von Öl, Butter, Saucen und Käse. Sie müssen zwar nicht jedes einzelne Fettgramm zählen, sollten aber dennoch versuchen, eine Wahl zu treffen, die möglichst fettarm ist.

Essen Sie möglichst viel Gemüse
Zumindest die Hälfte des Tellers sollte mit gedünstetem Gemüse gefüllt sein. Kartoffeln und Mais gelten nicht als Gemüse, sondern als stärkehaltige Produkte, die limitiert werden sollten.

Faustregel
Wenn Sie nun wirklich ein kalorienreiches Mahl, wie Lasagne, oder ein fettes Stück Fleisch bestellen wollen, dann verzehren Sie nicht mehr, als der Größe Ihrer Faust entspricht.

IM FAST-FOOD-RESTAURANT

Eigentlich sollte Ihre gute Lebensmittelplanung den schnellen Halt bei McDonald's überflüssig machen. Schließlich haben Sie ja zu Hause, bei der Arbeit und im Auto nun immer einige gesunde Lebensmittel zur Verfügung. Wenn Sie aber dennoch entgegen aller Vernunft wirklich in einem Schnellrestaurant enden, dann beachten Sie folgende Punkte:

- Wählen Sie Huhn oder Rindfleisch.
- Vermeiden Sie Frittiertes, Käse, Nusssaucen, Speck, Mayonnaise, Saucen, Butter und Salatdressings (außer fettarmem Dressing, das Sie in kleinen Mengen verwenden dürfen).
- Wählen Sie nach Möglichkeit frisches Obst als Beilage.
- Trinken Sie Wasser anstelle von Limonade.
- Essen Sie keine Pommes frites! Diese haben etwa 10 Kalorien pro Stück.
- Grundsätzlich sind Schnellrestaurants, die Sandwiches anbieten, gesünder, als Hamburger-Restaurants. Wählen Sie aber auch hier die fettarme Variante – kein Öl, keine Mayonnaise und auch keinen Käse. Wählen Sie Truthahn oder Hühnchen ohne Haut.

Aber lassen Sie es sich gesagt sein, dass selbst wenn Sie die gesündeste Wahl treffen, der Nährwertgehalt dieser Speisen extrem niedrig ist. Wenn Sie dennoch bestimmte Schnellrestaurants häufiger frequentieren, dann kann es ratsam sein, sich zu notieren, welche Gerichte relativ gesund sind. Diese Liste halten Sie dann immer in Ihrem Auto parat, sodass Sie sich die Speisen kurzfristig in Erinnerung rufen können.

Tab. 11: *Praktische Tipps*

Tipps	
Im täglichen Leben	Verantwortlichkeit
	Fortschritte anerkennen
	Schlechte Gewohnheiten eliminieren
	Hungergefühle erkennen
	Regelmäßiges Wiegen
	Motivation erneuern
	Wegwerfen
	Zeitspanne zwischen den Mahlzeiten
	Protokollieren, was Sie essen
	Trainieren auf Formerhaltung
In Gesellschaft	Mentale Einstellung
	Unterstützung durch die Angehörigen
	Nein danke sagen
	Feste & Urlaub
	Genussproben
	Unterstützung durch professionelle Gruppen
Wenn der Hunger kommt	Vermeiden Sie Alkohol
	Kontrollieren Sie Ihren Hang zum Naschen
	Vielfältigkeit der Nahrungsmittel
	Essen Sie Proteine
	Gesunde Snacks
	Essensreste
	Kreieren Sie eigene Rezepte
Außer-Haus essen	Vermeiden Sie Fett
	Essen Sie Gemüse
	Die Faustregel
	Fast-Food-Optionen

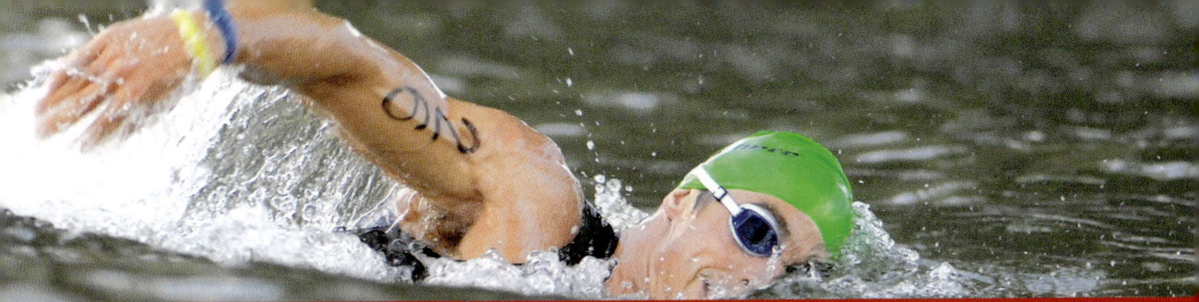

TEIL 4 – DER BRENNSTOFF FÜRS TRAINING

9 Training als Mittel zum Gewichtsverlust

Warum Fett mit der Kerze verbrennen, wenn man auch einen Schneidbrenner benutzen kann?

DIE RICHTIGE TRAININGSINTENSITÄT – ODER: DAS MYSTERIUM DES FETTVERBRENNUNGSBEREICHS

Vor nicht allzu langer Zeit herrschte in der Sportwissenschaft die Vorstellung, dass Körperfett nur dann verbrannt wird, wenn mit sehr niedriger Intensität (60-65 % der maximalen Herzfrequenz) trainiert wird. Dieser Bereich wurde als *Fettverbrennungsbereich* bezeichnet. In der Folge boomte der Verkauf von Herzfrequenzmessern, da Trainierende diese nun nutzten, um sicherzustellen, dass sie sich in diesem Bereich bewegten.

Heute ist man jedoch weiter und stellt fest, dass zwar in der Tat bei dieser niedrigen Intensität der prozentuale Anteil an verbranntem Fett höher ist als bei höheren Intensitäten, wenn nämlich der Anteil verbrannter Kohlenhydrate zunimmt. Dennoch ist die Gesamtmenge verbrauchter Energie bei geringer Intensität natürlich geringer. Wer daher mehr Energie und damit auch mehr Fett verbrennen möchte, der muss sich härter belasten oder länger trainieren. Was am Ende zählt, ist die Gesamtkalorienmenge, die in einer Trainingseinheit verbrannt wird.

Heute wird Abnehmenden grundsätzlich empfohlen, sich härter zu belasten. Dies hat mehrere Vorzüge: Es ist zeitsparend. Wer nur 30 min Zeit hat, der nutzt diese Zeit intensiver, wenn er in der gleichen Zeit mehr Kalorien verbrennt.

Training mit höherer Intensität stimuliert außerdem die Muskulatur und setzt Anpassungsvorgänge in Gang. Die Muskeln wachsen und verändern damit den Wert der Körperzusammensetzung: Jetzt setzt sich ein höherer Anteil des Körpergewichts aus Muskelmasse zusammen. Dies führt gleichzeitig zu einer Steigerung des Grundumsatzes.

KRAFTTRAINING – EIN WICHTIGER PFEILER DER GEWICHTSKONTROLLE

Jim Herkimer, Direktor des *Sports Conditioning* and *Rehabilitation Centers* in Orange, Kalifornien, entwickelt dort Krafttrainingsprogramme für Triathleten, die nach längerer Verletzungsphase wieder den Anschluss an ihr altes Leistungsniveau finden wollen. Er selbst ist nicht nur Sportler und Physiotherapeut, sondern verfügt außerdem über enorme Erfahrungswerte im Bereich Trainingsphysiologie. Befragt über die Auswirkungen von Krafttraining für Triathleten, die ihre Körperzusammensetzung verbessern wollen, sagt er:

- Krafttraining ist ein essenzieller Faktor, da es den Prozess des Magermassenverlusts, der mit reduzierter Kalorienzahl im Alterungsprozess einsetzt, verhindert oder zumindest verlangsamt (73, 74). Es ist wichtig, den Anteil der Magermasse zu erhalten bzw. zu vergrößern, um die Stoffwechseltätigkeit hochzuhalten. Je höher nämlich der Grundumsatz der Person, desto mehr Kalorien werden verbrannt. So ist es einfacher, ein Kaloriendefizit zu kreieren. Wer mehr Muskulatur hat, verbrennt mehr und darf folglich auch mehr essen.
- Krafttraining verbessert die Körperstabilität und optimiert damit die Bewegungseffizienz in den Disziplinen des Triathlons. Dies trifft insbesondere für Bewegungen zu, die durch alle drei Ebenen der Bewegung laufen. Wer sich besser bewegt, kann härter trainieren und ist geringerer Verletzungsgefahr ausgesetzt.
- Stabile und effiziente Bewegungen minimieren außerdem unnötigen Energieverlust, der durch mangelnde Kontrolle der Bewegungsausführung entsteht (75). Wer es schafft, alle Bewegungen in die gewünschte Richtung zu lenken, der trainiert effizienter und stimuliert das Herz-Kreislauf-System. Die Fähigkeit, hochintensiv zu trainieren, nimmt zwar mit dem Alter ab, aber wer regelmäßiges Krafttraining absolviert, der kann diesen Prozess zumindest aufhalten.

Herkimer führt weiter aus: „Triathleten profitieren leider nicht genug von den Vorzügen des Krafttrainings. Sie sind mit den Übungen im Kraftraum nicht vertraut und machen, wenn überhaupt, die falschen Übungen. Auch Schwimmer und insbesondere Radfahrer bzw. Läufer arbeiten zu wenig im Kraftraum. Wenn sie die Wahl haben zwischen 30 min Laufen und 30 min Krafttraining, würden sich die meisten für das Laufen entscheiden. Zumindest unter dem Aspekt der Gewichtskontrolle würde ich aber ganz klar zum Training an Gewichten raten."

Wer also vom Krafttraining profitieren möchte, der muss die *richtigen Übungen* machen. Der Ansatz, Rumpfkraftübungen zu forcieren, ist grundsätzlich ein Schritt in die richtige Richtung, denn zumindest zwingt er die Sportler dazu, in den Kraftraum zu gehen. Doch werden hier oft die falschen Bewegungsabläufe trainiert. So wählen Athleten meist Übungen im Sitzen, im Liegen oder mit fixiertem Rücken, deren Bewegung nur in eine Richtung erfolgt (vorwärts, rückwärts, rauf oder runter). Diese Bewegungsart ist aber nicht sportartspezifisch. Beim Laufen, Radfahren oder Schwimmen werden nämlich Kräfte in verschiedene Richtungen ausgeübt. Der Triathlet muss also lernen, Kräfte zu entwickeln, die durch alle drei Ebenen der Bewegung laufen. Um leistungsfähig und verletzungsfrei zu bleiben, müssen Übungen ausgeführt werden, bei denen sich der Körper simultan in mehrere Richtungen, vorwärts, rückwärts, quer durch die Körperlängsachse und auf- und abwärts bewegt.

„Die Vorteile des Krafttrainings sind immens", sagt Herkimer. „Jeder Triathlet sollte Krafttraining in seinen Trainingsplan einbauen, auch wenn es ihm nicht primär darum geht, seine Körperzusammensetzung zu verbessern. Dabei sind wöchentlich zwei Trainingseinheiten von 45 min ausreichend."

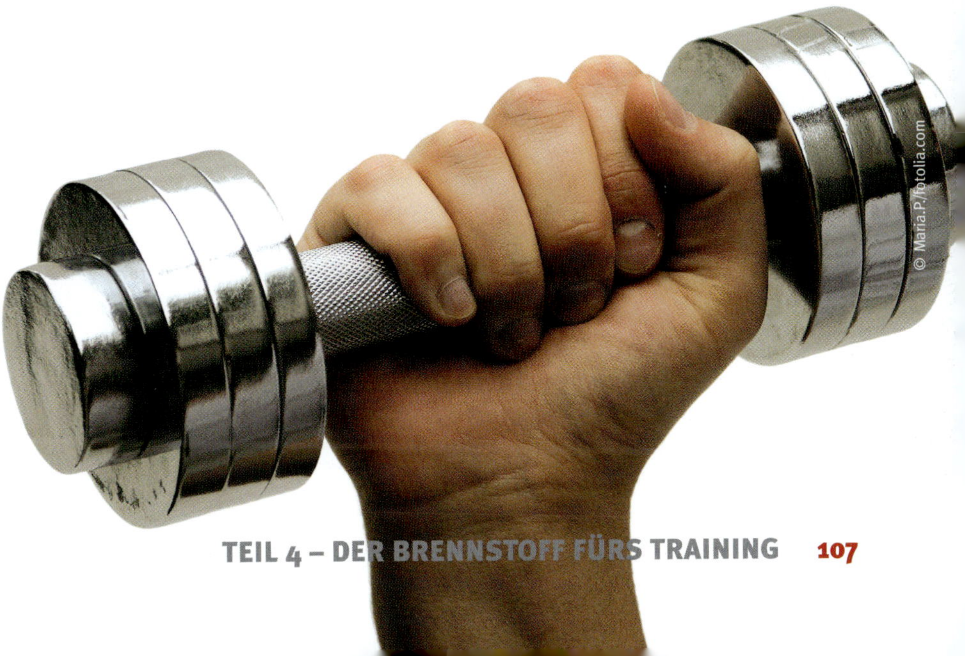

DAS PROBLEM DER AUSREICHENDEN NAHRUNGSAUFNAHME

Wie ist es möglich, für eine optimale Nährstoffversorgung zu sorgen und dabei gleichzeitig ein Kaloriendefizit einzugehen? Die Antwort lautet: Das ist unmöglich. Sie müssen den Weg in zwei Schritte unterteilen. Zuerst arbeiten Sie an Ihrer Körperzusammensetzung und reduzieren das Körperfett. Erst wenn Sie das erreicht haben, versuchen Sie, optimale Leistungen zu erbringen. Wenn auch in den Medien alle erdenklichen Sporternährungsprodukte angeboten werden, die vermeintlich die Leistung steigern, so funktioniert dies nur, wenn ein Athlet bereits sein optimales Gewicht erreicht hat.

Wer moderates Training bei nicht optimal gefüllten Glykogenspeichern absolviert, dessen Leistungsfähigkeit mag vielleicht nicht optimal und seine Regenerationszeit auch leicht verlängert sein. Dennoch halten wir es nicht für notwendig, vor, während und nach jedem durchschnittlich harten Training die Kohlenhydratspeicher mit speziell hierfür angebotenen Produkten zu füllen. In Anhang E finden Sie typische Richtlinien, wie viel ein Athlet in Abhängigkeit von Gewicht, Trainingsdauer und Trainingsintensität vor, während und nach dem Training zu sich nehmen sollte. Bei einer zweistündigen, moderaten Radausfahrt sehen diese für einen 80 kg wiegenden Athleten vor, 640 Kalorien vor, 300 Kalorien während und 768 Kalorien nach dem Training aufzunehmen. Im Ganzen ergibt das 1.708 Kalorien. Das Problem ist nur, dass dies bereits seiner gesamten Tageskalorienzahl entspricht (siehe Anhang C). Wenn der Athlet also nicht den Rest des Tages hungern möchte, dann ist er gezwungen, mehr Kalorien aufzunehmen, als er verbraucht.

2 h vor der Radausfahrt	640 Kalorien (Frühstück oder Mittagessen)
Während des Trainings	300 Kalorien
Erste Erholungsmahlzeit	320 Kalorien
Zweite Erholungsmahlzeit	448 Kalorien (Mittag- oder Abendessen)
Gesamtkalorienmenge	**1.708 Kalorien**

Lesen Sie im Folgenden, wie durch kleine Veränderungen dem Kaloriendilemma entgangen werden kann.

HINWEISE FÜR HUNGRIGE TRIATHLETEN

1. PASSEN SIE DIE WERTE AN, UM GLEICHZEITIG GEWICHT REDUZIEREN ZU KÖNNEN

Vor dem Training:

- Nehmen Sie eine leichte Mahlzeit zu sich und beachten Sie dabei, in Ihrem Kaloriensoll zu bleiben. Wann genau die Mahlzeit eingenommen wird, bleibt Ihnen überlassen. Da nur mit moderater Intensität trainiert wird, dürften keine Verdauungsprobleme auftreten.

Während des Trainings:

- Sie können bis zu drei Stunden bei niedriger Intensität fahren, *ohne* dabei Kalorien aufzunehmen (76). Achten Sie auf jeden Fall darauf, dass Sie mindestens zwei Stunden ohne Nahrungsaufnahme fahren.
- Trinken Sie so viel Wasser, wie Sie wollen.
- Wenn Sie länger als 2-3 Stunden fahren, sollten Sie nach zwei Stunden mit der Nahrungsaufnahme beginnen. Nehmen Sie dann 280 Kalorien pro Stunde auf (10). *Diese Kalorien werden nicht zu Ihrem täglichen Kalorienbudget hinzugezählt. Sie sind frei.*

Nach dem Training:

- Sparen Sie die erste Erholungsmahlzeit komplett ein, außer
  - Sie haben mindestens eine Stunde lang intensiv trainiert;
  - Sie haben mindestens zwei Stunden lang mit mittlerer Intensität trainiert.
  - Essen Sie dann 300-400 Kalorien im Zeitfenster von 20 min bis 2 h nach dem Training. Diese Kalorien werden aber zu Ihrer erlaubten Gesamtkalorienzahl addiert.

Nun schauen wir noch einmal die Werte des 80 kg wiegenden Athleten an, nachdem wir diese kleinen Veränderungen vorgenommen haben:

2 h vor der Radausfahrt	500 Kalorien (Frühstück entsprechend seinem Kaloriensoll)
Während des Trainings	0 Kalorien
Erholungsmahlzeit (Mittagessen)	500 Kalorien (entsprechend seinem Kaloriensoll)
Gesamtkalorienmenge	**1.000 Kalorien**

Dieser Athlet darf täglich 1.703 Kalorien zu sich nehmen. Rund um seine Trainingseinheit hat er 1.000 Kalorien aufgenommen. Es bleiben ihm jetzt noch 703 Kalorien für den Rest des Tages.

2. VARIIEREN SIE DIE KALORIENAUFNAHME HINSICHTLICH IHRES TRAININGSUMFANGS

Wenn Sie feststellen, dass sie auch nach Ihrer Regenerationsmahlzeit gleich wieder Hunger haben, dann können Sie ruhig etwas mehr essen. Für manche ist es ratsam, die aufgenommene Kalorienmenge von Tag zu Tag leicht zu variieren. Essen Sie an harten Trainingstagen mehr und an Ruhetagen weniger. Beachten Sie, dass Sie am Ende der Woche die erlaubte Gesamtkalorienmenge nicht überschreiten.

3. PASSEN SIE IHRE ANGESTREBTE GESAMTKALORIENZAHL AN

Ihr Kalorienlimit muss Ihre Trainingsstunden einbeziehen (siehe Anhang C). Die Faustregel von 1.400 Kalorien für Frauen und 2.000 Kalorien für Männer geht von sechs Stunden Training pro Woche aus. Wenn Sie also mehr trainieren, dann müssen Sie den Wert für sich neu berechnen. Auch wenn Sie ständig hungrig sind, kann es ratsam sein, den Gewichtsreduktionsprozess ein wenig zu verlangsamen. Wenn es Ihnen ungleich leichter fällt, sich mit kleineren Schritten Ihrem Ziel zu nähern, dann akzeptieren Sie doch einfach, langsamere Fortschritte zu machen.

Wenn der vorgenannte Athlet also seine täglich aufgenommene Kalorienzahl leicht erhöht und pro Woche anstelle von 1 kg nur 700 g verliert (das entspricht einem Defizit von 750 Kalorien), dann verändern sich seine Zahlen wie folgt:

2.703 Kalorienverbrauch bei Gewichtserhaltung – 750 Kaloriendefizit = 1.953 Kalorien
1.953 (modifiziertes Kalorienbudget) – 1.000 Kalorien (bei vorgenannter Trainingseinheit aufgenommen) = 953 Kalorien

Demnach darf der Athlet fortan täglich 953 Kalorien zusätzlich zu den Trainingsmahlzeiten aufnehmen.

4. PASSEN SIE IHRE KALORIENAUFNAHME AN DEN TÄGLICHEN TRAININGSUMFANG AN

Wer nur ein paar Pfunde zu verlieren hat, der kann vielleicht eine sehr einfache und gleichzeitig schmackhafte Lösung wählen, um zum Ziel zu kommen: Verzichten Sie so weit wie möglich auf Sportnahrung. Wer isst sie schon gerne, die klebrigen, eintönigen und häufig zu süßen Energieriegel oder Gelprodukte? Auch wenn sich die

Sporternährungsindustrie immer wieder neue Marketingstrategien ausdenkt – mit einer Mahlzeit, einem belegten Brötchen oder auch mit einem Stück Kuchen können diese Produkte nicht konkurrieren. Wer die Wahl hat zwischen „echten" Nahrungsmitteln und dieser Astronautennahrung, der würde wohl kaum den Energieriegel wählen. Aber er bietet während des Trainings, was der Sportler braucht: hohe Kaloriendichte, einen geringen Fettanteil, leichte Ess- und Verdaulichkeit. Und dennoch, wer abnehmen möchte, ist gut beraten, diese Kalorien so weit wie möglich einzusparen. Wer nämlich nach dem Training erst mal einen Regenerationsriegel zu sich nimmt, der hat danach immer noch Lust auf eine richtige Mahlzeit. Warum also nicht gleich etwas Richtiges essen?

Schauen Sie sich hierzu in Tab. 12 die Nährwertzahlen verschiedener Regenerationsmahlzeiten an und entscheiden Sie selbst, wie viel Essbefriedigung die Optionen bieten. Sie können dann Ihre bevorzugten Regenerationsmahlzeiten selbst zusammenstellen.

Tab. 12: *Vergleich verschiedener Regenerationsmahlzeiten*

Vergleich der Mahlzeitoptionen	Powerbarriegel (Schokolade bzw. Erdnussbutter)	Mixgetränke	1 Tasse fettarme Milch, Vollkorntoast, 0,5 EL Erdnussbutter, eine Mandarine
Kalorien	240	250	257
Proteine (g)	10	9	15,1
Kohlenhydrate (g)	45	40	38
Fett (g)	3	6	6

Ein weiterer hilfreicher Tipp: Wer gerne Süßes isst, der sollte seine tägliche Süßigkeitenration am besten auf die Zeit direkt im Anschluss an das Training legen. Wissenschaftliche Untersuchungen haben nämlich ergeben, dass in den ersten zwei Stunden nach dem Training überschüssige Kalorien vornehmlich als Glykogen gespeichert werden, und nicht als Fett (44). Wer also gerne Süßes isst und vermeiden möchte, dass es ansetzt, der ist gut beraten, seine Schokolade direkt nach dem Training zu genießen.

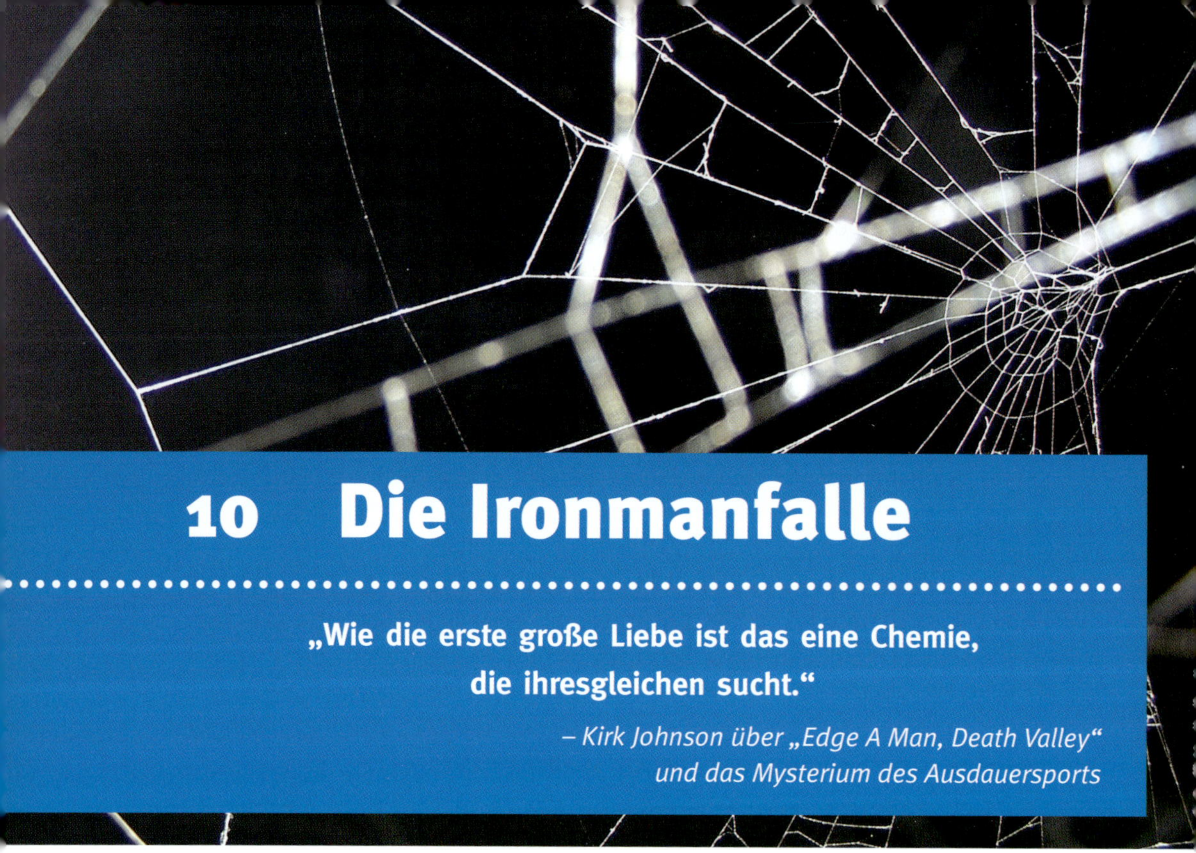

10 Die Ironmanfalle

„Wie die erste große Liebe ist das eine Chemie, die ihresgleichen sucht."

– Kirk Johnson über „Edge A Man, Death Valley" und das Mysterium des Ausdauersports

SIND SIE AUCH SCHON BEFALLEN?

Wenn Sie einen Triathleten dazu befragen, was die Sucht des Ironmans ausmacht, dann bekommen Sie vielfältige Antworten. Eines ist sicher, die suchtähnlichen Gefühle, die ein Ironmanrennen auslöst, sind weit *größer* als der bloße Wunsch, beim nächsten Mal schneller zu sein. Psychologen sprechen von zwanghaft-besessenem Verhalten und Anthropologen stellen Vergleiche mit den primitiven Urinstinkten von Urmenschen an, die auf der Suche nach Nahrung extreme Distanzen zurücklegten. Trainingswissenschaftler schließlich sehen die hormonale Seite des Ausdauersports, und erklären den Antrieb des Ausdauerathleten damit, dass beim Training *Endorphine*, auch *Glückshormone* genannt, ausgeschüttet werden. Triathleten selbst dagegen nennen nicht selten als Motivation für ihr Training die Lust am Essen und die Tatsache, dass sie sich nie zu zügeln brauchen. Doch, halt: Ein Ironmanrennen geht zu Ende, aber der Hunger und die Essgewohnheiten bleiben.

Jillian, die vor einem Monat ihren ersten Ironman bestritten hat, berichtet: „Während des Trainings war ich in der Form meines Lebens. Ich war fit, gesund und konnte essen, was und so viel ich wollte. Es schien keine Grenzen zu geben, ich konnte alles in mich hineinschieben und nahm trotzdem ab. So aß ich natürlich fröhlich weiter. Aber heute zahle ich dafür. Der Trainingsumfang geht zurück und damit natürlich auch die verbrauchte Kalorienmenge. Also muss ich nun meine Kalorienzahl zurückschrauben. Aber genau dort liegt das Problem. Ich bin nämlich nicht so selbstdiszipliniert wie andere. Wenn ich vor meiner Ironmanzeit auch meine Essgewohnheiten mehr oder weniger im Griff hatte, diese Fähigkeit habe ich komplett verlernt. Ich weiß ja nicht einmal mehr, wie eine normal große Portion aussieht. Ich habe das Gefühl, ganz von vorne anfangen zu müssen."

Um diesen Zustand zu vermeiden, sollten Sie auch während des Ironmantrainings eine bewusste Ernährung aufrechterhalten. Das ist natürlich leichter gesagt als getan. Wenn Sie nämlich hart trainieren, dann können Sie es sich leisten, Ernährungspläne über den Haufen zu werfen und in sich hineinzustopfen, was gerade verfügbar ist. Insbesondere schmackhaftes Essen hilft schließlich auch, sich nach harten Trainingseinheiten emotional zu erholen.

Zugegebenermaßen ist auch die Biologie gegen den Ausdauersportler: Wer nämlich ein hartes Trainingsprogramm durchzieht, bei dem schleichen sich gerne natürliche Bedürfnisse ein, es sich außerhalb des Trainings so leicht und so angenehm wie möglich zu machen. Schließlich haben Sie genug damit zu tun, Ihr Training zu überleben und gleichzeitig familiären Verpflichtungen nachzukommen.

Aber es ist wichtig, auch in Härtephasen kontrollierte Ernährungsgewohnheiten aufrechtzuerhalten.

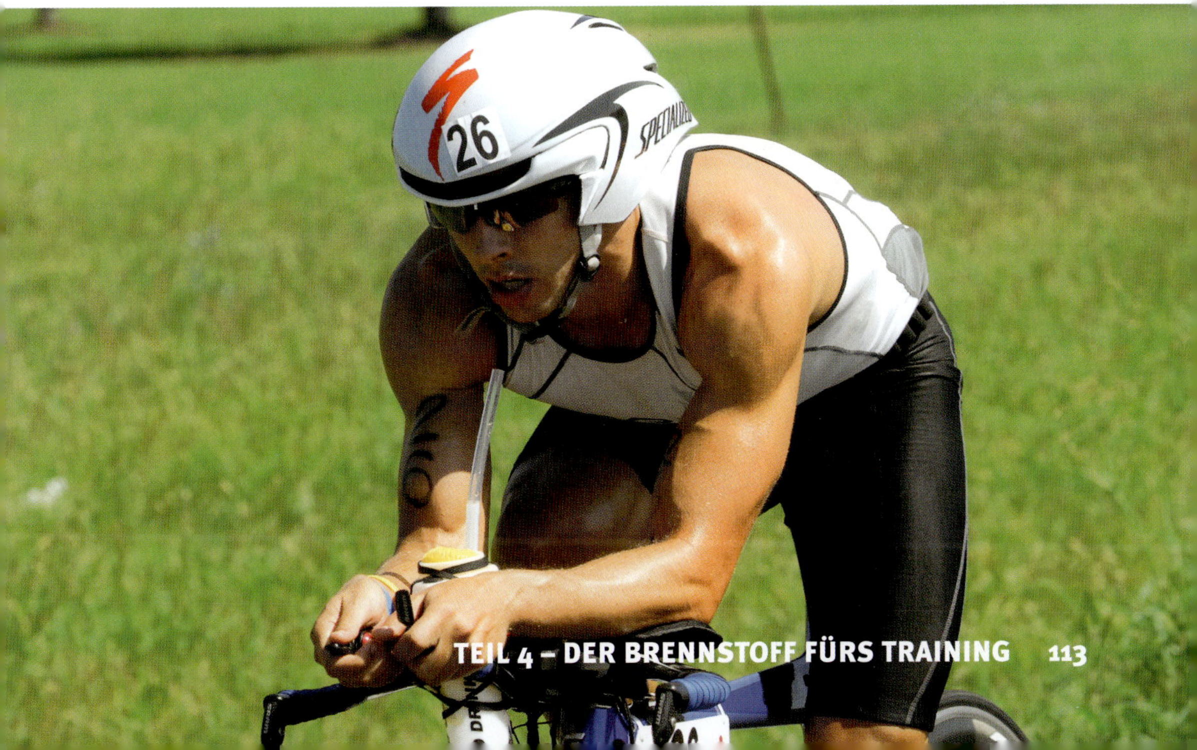

WIE SIE DIE IRONMANFALLE VERMEIDEN KÖNNEN

Wer für einen Ironman trainiert, der nimmt sich nicht zum Ziel, abzunehmen. In diesem Kapitel geht es daher darum, eine Gewichtszunahme und das Annehmen schlechter Ernährungsgewohnheiten zu vermeiden.

Sie können zwischen zwei Wegen wählen:

1. Schieben Sie zusätzliche Regenerationsmahlzeiten ein, anstatt konstant unkontrolliert zu essen. Alle weiteren Mahlzeiten bleiben gleich.
2. Wenden Sie eine modifizierte Version der Methode zur Gewichtsreduktion an.

ESSEN SIE NICHT WAHLLOS

Wer für einen Ironman trainiert, der verdoppelt nicht selten seinen Trainingsumfang. Das heißt aber nicht, dass auch die *täglich benötigte Kalorienmenge verdoppelt wird*. Im Durchschnitt vergrößert sich der Kalorienbedarf eines Ironmanathleten um 300 Kalorien täglich (vgl. Anhang E). Diese können einfach mit einer zusätzlichen Regenerationsmahlzeit aufgenommen werden. Den Rest des Tages wird dann normal gegessen.

Nahrungsaufnahme während des Trainings

Ein Ironmanathlet muss während des Trainings Nahrung aufnehmen. Auf der einen Seite braucht er Energienachschub auf längeren Trainingseinheiten, auf der anderen Seite muss er die Nahrungsaufnahme für den Wettkampf üben. Wer nicht genügend Energie während des Trainings aufnimmt, der verliert an Leistungsfähigkeit, denn das lange und hochfrequente Training verzeiht keine Energielöcher.

In Kap. 9 haben Sie erfahren, dass Sie erst nach zwei Stunden Training mit der Nahrungsaufnahme beginnen sollten. Dies gilt nicht für den Ironmanathleten. Wann immer dieser länger als *zwei Stunden* trainiert, sollte er bereits *von der ersten Stunde an 280 Kalorien stündlich* zu sich nehmen und damit bis zum Ende der Trainingseinheit fortfahren.

Wer mehrmals täglich trainiert, aber jede einzelne Trainingseinheit kürzer als zwei Stunden ist, der braucht *während* des Trainings keine Kalorien zu sich zu nehmen. Dies gilt zumindest, wenn einige Stunden zwischen den Trainingseinheiten liegen.

Regenerationsmahlzeiten

Wer seine Gesamtkalorienmenge unter Kontrolle behalten möchte, der muss als Erstes seine Regenerationsmahlzeiten planen. Wer nämlich nach einer sechsstündigen Trainingseinheit nach Hause kommt und nichts zu essen geplant hat, der beschwört das Übel herauf. Ganz klar kommt es dann zu einer ziellosen Vernichtung von allem Essbaren, was zu finden ist.

Die Regenerationsmahlzeit sollte die Länge und Intensität des Trainings widerspiegeln. Um die benötigte Menge an Kalorien zu berechnen, können Sie die Tab. 16 in Anhang C verwenden. Als Faustregel gilt, ab der dritten Trainingsstunde benötigen Sie 350 Kalorien für jede weitere Stunde Training (beachten Sie, dass Sie bereits *während* des Trainings 280 Kalorien pro Stunde aufgenommen haben).

Regenerationsmahlzeit nach einem vierstündigen Training = 4 Std. x 350 Kalorien = 1.400 Kalorien

Wie soll ich mich ernähren, wenn ich mehrmals täglich trainiere? Wenn die Trainingszeit des Tages zwei Stunden überschreitet, sollten Sie nach jeder Trainingseinheit eine Regenerationsmahlzeit zu sich nehmen (350 Kalorien pro Stunde). Essen Sie im Zeitfenster von 20 min 2 h nach Beendigung des Trainings.

Die Planung und Zubereitung von Mahlzeiten vor dem Training sollte Teil Ihrer Ironmanvorbereitung sein. Eine durchdachte Vorplanung erspart Stress. Wählen Sie vorzugsweise richtige Nahrungsmittel anstelle von Energieriegeln, Gelprodukten oder Mixgetränken. Diese haben einen hohen Nährwert und bieten außerdem mehr Essgenuss.

Kontrolliertes Schlemmen

1 x pro Woche, nach Ihrer längsten Trainingseinheit, dürfen Sie sich ein Schlemmermenü nach dem Training gönnen. Es sollte zwar hauptsächlich aus gesundem Obst, Gemüse und Proteinen bestehen, darf aber auch schmackhafte Saucen, fetteres Schweinefleisch oder andere hochkalorische Lebensmittel wie Eis, Schokolade, Käse oder Pizza enthalten. Diese Regenerationsmahlzeit ersetzt die größte Mahlzeit des Tages und lässt den Sportler nicht nur physisch, sondern auch psychisch wieder auftanken. Dabei können Sie wählen, ob Sie die Mahlzeit selbst kochen wollen, ins Restaurant oder sogar zum Schnellimbiss gehen. Folgen Sie Ihren Gelüsten.

MODIFIZIEREN SIE IHRE METHODE DER GEWICHTSKONTROLLE

Die meisten der in Kap. 9 beschriebenen Methoden können auch während des Ironmantrainings angewendet werden. In Tab. 13 sind diese noch einmal zusammengestellt und mit Kommentaren versehen.

DIE ZEIT NACH DEM IRONMAN

Nach dem Ironmanrennen, ob das nun Ihr erster oder bereits Ihr 15. Ironman war, müssen Sie irgendwann wieder auf den Boden der Tatsachen zurückfinden. Der Trainingsumfang wird verringert und damit muss auch die Ernährungsweise wieder neu definiert werden. Wenn Sie damit Schwierigkeiten haben, dann gehen Sie noch einmal zurück zu den Verhaltensweisen, die Sie an früherer Stelle gelernt haben, um Ihre Kalorienaufnahme zu kontrollieren. Je schneller Sie die Oberhand gewinnen, desto schmerzloser wird der Prozess sein.

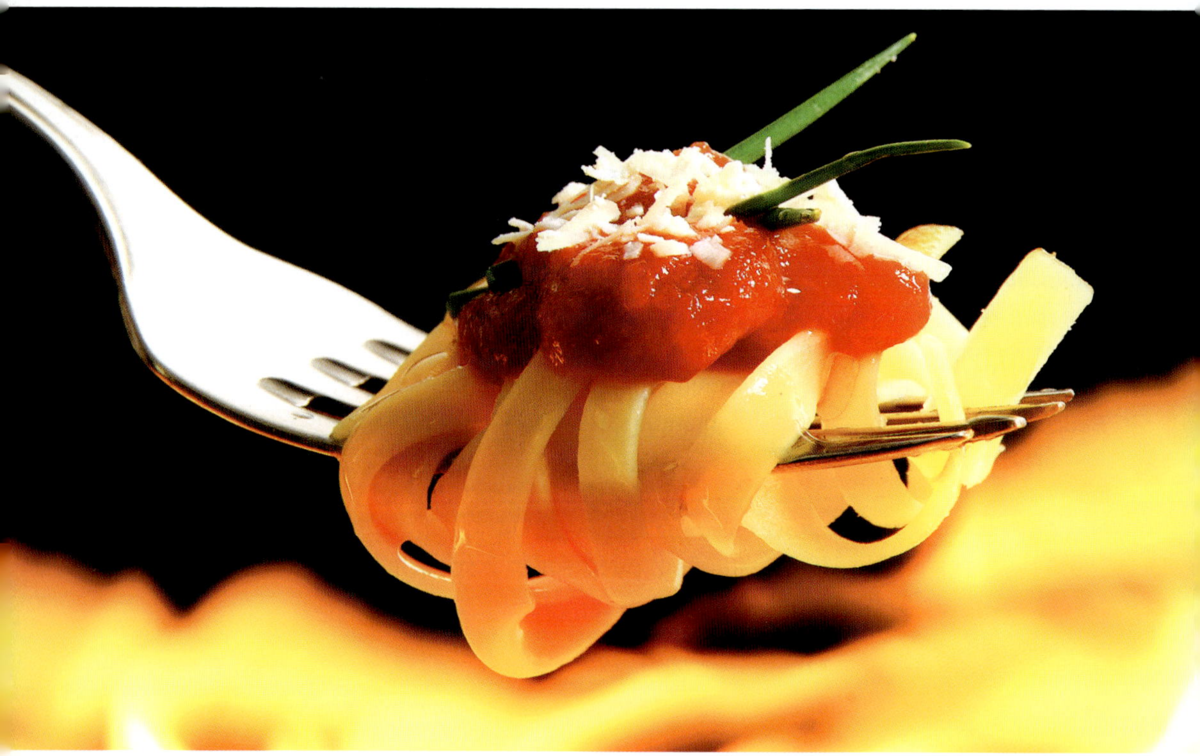

Tab. 13: *Die Methodik der Gewichtskontrolle beim Ironmantraining*

Methode	Kommentare zur Modifizierung
Im täglichen Leben	Konzentrieren Sie sich auf Ihre Leistungsfähigkeit.
Verantwortlichkeit	Sie haben vermutlich keine Zeit für Gesprächsgruppen.
Fortschritte anerkennen	Benutzen Sie Ihre Ironmanziele als Maßstab für Erfolg.
Schlechte Gewohnheiten eliminieren	Dafür haben Sie vermutlich keine Nerven.
Hungergefühle erkennen	Sie können nicht nur essen, wenn Sie hungrig sind.
Regelmäßiges Wiegen	Erwarten Sie große Schwankungen.
Motivation erneuern	Konzentrieren Sie sich auf Ihre Leistungsfähigkeit, nicht auf die Gewichtsreduktion.
Wegwerfen	Praktizieren Sie es weiterhin.
Zeitspanne zwischen den Mahlzeiten	Diese hängt von Ihrem Trainingsplan ab.
Protokollieren, was Sie essen	Protokollieren Sie Ihr Training und Ihr Essen im gleichen Tagebuch.
Trainieren auf Formerhaltung	Nein, Sie wollen Ihre Form verbessern.
In Gesellschaft	
Mentale Einstellung	Die sollte jetzt, da Sie für den Ironman trainieren, sogar noch besser sein.
Unterstützung durch die Angehörigen	Die brauchen Sie jetzt noch mehr als je zuvor.
„Nein danke" sagen	Unbedingt aufrechterhalten!
Feste & Urlaub	Dafür haben Sie sowieso keine Zeit mehr.
Genussproben	Halten Sie sich nicht daran auf.
Unterstützung von professionellen Gruppen	Dafür haben Sie auch keine Zeit mehr.
Wenn der Hunger kommt	
Vermeiden Sie Alkohol!	Unbedingt aufrechterhalten!
Kontrollieren Sie Ihren Hang zu Süßigkeiten	Unbedingt aufrechterhalten!
Vielfältigkeit der Nahrungsmittel	Ja, das ist wichtig.
Essen Sie Proteine	Ja
Gesunde Snacks	Vermeiden Sie es, kalorienreiche Snacks im Haus oder im Auto zu haben. Ersetzen Sie diese durch gesunde Snacks.
Essensreste für später	Besonders wichtig!
Kreieren Sie eigene Rezepte	Gut und hilfreich, wenn Sie dazu Zeit haben.
Außer Haus essen	
Vermeiden Sie Fett!	Unbedingt aufrechterhalten!
Essen Sie Gemüse	Ja
Die Faustregel	Halten Sie sich daran!
Fast-Food-Optionen	Wägen Sie ab, was sie auswählen.

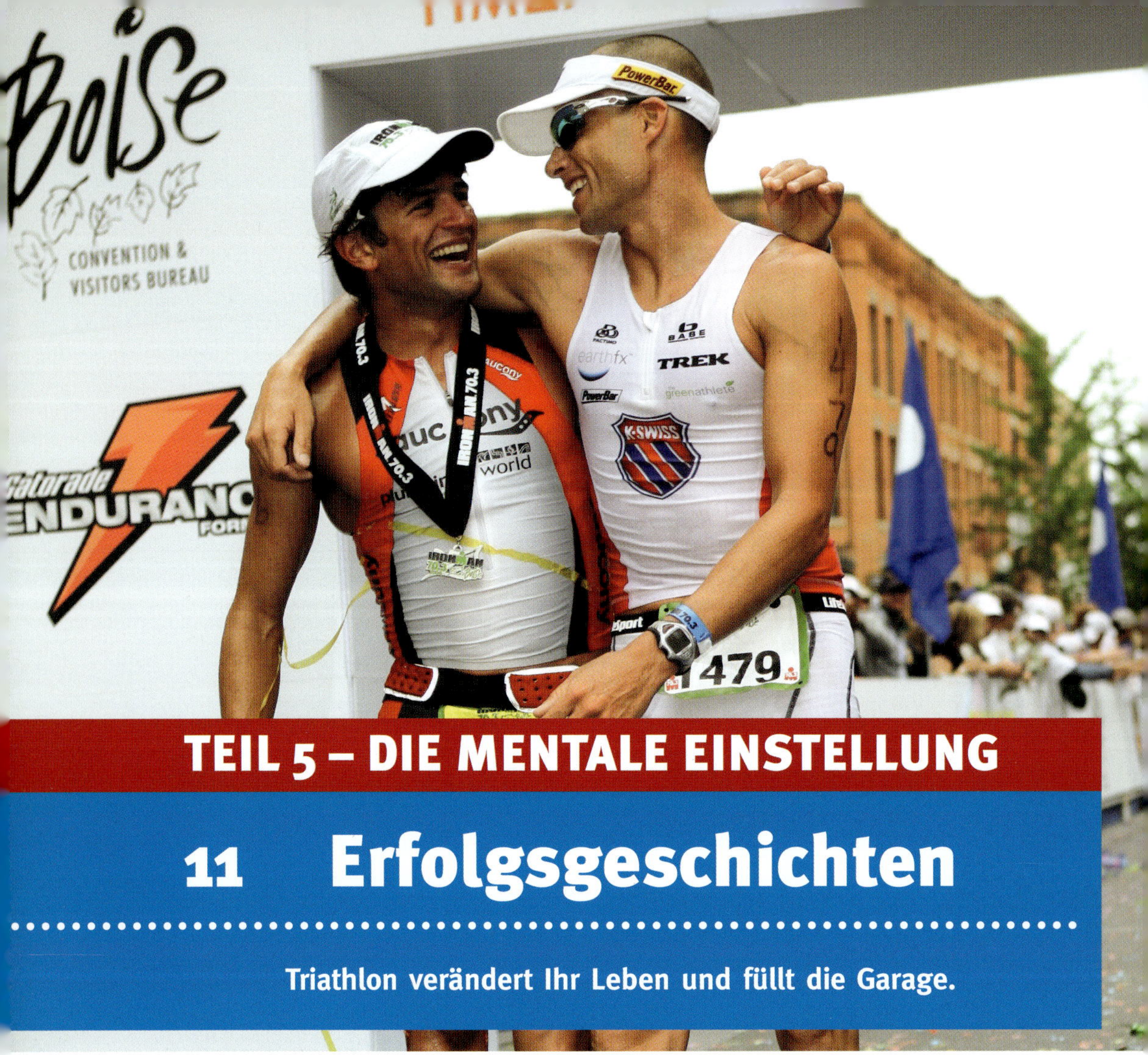

TEIL 5 – DIE MENTALE EINSTELLUNG

11 Erfolgsgeschichten

Triathlon verändert Ihr Leben und füllt die Garage.

MATT LIETO: AUF DER ÜBERHOLSPUR

Im Jahre 1999 stand Chris Lietos pummeliger Bruder Matt in Kona an der Strecke, um seinen Bruder anzufeuern. Er wog damals 113 kg, 35 kg mehr als heute. Als er an einer Verpflegungsstation den vorbeilaufenden Athleten Wasser reichte, hatte er eine Eingebung. „Das war der Wahnsinn. Diese Besessenen waren bereits seit Stunden schwimmend und fahrend unterwegs und nun liefen sie sogar noch schneller, als ich mich bewegen konnte. Ich hatte doch wahrhaftig Probleme, ihren Schritten für einige Meter zu folgen. Bis Mitternacht verharrte ich an der Ziellinie, wo ich diese so unterschiedlich aussehenden Geschöpfe begutachten konnte. Junge und alte, schnelle und langsame, dicke und dünne

Athleten schleppten sich da ins Ziel, manche sahen noch recht frisch aus, andere waren sichtlich am Ende. Als ich einen 78 Jahre alten Sportler in gebückter Haltung ins Ziel wanken sah, war es um mich geschehen: Ich war infiziert. Einen Ironman durchzustehen, schien mir unmöglich und doch gab es so viele, die das schafften. Also stellte ich mich zuerst meiner unmöglich erscheinenden Herausforderung: abzunehmen."

Matt beschloss, sein Leben zu ändern. Noch wusste er nicht genau, wie sein neues Leben aussehen sollte, aber zumindest wollte er aufhören, sich selbst zu bemitleiden und aus Frust Essen in sich hineinzustopfen. Von nun an sollte Nahrung dazu dienen, Energie zu tanken.

Als Matt zur Uni zurückkehrte, stellte er einen neuen Ernährungsplan auf: Er nahm ein großes Frühstück, ein mittleres Mittagessen und nur eine Kleinigkeit zu Abend zu sich. Sein täglicher Ernährungsplan sah folgendermaßen aus:

Frühstück:	Omelette mit 4-5 Eiweiß, Toast und Müsliflocken
Mittagessen:	Sandwich und Obst oder Brezeln
Abendessen:	Gegrilltes Gemüse mit Tofu

Außerdem folgte er folgenden Regeln:

- Als Snacks gab es nur noch Obst.
- Viel Gemüse.
- Keine zubereiteten Lebensmittel (darunter fällt alles, was verpackt ist).
- Keine fetten Nahrungsmittel.
- Viel Wasser.
- Keine Süßigkeiten.

Gleichzeitig begann er, Sport zu treiben. Er erkannte seine Passion fürs Skateboardfahren. Dies war eine Beschäftigung, die er mehrere Stunden täglich ausführen konnte, ohne müde zu werden. „Ich nahm so schnell an Gewicht ab, dass ich es gar nicht richtig wahrnahm. Ich muss sagen, ich hatte eigentlich keine richtigen Schwächephasen. Ich war vom Ehrgeiz gepackt und so auf meine innere und äußere Wandlung konzentriert, dass eigentlich alles wie im Traum ablief. Ich habe meine körperliche Aktivität in vollen Zügen genossen. Meiner Familie erzählte ich nichts von meinem neuen Leben und als ich dann mal wieder zu Besuch zu meinen Eltern kam, dachte meine Mutter, ich wäre krank. Das ist wohl kein Wunder. Schließlich hatte ich in der Zwischenzeit 35 kg verloren. Meine Kleidergröße hatte ich in fünf Monaten von 38' auf 32' verkleinert."

Matt hatte jede Woche etwa 2 kg verloren. Mit schwindendem Gewicht entdeckte Lieto seine Passion für andere Sportarten. Er begann zunächst zögerlich, doch mit jedem Erfolg wuchs sein Selbstvertrauen. Eines Tages absolvierte er seinen ersten Triathlon, eine Kurzdistanz in Wildflower. Dort konnte er seine Zielzeit erreichen und so steckte er sich für die folgenden Rennen höhere Ziele. Langsam, aber sicher entwickelte er sich zu einer selbstbewussten Frohnatur. Sein Leben hatte sich verändert.

Zur selben Zeit schaffte sein sieben Jahre älterer Bruder gerade den Durchbruch als Profi, als er das Ironmanrennen in Wisconsin gewann. Fortan entwickelten sich beide nach oben. Chris als Profi, Matt als Altersklassenathlet. Sicherlich profitierte er von der Erfahrung des älteren Bruders und das gemeinsame Hobby schweißte beide zusammen. Matt adoptierte die Einstellung, was Chris leisten konnte, müsste er zumindest versuchen. So gingen beide einen parallelen Weg, Chris immer einige Jahre voraus.

Heute ist auch Matt professioneller Triathlet und glaubt, eines Tages einen Ironman gewinnen zu können. Noch muss er sich aber täglich daran erinnern: „Ich bin auch einer von denen, Ich KANN gewinnen."

„Meinen Körperfettanteil drücke ich aber nicht so weit nach unten wie manche anderen Athleten. Wenn ich zu mager werde, leidet meine Leistung, so trage ich vermutlich 1-2 % mehr Körperfett mit mir herum, im Vergleich zu den meisten anderen. Zusätzliche Pfunde kompensiere ich aber mit Kraft. Außerdem vergesse ich auch nie, dass ich mal 113 kg gewogen habe. Da sind meine heutigen 77 kg schon nicht schlecht."

„Ich finde, die meisten Menschen essen zu häufig. Sie schieben zusätzliche Mahlzeiten ein, die sie gar nicht verarbeiten können. Ich weiß, dass viele das Konzept der häufigen, kleinen Mahlzeiten über den Tag verteilt gut finden, um den Stoffwechsel angekurbelt zu halten. Ich denke schon, dass das funktionieren kann, aber dann müssen die Mahlzeiten wirklich klein sein. Kaum einer verarbeitet drei große Mahlzeiten pro Tag und dann noch ein paar kleine Snacks. Die Wahrheit ist: An einem normalen Tag verbraucht keiner so viele Kalorien."

SCOTTS NEUES LEBEN

Scott hat 50 kg abgenommen und denkt nun über einen operativen Eingriff nach, um seine überschüssige Haut entfernen zu lassen. Hier ist seine Geschichte:

„Innerhalb von einem Monat habe ich das Trinken aufgegeben, aufgehört, Drogen zu nehmen und mich den AA angeschlossen (Anonyme Alkoholiker).

Sobald ich aufhörte zu trinken, ging mein Gewicht nach unten. Damit war der größte Schritt getan und ich konnte mich auf meine Gesundheit konzentrieren.

Fortan ernährte ich mich nur noch von gesunden Nahrungsmitteln (kein Fast Food, keine zubereiteten Lebensmittel, kein Nachtisch und keine abendlichen Snacks) und versuchte, auch Zwischenmahlzeiten so weit wie möglich zu vermeiden. Außerdem hörte ich auf zu rauchen und begann, Sport zu treiben. Es fällt mir zwar extrem schwer, meinen Appetit zu zügeln, aber vor dem Schwitzen habe ich keine Angst.

Die erste Hälfte meines Gewichtsverlusts passierte einfach durch meine neuen Essgewohnheiten und durch die körperliche Bewegung (Gehen, Laufen, Radfahren etc.) Als ich dann etwa 110 kg wog, beschloss ich, einen 5-km-Lauf zu bestreiten. Dann überredete mich ein Freund dazu, mich bei einem Volkstriathlon, der einen Monat später stattfand, anzumelden. Ich beschloss, die Anmeldung auszufüllen, absagen konnte man ja immer noch. So war ich also gezwungen, mein Training ein wenig zu forcieren, um zumindest theoretisch die Renndistanz durchzustehen. Hierdurch verlor ich wiederum drastisch an Gewicht. Innerhalb von nur einem Monat war ich runter auf 105 kg.

Schon bald meldete ich mich für weitere Triathlonrennen an, machte Radrennen und Laufwettkämpfe. Von Rennen zu Rennen verbesserte ich meine Zeiten. Bald schon wurden die Distanzen länger, ich bestritt Kurztriathlons, lief Halbmarathons und sogar Marathons. Mit jedem neuen Erfolgserlebnis wurde die Motivation, hart zu trainieren, größer und das Gewicht schwand zusehends. Triathlon ist eine so abwechslungsreiche Sportart, dass einem eigentlich nie langweilig werden kann. Wenn ich mal wieder an der Achillessehne verletzt bin (sowas passiert schon mal, wenn ein Übergewichtiger zu viele Kilometer läuft), dann fahre und schwimme ich eben mehr.

Es fühlte sich an, als hätte ich einen Schalter umgelegt. Plötzlich wandelte sich meine ganze Psyche. Dabei ging es überhaupt nicht darum, ob ich mir nun ein paar Extrakalorien gönnen konnte oder nicht. Es ging um die inneren Veränderungen, die stattfinden, wenn man sein Leben so drastisch verändert. Man ist wie in einem Sog und dann fällt alles leicht. Ich bin sicher, andere, die eine ähnliche Wandlung durchgemacht haben, wissen, wovon ich rede.

Das Trinken ist ein Problem für sich. Bei den Anonymen Alkoholikern lernte ich, dass der Konsum von Alkohol nicht das eigentliche Problem ist. Du hast ein Problem in deinem Leben – in meinem Fall war das die Leere in meinem Leben, verbunden mit Angstzuständen – und das versuchst du mit Alkohol zuzuschütten. Der Alkohol ist dabei nur das Symptom, nicht die Ursache. Zu Anfang ist der Alkohol dein Freund, aber irgendwann wendet sich das Blatt und der Alkohol fängt an, dich zu kontrollieren. Als ich an diesem Punkt angekommen war, begann für mich die Wende. Ich hatte zunächst nichts, um das plötzlich entstandene Loch zu füllen. Da waren nun 6-8 Stunden täglich, die sich nicht mehr rund um das Trinken drehten. Diese Leere machte mir umso bewusster, in welchem Chaos sich mein Leben befand. Zunächst einmal sind da die körperlichen Entzugserscheinungen zu nennen, dann der Verlust meiner Freunde, die ich in meiner Alkoholzeit hatte. Und schließlich waren da die Auswirkungen auf meine Arbeit.

Als ich dann mit Triathlon anfang, baute ich langsam einen neuen Freundeskreis auf.

Bei den Anonymen Alkoholikern traf ich auf einen Ironmanathleten. Dieser vermittelte mir die Wichtigkeit von körperlicher Betätigung für das psychische Wohlbefinden und eine gute Möglichkeit, die Leere in mir zu füllen. Triathlon war eine Beschäftigung, wo ich schnell Fortschritte sehen konnte und die meinem Leben einen neuen Sinn gab.

Ich lernte auch, mich mit Gewinnertypen zu umgeben. Man sagt, Menschen streben grundsätzlich an, so zu werden, wie die Menschen, die ihnen am nächsten sind. Für mich sind das nun Ironmanathleten. Wenn jemand es schafft, sich mit allem, was er hat, dem Triathlonsport hinzugeben, mit dem Ziel, einen Ironman durchzustehen, dann ist das für mich ein Gewinner. Solche Menschen inspirieren mich. Denen möchte ich nacheifern."

Erfolgreiche Menschen finden Sie überall, wenn Sie nur die Augen aufmachen. Die Welt ist voll von Triathleten, die den Sport dazu benutzen, ihr Leben umzukrempeln. Ob Sie nun schnell oder langsam Gewicht verlieren, der Gewichtsverlust steht symbolisch für Ihre Verpflichtung, Ihr Leben in die Hand zu nehmen.

Wie Kevin Shaw, heute 52 kg leichter als zuvor, sagt: „Mir geht es nicht darum, ständig Rennen zu bestreiten. Der Triathlonsport ist ein Lebensstil für mich. Fast kann man sagen, *ich möchte, dass dieser Weg nie zu Ende geht und ich niemals diese begehrte Ziellinie überschreite.*"

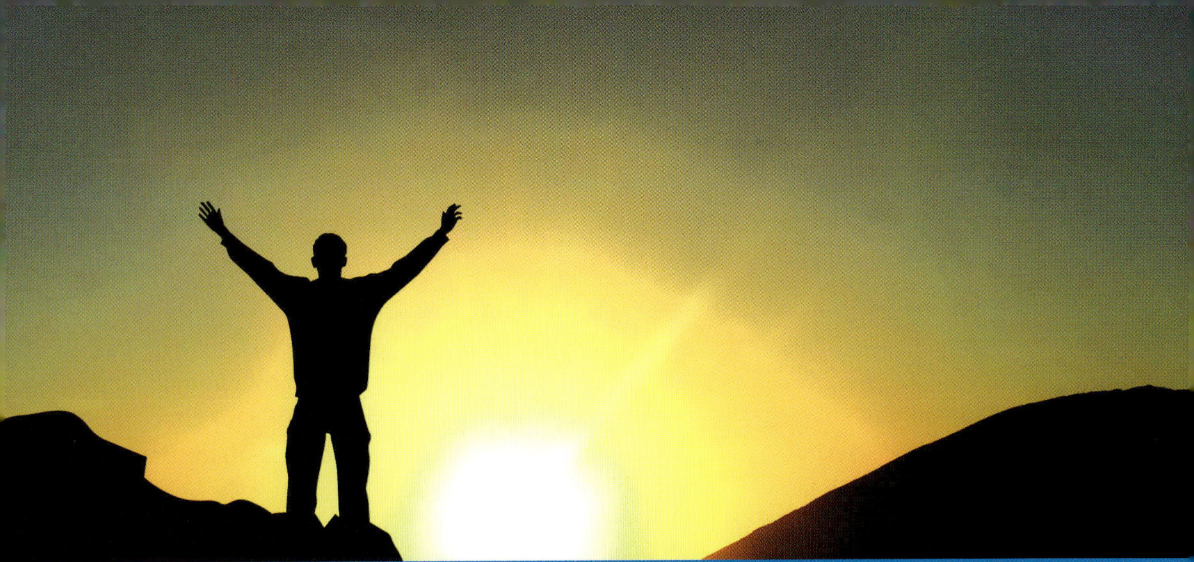

12 Motivation

Wer ehrlich zu sich selbst sein will,
muss stark, mutig und weise sein.

VERABSCHIEDEN SIE SICH VON DER NEGATIVEN AURA

DIE UNZUFRIEDENHEIT MIT SICH SELBST

Äußerlichkeiten zählen. Ob es Ihnen gefällt, oder nicht, wer einen guten Körperbau hat, gesund und fit aussieht, dem werden Fleiß, Selbstdisziplin, Willenskraft und Beharrlichkeit zugesprochen (78). Umgekehrt werden übergewichtigen Menschen mangelnde Selbstdisziplin und Faulheit angehängt. In unserer Kultur ist es wichtig, einen gut geformten Körper zu präsentieren (77). Einer der schmerzhaftesten Aspekte, übergewichtig zu sein, ist sicherlich das Ansehen in der Öffentlichkeit. Wer hart trainiert und leistungsfähig ist, aber dennoch Übergewicht mit sich herumträgt, der stellt ein widersprüchliches Bild in der Gesellschaft dar. Außenstehende können sehen, dass Sie zwar die Disziplin aufbringen, um hart zu trainieren, aber gleichzeitig ist offensichtlich, dass Sie zu viel essen. Wir wollen hier natürlich nicht übertreiben. Niemand ist perfekt und übergewichtig zu sein, ist ein relativ kleines Übel, verglichen mit den psychischen Problemen manch anderer. Allerdings ist Übergewicht ein Problem, das auf den ersten Blick für jeden sichtbar ist. Lange Rede, kurzer Sinn: Sie können das ändern, fangen wir an!

Wenn man sich in seiner Haut nicht wohlfühlt, beim Sporttreiben weite Kleidung trägt, um überschüssige Pfunde zu kaschieren, dann kann einem das schon den Spaß verderben. Sie sagen sich vielleicht: „Das ist nicht fair, ich trainiere so hart. Ich habe es verdient, meinen Körper mit Stolz zu tragen." Natürlich können Sie auch eine Psychotherapie machen und dort lernen, Ihr Selbstbild neu zu definieren. Doch lassen Sie sich gesagt sein: Abnehmen verbessert Ihr Selbstbild weit mehr, als jede Psychotherapie (79). Reduzieren Sie Ihr Gewicht, dann sind Sie zufriedener mit sich.

Wenn Sie Ihre Unzufriedenheit überwinden wollen, müssen Sie Veränderungen herbeiführen. Veränderungen sind schwierig. Die meisten Menschen ändern ihre Lebensgewohnheiten nur, wenn sie ganz unten sind und nicht mehr weiter wissen.

Wo sind Sie?

AUSLÖSENDE MOMENTE

Untersuchungen der *National Weight Control Registry* (NWCR) mit 5.000 Probanden, die mehr als 10 % ihres Körpergewichts abnahmen und dieses Gewicht für mindestens ein Jahr hielten, haben ergeben, dass 83 % von ihnen einen auslösenden Moment in ihrem Leben bezeichnen konnten, der sie zum Gewichtsverlust anregte. Die Ergebnisse der Studien der NWCR sind unter *www.nwcr.ws* nachzulesen (83).

Der am häufigsten genannte Anlass zum Abnehmen ist eine Bedrohung der Gesundheit. Es kann sich schlicht um eine Warnung eines Arztes handeln, oder auch um den mit Übergewicht in Verbindung gebrachten Tod eines Familienangehörigen. Als weitere Anlässe werden genannt: das Erreichen eines nie da gewesenen Höchstgewichts, ein unvorteilhaftes Foto oder auch das eigene Spiegelbild (80).

Dan gehört zu denen, die um ihre Gesundheit fürchten: „Ich wollte unbedingt vermeiden, von meinem Arzt zu hören, dass ich angesichts meines Gewichts vielleicht nicht einmal 35 Jahre alt werden würde."

Eric, 120 kg, fügt hinzu: „Ich habe mir ein paar Wettkampffotos von der letzten Saison angeschaut und musste plötzlich einsehen: Ich war fett. Mein Übergewicht war zwar gleichmäßig verteilt und damit weniger auffällig. Aber wer in mein Gesicht schaute, der sah auf Anhieb, dass ich ein Doppelkinn hatte. Das war *inakzeptabel*."

Kevin bezog seine Motivation von seiner Tochter: „Eines Tages sahen wir gemeinsam eine Fernsehshow mit Übergewichtigen. Meine Tochter sagte unverblümt, dass mein Bauch ganz genauso aussehen würde, wie der des Mannes im Fernsehen. Und dieser wog 300 kg! Ich begann mich zu fragen, ob andere mich genauso sahen, wie ich mich selbst. Ganz ehrlich, ich wog bei Weitem nicht so viel, wie der Mann im Fernsehen, aber ich kann nicht verhehlen, dass ich am ganzen Körper überschüssiges Fett mit mir herumschleppte. Danach gab es noch einen weiteren Moment, der mich schließlich dazu bewegte, mein Leben zu ändern: Ich saß mit meiner Tochter im Auto und wir überholten einen übergewichtigen Radfahrer. Meine Tochter sagte, wiederum todernst, dass dieser Mann auf dem Rad genauso aussehen würde wie ich. Das war genug. Ich selbst fand zwar nie, dass ich so schlimm aussehen würde, aber da musste etwas dran sein. Ich beschloss, abzunehmen."

Die Hauptmotivation, Gewicht zu verlieren, besteht darin, Schmerz zu vermeiden. Der Schmerz, den Ihnen das Dicksein bereitet, muss aber groß genug sein, um den schweren Schritt der Lebensveränderung zu wagen.

Wenn Sie noch keinen auslösenden Moment in Ihrem Leben hatten, der Sie zum Umdenken gezwungen hat, dann können Sie diesen auch durch Selbstsuggestionen herausfordern.

Geben Sie sich selbst den Anstoß

Schreiben Sie alles auf, was an Ihrem Übergewicht schlecht, schmerzhaft, unangenehm oder demotivierend ist. Beginnen Sie mit gesundheitlichen Gründen, aber lassen Sie dann Ihre Gedanken schweifen und schreiben Sie alles auf, was Ihnen in den Sinn kommt: Wie sehen Sie sich, wenn Sie mal wieder Dinge maßlos in sich hineinstopfen? Wie fühlen Sie sich, wenn Sie in einem Wettkampf von schlankeren Sportlern überholt werden?

Sehen Außenstehende Sie als Sportler oder als x-beliebigen Menschen, der faul und träge ist? Sehen Sie jünger oder älter aus, als Sie sind? Wie fühlen Sie sich, wenn Sie mal wieder über die Stränge geschlagen und zugenommen haben? Undiszipliniert, dumm, schwach, langsam? Tauchen Sie ein in diese negativen Gefühle. Lassen Sie sie hochkommen, um sie dann loslassen zu können. Erkennen Sie die Kosten Ihres Übergewichts an. Es kostet Sie Ihre Seele.

SPÜREN SIE DIE KRAFT DES ERFOLGS

„Erfolg ist nicht das Resultat einer spontanen Zündung – Sie müssen sich selbst in Flammen setzen."

– Reggie Leach

VISUALISIEREN SIE IHREN ERFOLG

Nachdem Sie sich mit all diesen negativen Gedanken so richtig heruntergezogen haben, arbeiten Sie sich nun gedanklich wieder hoch. Stellen Sie sich jetzt vor, wie Ihr Leben *ohne* Gewichtsprobleme aussehen wird.

Denken Sie positiv

- *Wie viel schneller wären Sie, wenn Sie schlank wären?*
- *Was ist so anziehend daran, schlank und athletisch auszusehen?*
- *Was denken Sie, wenn Sie einem extrem fit aussehenden Menschen auf der Straße begegnen? Welche Charaktereigenschaften schreiben Sie dieser Person zu? Disziplin? Pepp? Intelligenz?*
- *Wie würde es sich wohl anfühlen, für den Rest Ihres Lebens so fit zu sein?*
- *Wie toll wäre es, in eng anliegender Sportkleidung zu trainieren, sich auch in Schwimmbekleidung gut zu fühlen?*
- *Wie würde es sich anfühlen, nicht nur athletisch zu sein, sondern auch athletisch auszusehen? Welche Auswirkungen hätte das auf Ihre Kinder? Welches Beispiel würden Sie setzen?*
- *Stellen Sie sich vor, Sie hätten Ihre Nahrungsmittelaufnahme endlich unter Kontrolle!*
- *Wie würde es sich anfühlen, Ihren Körper mit Stolz zu präsentieren?*
- *Stellen Sie sich vor, wie sich Arme, Beine und Rumpf definiert und fest anfühlen.*
- *Wie wäre es, wenn die Jeans plötzlich schlabbern würden, Sie eng anliegende Shirts tragen könnten?*

Diese positiven Träume sind wichtig. Sie führen das Gehirn in die gewollte Richtung. Wenn Aussehen für uns wichtig ist, können wir unseren Körper verändern und unseren Traum erfüllen.

Bei einer Studie aus dem Jahre 1992 wurde der Einfluss der Vorstellungskraft auf die körperliche Leistungsfähigkeit nachgewiesen: Mit einem bestimmten Finger sollte ein Gewicht gehoben werden. Eine Gruppe trainierte den Finger mehrere Wochen lang, während eine andere Gruppe sich das Heben des Gewichts nur vorstellte. Die Gruppe, die den Finger trainierte, konnte die Muskelkraft um 30 %

vergrößern. Die Gruppe, die nur mit Vorstellungskraft arbeitete, vergrößerte ihre Muskelkraft aber ebenfalls. Diese Gruppe hatte am Ende der Trainingsphase 22 % mehr Muskelkraft im Finger (81).

Geduld und Ausdauer haben Sie schon, diese Eigenschaften setzen Sie täglich im Training ein. *Wenden Sie nun diese Eigenschaften auf Ihren Wunsch, abzunehmen, an und setzen Sie zudem Ihre Vorstellungskraft ein!*

AUSSEHEN ODER SCHNELLIGKEIT?

Dies ist eine kleine Übung, die Ihnen helfen soll, herauszufinden, was Sie wollen: Was zählt für Sie mehr: Aussehen oder Schnelligkeit?

Wenn Sie wählen müssten zwischen athletischem Aussehen bzw. sportlichem Erfolg, wofür würden Sie sich entscheiden?

Athletisch auszusehen könnte z. B. bedeuten:

Sie haben keine Probleme mehr, Ihr Gewicht im Griff zu behalten. Sie sehen athletisch aus, tragen mit Genuss eng anliegende Kleidung, leben gesünder und trainieren nicht mehr mit dem Ziel, Kalorien zu verbrennen. Sie werden von anderen Sportlern und auch von Nichtsportlern mit anderen Augen gesehen. Sie setzen sich rein sportliche Ziele (Gewichtsprobleme haben Sie ja keine mehr), aber da Sie die Option des athletischen Aussehens gewählt haben, kommen Sie nie auf das Podium und qualifizieren sich auch niemals für Hawaii. Das ist die Kehrseite der Medaille ...

Sportlicher Erfolg könnte dagegen bedeuten:

Sie müssen nicht allzu hart trainieren und gewinnen dennoch viele Titel. Sie werden für Ihre Power und Schnelligkeit von all denen bewundert, die nicht übergewichtig, aber dennoch langsamer sind als Sie. Auch außerhalb des Sports heimsen Sie Bewunderung ein, wenn Sie erzählen können, dass Sie trotz Übergewicht mal wieder ein Rennen *gewonnen* haben und darüber nachdenken, beim nächsten Mal im Elitefeld zu starten.

Wenn Sie dieses kleine Gedankenspiel gemacht haben, wissen Sie mehr über sich und Ihre Prioritäten. Handeln Sie danach!

DIE ERFOLGSSPIRALE

Nur Ihre eigenen Handlungen können Sie kontrollieren. Auf die Handlungen anderer haben Sie keinen Einfluss. Sobald Sie sich aber zum Handeln entschließen, können Sie alles schaffen und niemand kann Sie mehr aus der Bahn werfen. Wenn Sie erst einmal wissen, dass Sie Ihr Ziel erreichen, dann werden Sie ruhig und zuversichtlich.

Alles fügt sich schließlich zusammen. Ein kleiner Teilerfolg summiert sich zum nächsten und so entwickelt sich schnell eine Erfolgsspirale (siehe Abb. 5).

Sie kontrollieren Ihr Essverhalten, verlieren an Gewicht und sehen fitter aus. Ihr Selbstbild verbessert sich.

Sie haben eine positive Grundeinstellung und erwarten ein gutes Resultat.

Eine hohe Erwartungshaltung verbessert Ihre Bereitschaft, den Ernährungsplan einzuhalten, was die Gewichtsreduktion ankurbelt.

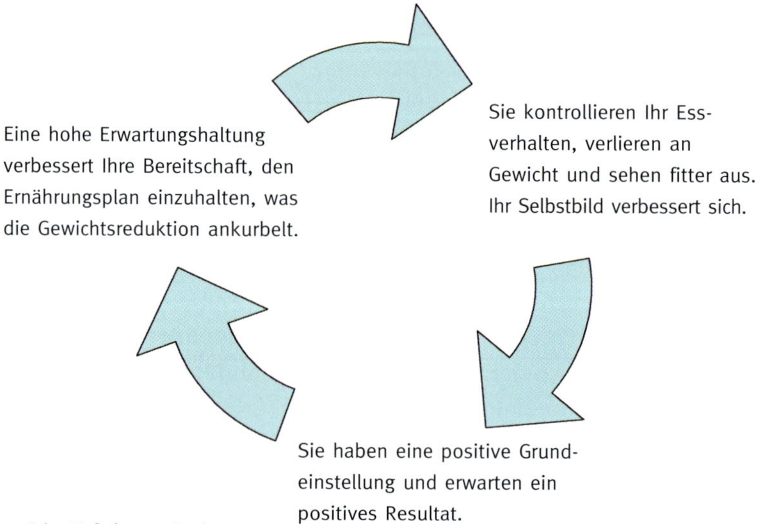

Abb. 5: *Die Erfolgsspirale*

Für Kevin war es wichtig, mehrere Sportarten gleichzeitig trainieren zu können. Wenn er mal eine Schwächephase in einer Disziplin hatte, konnte er sich den anderen beiden Disziplinen zuwenden. Er fand immer etwas Positives, auf das er sich konzentrieren konnte: Schnelligkeitszuwachs in einer Disziplin oder auch einfach nur die subjektiv wahrgenommene Intensität einer Trainingseinheit. Psychisch und physisch eine positive Grundeinstellung zu haben, wirkte sich für ihn schnell auf das Gewicht aus. Wenn es mal nicht wie gewollt vorwärts ging, dann nahm er dies als Motivation, härter zu trainieren, was wiederum mehr Kalorien verbrannte. „Je weniger ich wog, desto leichter fiel mir das Training. Als ich das bemerkte, begann ich, mich noch mehr auf meinen Gewichtsverlust zu konzentrieren ..."

Positive Resultate schaffen eine Eigendynamik. Wenn sich die Einzelteile zusammenfügen und Sie Ihre Power spüren, haben Sie bald noch mehr Erfolg, als Sie jemals zu hoffen wagten.

AM ZIEL ANGEKOMMEN

„Sie können nicht die letzte Runde der Meile zelebrieren, bevor Sie die ersten drei Runden gelaufen sind. Jeder Schritt zählt. In dieser Weisheit steckt unberührte Wahrheit, Schönheit und Symmetrie."

– Bernd Heinrich, Teilnehmer des „Racing the Antelope"

Wenn Sie erst einmal Ihr Zielgewicht erreicht haben, ist Ihr Leben verändert. Die Veränderungen kommen in kleinen Schritten, aber unaufhaltsam. Mit abnehmendem Gewicht haben Sie weniger Appetit und weiteres Abnehmen fällt Ihnen damit umso leichter (84). Von Zeit zu Zeit wenden Sie noch die erlernten Strategien und die Kontrollmethoden an, schreiben auf, was und wie viel Sie essen. Natürlich wird nicht alles wie am Schnürchen klappen, aber Sie kennen Ihren Körper jetzt gut, und wissen, was Sie sich erlauben können.

Vielleicht fühlen Sie sich am Anfang noch etwas unstet und meinen, dass Ihre Hülle nicht zu Ihrem Inneren passt. Das ist ganz normal. *Abzunehmen, verändert* Ihre Persönlichkeit. Eine solche Anpassung kann nicht von einem auf den anderen Tag erfolgen. Aber der Tag wird kommen, an dem Sie anerkennen, dass das Bild im Spiegel wirklich Sie sind. Auch Ihre Familie und Ihre Freunde werden Zeit brauchen, um sich an die neue Person zu gewöhnen und die Veränderungen zu akzeptieren.

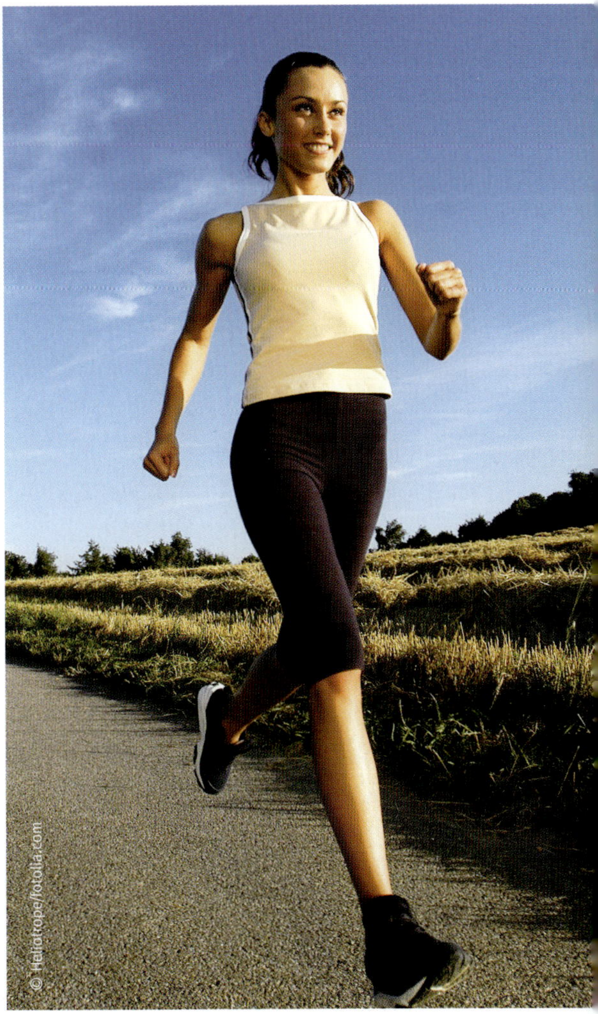

Wenn Sie die Essensdämone erst einmal im Griff haben, wird Ihr Selbstvertrauen mit jeder Entscheidung größer. Trotzdem ist das Halten des Gewichts eine große Aufgabe. Für Triathleten aber ist diese einfacher zu bewältigen, da sie ihre Lust auf sportliche Betätigung in den Ring werfen können. Es spielt eine noch größere Rolle, mit Freude Sport zu treiben, um das Gewicht zu halten (85). Durch Ihre sportliche Betätigung bekommen Sie ständig eine positive Rückmeldung über Ihren Körper.

Ihr neues Gewicht ist bald schon Ihr Normalgewicht, denn:

1. Sie trainieren das ganze Jahr über regelmäßig.
2. Sie schauen sich neuerdings gerne Wettkampffotos von sich selbst an.
3. Ihr neue Garderobe passt zu Ihrem neuen Gewicht, aber nicht zu Ihrem alten.
4. Sie sind zufrieden mit sich selbst.
5. Sie sind schneller geworden und wollen jetzt sogar noch schneller werden.
6. Sie haben Verhaltensweisen internalisiert, die Ihnen helfen, das Gewicht zu halten.
7. Sie kennen jetzt Ihr Gewicht, wissen, dass Sie es regelmäßig überprüfen und schnell handeln müssen, wenn Sie zunehmen.
8. Sie kenne jetzt viele Strategien, Versuchungen zu vermeiden, mit Rückschlägen umzugehen, die richtigen Entscheidungen zu treffen und Ihre Motivation zu erhalten.

Nach Ergebnissen der *National Weight Control Registry* haben Menschen, die ihr Gewicht erfolgreich halten können, Folgendes gemeinsam:

- Sie essen weniger unkontrolliert als andere.
- Sie betätigen sich mindestens eine Stunde täglich sportlich.
- Sie erhalten eine hohe Befriedigung durch sportliche Betätigung, haben eine hohe Motivation zum Training und fühlen sich in ihrer gewählten Aktivität kompetent.
- Sie sind weniger depressiv als andere (85).
- Auch im Urlaub, auf Reisen und am Wochenende ernähren sie sich konstant (83).

Wer über zwei Jahre sein Gewicht erhalten hat, der hat es in der Folgezeit leichter.

Wenn Sie bereits ein Jahr lang Ihr Zielgewicht gehalten haben, dann können Sie sich bei *www.NWCR.WS* registrieren lassen und an einer ihrer Studien teilnehmen. Markieren Sie den Tag, an dem Sie Ihr Zielgewicht erreichen, im Kalender!

ARBEITEN SIE AN IHRER MENTALEN STÄRKE

Lernen erfolgt in Stadien. Lesen Sie im Folgenden eine Beschreibung des *Conscious Competence Modells*, ein Modell, das die vier Phasen des Lernens – hier auf einen Abnehmenden bezogen – beschreibt.

Erster Schritt: Unbewusste Inkompetenz

In diesem Stadium isst die Person ständig im Übermaß und macht sich dabei keinerlei Gedanken über ihr Gewicht. Ein Sportler, der einmal sein Gewicht unter Kontrolle gebracht hatte, wird niemals zu diesem Schritt zurückkehren. Dazu weiß er zu viel.

Zweiter Schritt: Bewusste Inkompetenz

Ein Athlet in diesem Stadium weiß, dass er erfolgreicher wäre, wenn er sich besser ernähren würde, aber kann sich nicht dazu aufraffen. Psychologisch gesehen, ist dies ein sehr schmerzhaftes Stadium. Diese Menschen jammern viel über mangelnde Motivation, Zeit oder andere Umstände. Sie wissen, was sie tun müssten, um ihre Situation zu ändern, aber bleiben passiv.

Ein Athlet, der einmal sein Gewicht im Griff hatte, wird höchstens zeitweise, für ein oder zwei Mahlzeiten, in diese Phase zurückfallen.

Dritter Schritt: Bewusste Kompetenz

Ein Athlet in diesem Stadium arbeitet aktiv und bewusst an seinem Gewicht. Obwohl es auch ihm schwerfällt, so fällt er letztendlich doch die richtigen Entscheidungen und verhält sich so, wie es für den Sport am besten ist. Dieser Athlet wendet regelmäßig die Methoden der Gewichtskontrolle aus Kap. 8 an. Athleten, die einmal ihr Gewicht unter Kontrolle gebracht hatten, verbringen meist nur wenige Tage in diesem Stadium und gehen dann wieder zum vierten Schritt.

Vierter Schritt: Unbewusste Kompetenz

Ein Athlet, der sich in diesem Stadium befindet, ernährt sich gut und muss nicht mehr darüber nachdenken. Alle Prinzipien und Methoden sind ihm in Fleisch und Blut übergegangen.

Das ist Ihr Ziel. Wer sein Gewicht wirklich unter Kontrolle hat, der verbringt die meiste Zeit in diesem Stadium. Er nimmt sich selbst und seine Umwelt in einer Weise wahr, die es ihm erleichtert, seine Essgewohnheiten unter Kontrolle zu behalten.

Genauso wie das Triathlontraining, was anfangs eine Freizeitbeschäftigung war und nach Jahren zur zweiten Natur wird, muss auch die Gewichtskontrolle zunächst regelmäßig geübt werden. Eines Tages aber erscheinen Ihnen diese Verhaltensweisen natürlich, auch Ihr neuer Körper fühlt sich normal an und so halten Sie sich ohne Mühe im vierten Stadium auf. Der Schlüssel zum Erfolg ist die Konzentration auf das Wesentliche. Erfolgreiche Athleten wenden eine Vielzahl mentaler Strategien an, um ihre Leistung zu verbessern. Wesentlicher Teil aller Strategien ist die Konzentration. Je länger ein Rennen dauert, desto länger muss der Sportler auf seine Leistung fokussiert bleiben können.

Wer sein Gewicht *lebenslang* unter Kontrolle behalten möchte, der muss ähnliche Konzentrationsstrategien anwenden können. Sehen Sie diese lebenslange Aufgabe als mentale Herausforderung an. Sie müssen lernen, Ihren Fokus auf das zu richten, was Ihrer Gewichtskontrolle förderlich ist und störende Einflüsse ignorieren.

Gewichtskontrolle ist ein Weg zu mentaler Hochleistung. Es ist mitnichten als übermäßige Eitelkeit zu sehen. Wer diese mentale Meisterleistung vollbringen möchte, braucht eine außergewöhnliche innere Stärke. Wenn Sie sich auf den Weg konzentrieren und hartnäckig an sich arbeiten, werden Sie es schaffen.

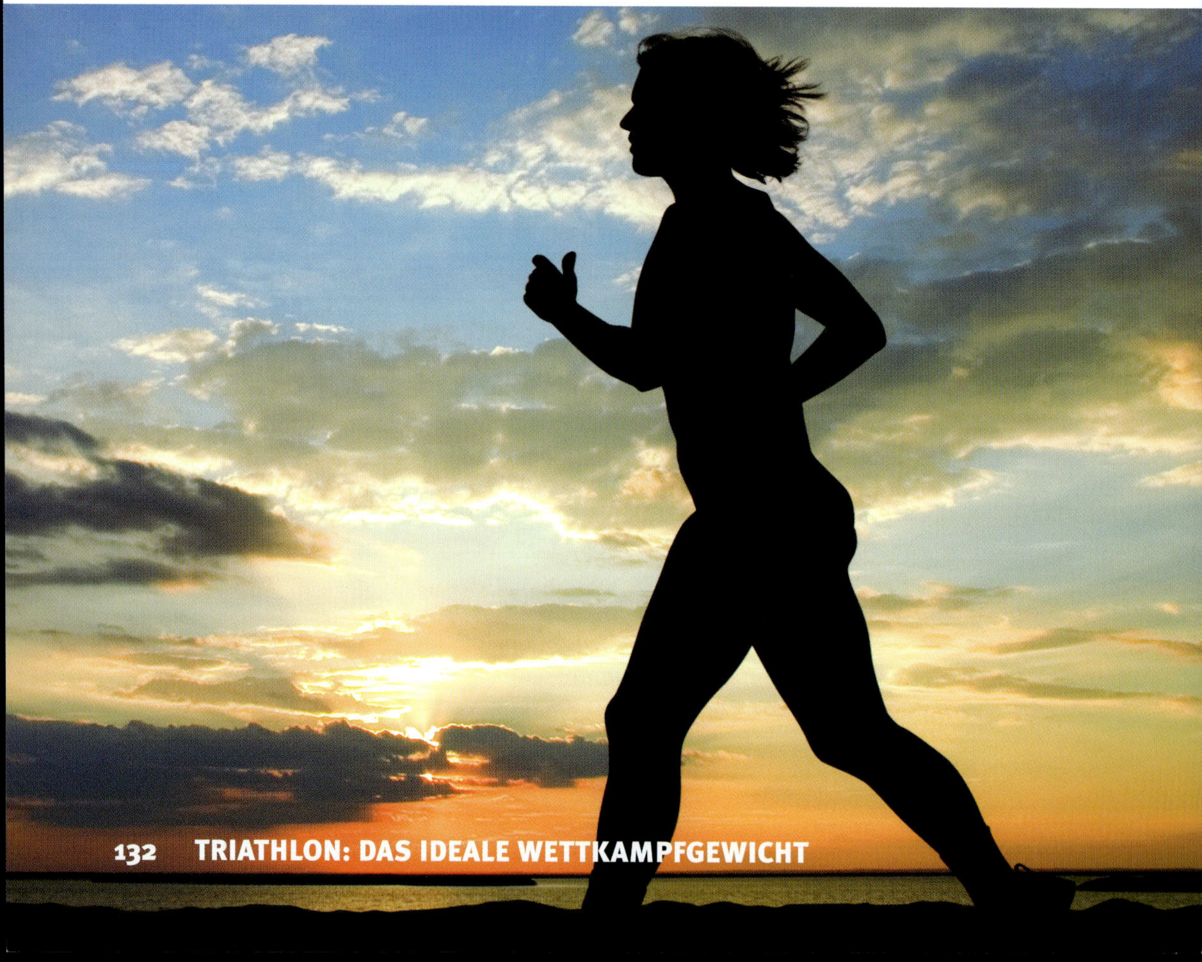

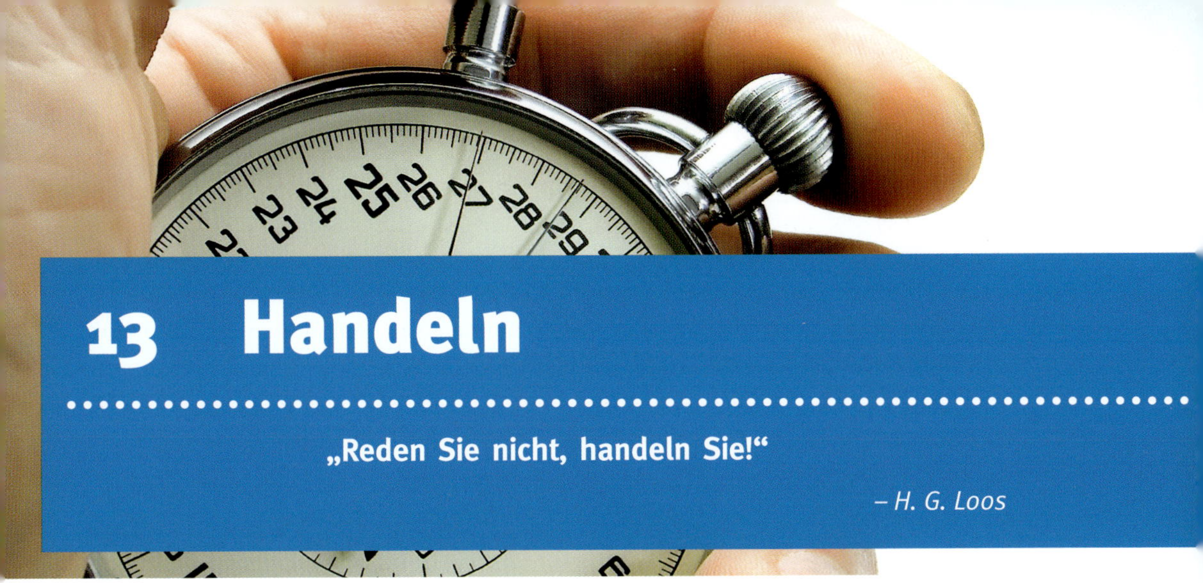

13 Handeln

„Reden Sie nicht, handeln Sie!"

– H. G. Loos

ENTSCHEIDUNGEN TREFFEN

Halbherzige Entscheidungen, Misserfolge und unendliche Neuanfänge zehren Sie auf und machen Ihr Leben düster. Wer wiederholt scheitert, der verliert an Selbstvertrauen und Motivation (85).

Entscheidung: Etwas zu einem definitiven Ende bringen (Merriam Webster Online Dictionary, 2009).

Eine Entscheidung muss her. Sie wünschen nicht, hoffen nicht, beabsichtigen nicht; Sie entscheiden. Sie entscheiden, dass Sie jetzt alles Notwendige tun werden, um Ihr Zielgewicht zu erreichen und dieses bis an das Ende Ihrer Tage zu halten. Nicht eine Minute länger nehmen Sie diesen Zustand des Frusts, der Enttäuschung hin. Aufgeben ist keine Alternative mehr, da sonst Ihr Selbstwertgefühl auf dem Spiel steht. Jetzt ändern Sie die negative Aura, die Sie umgibt.

Wenn die Entscheidung erst einmal getroffen ist, kommt neues Licht in Ihr Leben. Nun haben Sie etwas in Bewegung gesetzt, jetzt gilt es nur noch, dem Licht zu folgen und sich auf dem Weg nicht beirren zu lassen.

Als Scott beschloss, abzunehmen, „... fühlte es sich an, als hätte ich einen Schalter umgelegt. Plötzlich wandelte sich meine ganze Psyche. Dabei ging es überhaupt nicht darum, ob ich mir nun ein paar Extrakalorien gönnen konnte oder nicht. Es ging um die inneren Veränderungen, die stattfinden, wenn man sein Leben so drastisch verändert. Man ist wie in einem Sog und dann fällt alles leicht."

Aber wie kommt man in solch einen Sog? Man trifft eine Entscheidung. Sobald die Entscheidung getroffen ist, wird der Schalter umgelegt und dann muss man nur noch dem Strom folgen.

HANDELN SIE JETZT

Nein, die Diät beginnt nicht morgen, sie beginnt jetzt! Entscheidungen aufzuschieben ist eine Vermeidungsstrategie. Sie wollen Ihre Ernährungsweise für den Rest Ihres Lebens verändern, also können Sie auch ruhig gleich damit beginnen. Wenn Sie jetzt in der richtigen Laune dazu sind, nutzen Sie es aus und machen Sie den Anfang.

> **„Verschieben Sie nur das auf morgen, was Ihnen so unwichtig erscheint, dass Sie es gänzlich unerledigt lassen würden."**
>
> *– Picasso*

BLEIBEN SIE HARTNÄCKIG

> **Hartnäckigkeit:** Trotz aller Hindernisse sein Ziel und seine Meinung nicht ändern und sich ständig beharrlich und ausdauernd dafür einsetzen. Beharrlichkeit, Bestimmtheit, Entschlossenheit, Rückgrat, Mut, Ausdauer (86).

Veränderungen sind schwer. Es wird auf dem Weg Schwächephasen geben, in denen Sie sich unwohl fühlen und der Sache überdrüssig sind.

Vielleicht erinnern Sie sich an Ihre erste Trainingseinheit nach einem persönlichen Rückschlag. Bleischwer haben Sie sich gefühlt. Die Laufschuhe wollten nicht richtig passen, der iPod funktionierte nicht und den Pulsmesser konnten Sie auch nicht finden. Aber am Ende sind Sie trotzdem losgezogen. Und als der erste Schritt getan war, ging es Ihnen besser und alle weiteren Schritte waren einfacher.

Einem Ernährungsplan zu folgen, ist noch schwerer, da machen wir Ihnen nichts vor. Viele Menschen wünschen sich, gleich zu Beginn einen detaillierten Plan zu haben, der genau vorhersagt, was wann gefordert ist. Machen Sie es sich nicht so schwer. Fangen Sie einfach erstmal an. Alles Weitere ergibt sich schon. Tun Sie nur, was im nächsten Schritt von Ihnen gefordert wird und arbeiten Sie sich so Schritt für Schritt vorwärts.

Gehen Sie zurück zu Kap. 6 und entscheiden Sie sich für eine Protokollmethode. Dann versuchen Sie jeden Tag, Ihr Kalorienbudget nicht zu überschreiten. Freuen Sie sich auf das Erlernen neuer Fertigkeiten, akzeptieren Sie, was auf Sie zukommt. Nun, da die Entscheidung getroffen ist, sind Sie auf dem Weg. Jetzt setzen Sie Schritt für Schritt einen Fuß vor den anderen und harren der Dinge, die da kommen.

Wenn äußere Umstände Ihren Plan schwermachen, dann schnallen Sie sich an und arbeiten härter. Wenn sich Ihnen Menschen in den Weg stellen, versuchen Sie, diesen aus dem Weg zu gehen. Vermeiden Sie negative Einflüsse.

WERFEN SIE DEN SCHLÜSSEL WEG – ALLE KRAFT VORAUS

Wenn Sie einige Kilos abgenommen haben, ist es Zeit, alte Klamotten wegzuwerfen. Ja, *werfen Sie sie weg!* Gnadenlos. Sie können das eine oder andere Erinnerungsstück behalten, aber vermeiden Sie unter allen Umständen, für den Fall eines Falles eine zweite Garderobe im Schrank zu behalten. Dort wollen Sie nie wieder hin!

Melden Sie sich auch schon im Voraus für einen Wettkampf an. Planen Sie, dass Sie in einigen Wochen noch leichter und noch schneller sind. Rechnen Sie damit. Auch wenn Sie im Moment nur im lockeren Ausdauerbereich trainieren, wird sich das niedrigere Gewicht positiv auf Ihre Form auswirken. Kaufen Sie sich auch gleich einen neuen Wettkampfanzug. Einen besonders heiß aussehenden, eng anliegenden natürlich. Den bewahren Sie dann gut sichtbar als täglichen Motivationsträger in der Wohnung auf.

Setzen Sie sich einen festen Zeitpunkt, wann Sie Ihr Traumgewicht erreichen wollen. Für einige Monate nach diesem Zeitpunkt können Sie jetzt schon einen Wettkampf höchster Priorität einplanen. Stellen Sie den Trainingsplan zusammen, den Sie ausführen wollen, wenn Sie Ihr Zielgewicht erreicht haben. Organisieren Sie alles, was Sie für Ihr Training und den Wettkampf brauchen werden. Alle Zeichen sind auf Erfolg gesetzt. Jetzt kann es losgehen. Wie schnell werden Sie wohl sein?

LASSEN SIE JETZT NICHT LOCKER

Wer sich hartnäckig einem Ziel verschreibt, der erntet nicht nur Anerkennung. Manche finden diese Persönlichkeitseigenschaft regelrecht irritierend, fühlen sich bedroht und wollen Sie herausfordern. So fragen sie immer wieder, ob Sie nicht wenigstens mal von dem angebotenen Essen probieren wollen, bezeichnen Sie vielleicht sogar als „unvernünftig“. Nicht, dass Sie sich Ihr Scheitern wünschen, aber sie erwarten es. Seien Sie auf Schwierigkeiten vorbereitet. Es wird nicht alles reibungslos verlaufen. Lassen Sie sich nicht abschrecken und bleiben Sie am Ball!

Triathleten werden täglich mit Informationen über jeden Teilbereich des Sports bombardiert. Wenn Sie nun von einem Diätplan zum nächsten springen, kommen Sie nie ans Ziel. Bleiben Sie bei diesem und führen Sie ihn so lange aus, bis Sie am Ziel angekommen sind.

MACHEN SIE DAS ABNEHMEN ZUR PRIORITÄT

„Gewicht zu verlieren und gleichzeitig meinem Körper die Nährstoffe zu geben, die er nach hartem Training braucht, scheint sich zu widersprechen. Wenn ich hart trainiere und ausreichend Nährstoffe nachfülle, um mich optimal zu regenerieren, dann nehme ich nicht ab“, sagt Stephanie.

Da hat sie recht. Sie muss Prioritäten setzen. Machen Sie jetzt das Abnehmen zu Ihrer Priorität. Es ist zu diesem Zeitpunkt wichtiger als Ihre Leistungsfähigkeit. Abnehmen ist auch wichtiger, als es jedem anderen in Ihrem Umfeld recht zu machen. Finden Sie einen Weg, das zu tun, was für Sie jetzt wichtig ist. Dazu müssen Sie nicht übermäßig egozentrisch oder gemein zu anderen sein, aber Sie müssen zuerst an Ihre eigenen Bedürfnisse denken. Finden Sie Kompromisse und verhandeln Sie mit den Menschen, die Ihnen nahestehen.

Viele der Situationen, die Konflikte mit Angehörigen bringen können, sind in Kap. 8 beschrieben. Wenn Sie dieses Buch gelesen haben, kennen Sie die Methoden, die Sie anwenden können, um solche Konflikte erfolgreich zu lösen.

HÖREN SIE AUF ZU JAMMERN

Vermeiden Sie Satzanfänge wie: *„Ich bemühe mich ... Ich würde gerne ... Ich versuche ja ...“*. Solche Sätze unterminieren Ihre Entschlusskraft. Wer sich ständig beschwert, der sucht nur nach einem Grund zum Scheitern. Doch für Sie gibt es kein Scheitern und kein Nachgeben. Lassen Sie sich jetzt nicht herunterziehen. Seien Sie stark wie ein Fels und strahlen Sie Selbstsicherheit aus. Sie werden es schaffen.

> **„Negativität lasse ich von mir abprallen.**
> **Was nicht positiv ist, höre ich gar nicht.“**
>
> *– George Foreman*

LACHEN SIE MAL WIEDER

Triathleten verschwenden eine unglaubliche Menge an Geld für den schnellsten Neoprenanzug, für Pedale, die ein Gramm leichter sind, für Laufräder, die Sekunden einsparen sollen und natürlich für Wettkampfanzüge, die für gutes Aussehen sorgen. Für Außenstehende ist diese Jagd nach Sekunden amüsierend. Lachen Sie doch auch mal!

Wie wäre es wohl damit, 7 kg abzunehmen, um im nächsten Ironman 10 min schneller zu sein? Wer der Wahrheit ins Auge blickt, muss zugeben, dass all diese kleinen Nuancen nur für den Betroffenen selbst von Wichtigkeit sind. Andere nehmen diese kleinsten Unterschiede nicht einmal wahr. Also, gönnen Sie sich doch den Luxus, die Sache von der lockeren Seite zu sehen. Schließlich machen Sie Triathlon zum Spaß. Wenn Sie erstmal ihr Zielgewicht erreicht haben, macht es noch mehr Spaß. Genießen Sie den Weg dorthin.

FEIERN SIE IHREN FORTSCHRITT

Vergessen Sie nicht, sich an Ihren Fortschritten zu erfreuen. Wenn Sie sich einer kommerziellen Organisation anschließen, dann wird Ihnen bei jeder Gelegenheit auf die Schulter geklopft. Aber vergessen Sie dabei nicht, dass Sie sich selbst auch gratulieren sollten. Wenn Sie erst einmal am Ziel angekommen sind, dann wird außer Ihnen niemand mehr erkennen, wie viel Arbeit es kostet, das Gewicht zu halten. Dann ist es wichtig, dass Sie sich immer wieder selbst auf die Schulter klopfen.

Anstelle von Neujahrsresolutionen könnten Sie jedes Jahr aufs Neue die Tatsache feiern, dass Sie nun Ihre Essgewohnheiten unter Kontrolle haben. Sie müssen deshalb nicht gleich eine Party schmeißen, aber lassen Sie sich etwas einfallen, womit Sie Ihre Meisterleistung jedes Jahr aufs Neue feiern.

Die Befriedigung, die mit dem Erreichen dieses Lebensziels einhergeht, ist weit größer, als Ihr größter Erfolg im Triathlon je sein kann. Pokale und Medaillen hängen Sie auf. Was können Sie finden, das Ihren Erfolg beim Abnehmen widerspiegelt?

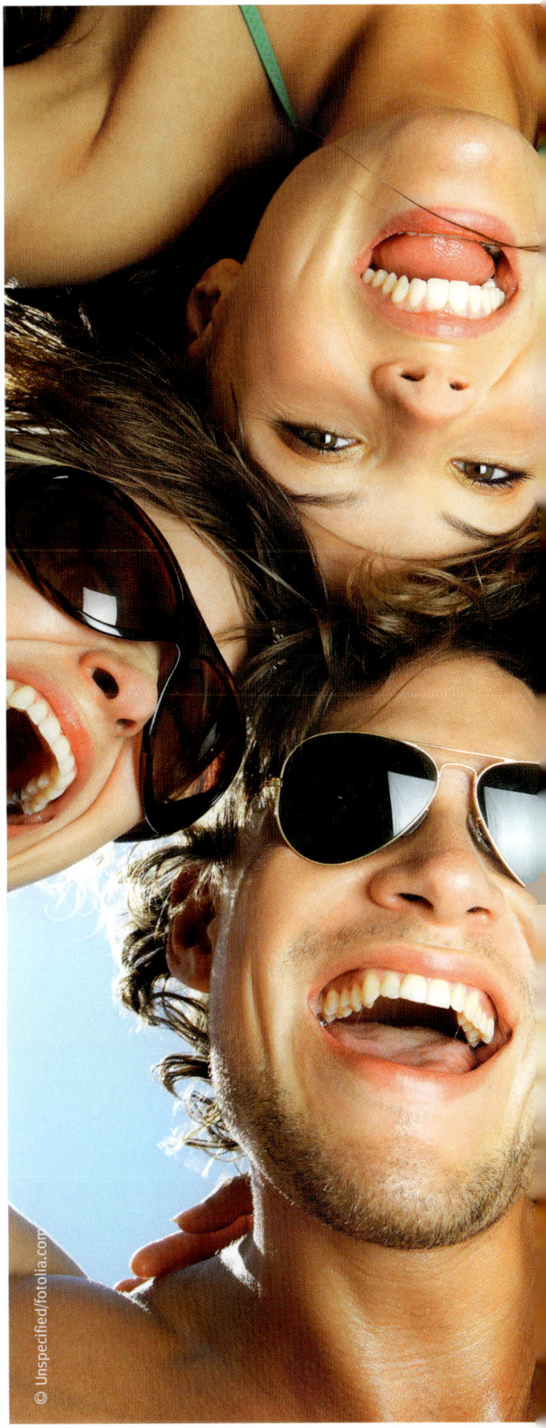

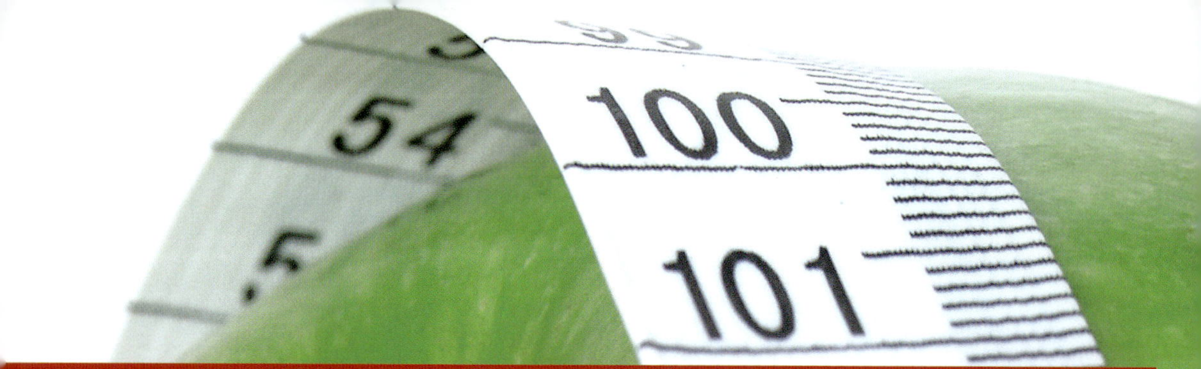

TEIL 6 – VERWANDTE THEMEN

14 Gewichtsklassen

„Du denkst wohl, du wärst der Größte auf deiner ultraschnittigen Rennmaschine; meinst wohl, dich würde keiner kriegen. Aber da irrst du dich. Ein paar hundert Meter fährst du da vor mir, aber ich beiße mich fest, das kannst du schon sehen. Wenn wir den Berg erst mal oben sind, dann sieht es anders aus. Wenn ich dich dann noch sehen kann, bist du fällig."

– Mike Magnuson, Heft on wheels: A field guide to doing a 180

GROSS ODER DICK?

Geben wir's zu: Wenn man es die *Klasse der Dicken* nennen würde, dann würde sich bestimmt niemand anmelden. Daher nennen wir es *Clydesdale* oder *Athena Division*. Der Begriff *Clydesdale* wurde aus dem Pferdesport übernommen. Dort handelt es sich um eine bestimmte Pferderasse, die schwer und kräftig ist, und daher zu Lastzwecken verwendet wird. *Athena* nennt sich die weibliche Gewichtsklassenstarterin. Wer beim Triathlon in der Gewichtsklasse startet, ist zwar unter Sportlern übergewichtig, wenn man dieselben Sportler aber im normalen Leben sieht, dann sind sie ganz normaler Durchschnitt. Auch da wird wieder einmal sichtbar, dass die Triathlonfamilie die Welt mit anderen Augen sieht. Vor dem Hintergrund, dass sehr große und schwere Athleten im Triathlon benachteiligt sind, wurden vor einigen Jahren Gewichtsklassen eingeführt. Doch diese Sonderklasse wird seitdem heiß diskutiert.

SCHWERE ATHLETEN KÖNNEN NICHT GEWINNEN

Gegner dieser Sonderklasse argumentieren, dass übergewichtige Athleten keine Sonderrechte bekommen sollten. Schließlich sei das Körpergewicht eine Variable, die jedermann beeinflussen kann. Wer also schneller unterwegs sein wolle, solle gefälligst abnehmen.

Befürworter wiederum argumentieren, dass man nicht unbedingt schlank sein müsse, um fit zu sein und fordern die Möglichkeit, gegen andere Gleichgesinnte in einer Kategorie antreten zu können.

Doch was ist eigentlich mit den übermäßig großen, zwar schlanken, aber dennoch schweren Athleten? Er hat einen niedrigen Körperfettanteil und ist trotzdem schwer und damit gegenüber leichteren Athleten benachteiligt. Wenn er in der *Clydesdal-Division* antritt, dann scheint es, als würde er betrügen.

Damit wird sichtbar, dass Athleten, die in der *Clydesdal-Kategorie* antreten, eine heterogene Gruppe darstellen. Was sie alle gemeinsam haben, ist ein Körpergewicht, das sie im Vergleich zu dem normalgewichtigen Triathleten benachteiligt.

DIE GESCHICHTE DER GEWICHTSKLASSEN

Die Gewichtsklassen wurden in den 80er Jahren des 20. Jahrhunderts im Laufbereich eingeführt. Joe Law entwickelte damals eine Tabelle, die errechnete, inwieweit ein höheres Körpergewicht die Laufzeiten beeinflusste. Er fand heraus, dass die Laufleistung ab einem Gewicht von 80 kg drastisch abfiel. Mit dem Ziel, eine Chancengleichheit zu schaffen, führte er die *Clydesdale Runner's Association* ein. Diese Organisation setzte sich für die Einführung von Gewichtsklassen in Laufwettbewerben ein.

Les Smith, der Rennleiter des Portland-Marathons, war schnell von diesem Konzept überzeugt und führte im Jahre 1984 diese Sonderklasse in dem von ihm organisierten Marathon ein. Er profitierte damals von einer Werbeveranstaltung, bei der Ed McMann von der *Johnny Carson Show* zusammen mit einigen Clydesdale-Pferden für Budweiser warb. Diese Gelegenheit ergriff Smith beim Schopf und tauchte zusammen mit einigen Top-Schwergewichtsläufern auf, um ein gemeinsames Fotoshooting zu machen.

Smith und der Portland-Marathon sind bis heute treue Anhänger der Clydesdale-Klassen.

Weitere Organisationen kamen schnell hinzu. Hierzu gehören die *USA Clydesdale and Filly Racing Federation* (USACFRF) und die *Chicago Area Runners Association* (CARA). Mitglieder der CARA nehmen an einer Serie von Wettkämpfen teil, bei der sie am Ende der Saison nach Alters- und Gewichtsklassen gewertet werden.

Im Jahre 2000 führte Buck Hales in der Gegend von Chicago Gewichtsklassen in Triathlons und Laufwettbewerben ein. Bis heute ist allerdings nur noch die CARA aktiv.

POLITISCHE ENTSCHEIDUNGEN

„Der ursprüngliche und einzige Sinn des im Jahre 1996 gegründeten Teams *Clydesdale International* (TCI) war die Anerkennung von Gewichtsklassen bei der Ironmanweltmeisterschaft in Kona, Hawaii“, sagt dessen Begründer, Guy East. Damals war das TCI die einzige nationale organisierte Organisation für Triathleten, die in Gewichtsklassen starten wollten. Leider scheiterten diese Versuche. Der Präsident der WTC (World Triathlon Corporation), Eigentümer des Markennamens *Ironman*, begründet diese Entscheidung folgendermaßen: „Solange diese Division nicht international standardisiert ist, werden wir eine Aufnahme solcher Klassen nicht in Betracht ziehen.“ Daraufhin beschloss der kleine Kreis der Clydesdale-Starter, ihre Aufgabe nun darin zu sehen, „Fitness, Fairness, Kameradschaftsgeist und Wettstreit unter schwereren Athleten zu propagieren“.

Gewichtsklassen haben zwar nie den Weg bis nach Kona geschafft, doch wurden sie im Jahre 2008 beim Ironman und beim 70.3-Rennen in Nordamerika eingeführt, wo die ersten drei Finisher im Gesamtfeld und die schnellsten vier Starter jeder Altersklasse geehrt wurden.

Im Jahre 2009 allerdings hat die WTC dann Gewichtsklassen bei allen Ironmanrennen gestrichen und ist seitdem auch nicht mehr verhandlungsbereit. East glaubt, finanzielle Gründe stünden hinter dieser Entscheidung. Er räumt allerdings auch ein, dass die Mitgliederzahl der TCI gesunken sei. Die WTC wiederum argumentiert, dass die Nachfrage zu gering sei, um eine solche Sonderklasse zu rechtfertigen. Würden jedoch Startplätze für Hawaii in Gewichtsklassen vergeben werden, dann bedeute dies wohl einen gigantischen Anstieg in diesen Klassen, womit gleichzeitig das Niveau ansteigen würde. Kritiker der Clydesdale-Division könnten damit eventuell zum Schweigen gebracht werden.

Buck Hales, von *RunBig*, beklagt die mangelnde Organisationsfähigkeit der Clydesdale-Verantwortlichen und sagt: „Die Clydesdale-Bewegung wurde dominiert von Führern, deren Persönlichkeit die Richtung jeder regionalen Einheit bestimmte. Es gibt noch immer ein großes Interesse an der Clydesdale-Bewegung und mehr und mehr Sportler aus dem Mittelfeld bekunden ihr Interesse, doch, bedingt durch den Mangel an Kooperation, ist keine breite Akzeptanz in der Bevölkerung geschaffen worden, sodass sich diese Klassen nicht etablieren konnten."

Auch East beklagt die mangelnde Kooperation und Organisation und fügt an: „15-18 % aller Mitglieder des USAT (USA Triathlon) sind Clydesdales. 10 % unter ihnen sind Athenas (Frauen). Solange das Team Clydesdale tatkräftig hinter seinen Mitgliedern steht, profitieren diese von den Werten der Organisation."

Das TCI wirbt auch weiterhin in Magazinen, der Schwerpunkt auf ihrer Webseite liegt allerdings auf Wettkampflaufrädern und Trainingsvideos. Triathlonbekleidung mit dem Logo des TCI ist mittlerweile nicht mehr verfügbar.

DIE TEILNEHMER

„Für Frauen gibt es noch keine klare Linie, wie hoch das Mindestgewicht sein muss, um sich als Athena zu klassifizieren", erläutert East. Die USAT nennt 68 kg als Gewichtsgrenze, doch Rennleiter können ihre eigenen Gesetze machen und so variiert das Qualifikationsgewicht von 63 kg bis 72 kg.

Eine Athena berichtet: „Mir ist es eigentlich egal, was die Waage sagt. Ich versuche einfach, nur so schnell zu sein, wie ich kann und wenn mein Gewicht mich für die Athena-Kategorie qualifiziert, ist das auch o. k.. Ich weiß sowieso, dass man Leistungsfähigkeit und Wettkampfgeist nicht vom Gewicht ableiten kann. Ich bin nämlich schon von Frauen aller Alters- und Gewichtsklassen überholt worden. Die Äußerlichkeiten sagen da gar nichts", beschwört Kelly.

Mit dieser Einstellung ist Kelly aber in der Minderheit. Gleichgültig, wie hoch oder niedrig die Gewichtsgrenze für Athenas gelegt wird, die Interessentenzahl bleibt gering. Bei einem durchschnittlichen Triathlonrennen in den USA starten etwa ein Dutzend Athenas. Das heißt nicht, dass es nicht mehr schwergewichtige Frauen bei Triathlons geben würde. Etwa 25 % aller Starterinnen würden klar in diese Gewichtsklasse fallen. Sie wollen aber nicht als Athena starten, weil sie sich nämlich nicht auf die Waage stellen möchten. Sie ziehen es vor, ihr Gewicht geheimzuhalten, als einen Pokal in der Athena-Klasse zu gewinnen. „Ich habe mich nicht getraut, als Athena zu starten, weil ich befürchtete, ich müsste mich bei der Siegerehrung auf die Waage stellen. Das war mir nun doch zu peinlich", sagt eine Triathlonanfängerin.

Als Sportwissenschaftler der Universität Dayton anlässlich eines 5-km-Laufs die Laufleistung von leichteren und schwereren Läufern untersuchen wollten und nach Freiwilligen fragten, *konnten sie nicht eine einzige Frau für ihre Studie rekrutieren*. Daraus wird deutlich: Frauen wollen ihr Gewicht nicht offenbaren.

Männer sind dagegen nicht so zimperlich. Für sie zählt nur eins: gewinnen. Da macht es auch nichts, wenn man mit einem Zugpferd verglichen wird. Im Übrigen hat es für sie auch keinen negativen Touch, wenn ein Mann groß und schwer ist. Im Männerbereich besteht in der Clydesdale-Division große Konkurrenz, manchmal starten dort sogar mehr Teilnehmer als in der jeweiligen Altersklasse. Schwerere Männer, die leistungsorientiert sind, suchen gleichartige Konkurrenz und sind daher froh, wenn sie sich beim Start in der Gewichtsklasse genauer mit anderen messen können.

WARUM GEWICHTSKLASSEN IM TRIATHLON?

Heutzutage ist die Aufteilung des Starterfelds in Altersklassen eine Selbstverständlichkeit. Seit nämlich bekannt ist, dass die aerobe Leistungsfähigkeit im Alter abnimmt, sah man die Notwendigkeit, die schnellsten Athleten in allen Altersklassen zu ehren. Aber stellen Sie sich vor, in den 70er Jahren gab es das noch nicht. Damals wurden die ersten fünf oder 10 Athleten geehrt, die über die Ziellinie liefen. Mittlerweile weiß man, dass schwere Athleten beim Laufen benachteiligt sind. Anhänger der Clydesdale-Division hoffen demnach, dass auch die Unterteilung nach Gewichtsklassen eines Tages zur Normalität wird.

DAS CLYDESDALE-HANDICAP

Als Dr. Vanderburgh und Dr. Laubach von der Universität Dayton die Auswirkung der Körpergröße auf die Laufleistung untersuchten, fanden Sie heraus, dass schwerere Läufer 15-20 % ihrer Leistung einbüßten. Die Sportwissenschaftler gingen bei ihrer Untersuchung davon aus, dass die VO_2max die entscheidende leistungsbestimmende Komponente ist (87). Leider ist die Studie auf männliche Teilnehmer limitiert, da keine weiblichen Probanden rekrutiert werden konnten.

Im Jahre 2007 entwickelten sie dann eine Handicapformel für 5-km-Wettkämpfe. Um diese zu erarbeiten, mussten die Wissenschaftler zunächst das Optimalgewicht für männliche bzw. weibliche Läufer bestimmen, wobei sie als Maßstab die 30 schnellsten Läufer der Welt benutzten. Sie fanden heraus, dass die ideale Läuferin 25 Jahre alt ist und 50 kg wiegt. Der ideale männliche Läufer ist 26 Jahre alt und wiegt 65 kg. Je weiter Sie von diesem Ideal (in Alter und Gewicht) entfernt sind, desto langsamer laufen Sie.

Andere Studien, die die subjektive Anstrengungsrate (RPE = rate of perceived exertion) zugrunde legten, ergaben, dass schwerere Läufer ebenso hart liefen wie leichtgewichtige Athleten, sie kamen eben nur nicht so schnell voran (88). Ferner belegten diese, dass der Geschwindigkeitsunterschied zwischen leichteren und schwereren Läufern nicht unbedingt mit dem Körperfettanteil zusammenhängt. Selbst wenn nämlich zwei Läufer den gleichen Körperfettanteil hatten, lief der schwerere Athlet langsamer.

In insgesamt sieben olympischen Sportarten gibt es Gewichtsklassen, um die Nachteile kleinerer Sportler auszugleichen. Im Laufen freilich ist die Situation umgekehrt. Dort sind kleinere Sportler im Vorteil. „Nur in dieser einen Sportart haben kleinere Männer einen Vorteil. Natürlich sind die Athleten da neidisch auf die Gewichtsklasseneinteilung in anderen Sportarten und meinen, sie würden diese eine einzige Sportart abgeben, in der sie einen Vorteil haben“, so Hales.

Im Triathlon aber sieht es anders aus, da die Sportart aus *drei* Disziplinen besteht. Beim Schwimmen haben größere Athleten keinen Nachteil. Auf dem Rad hängt es von der Strecke ab. Kleinere Athleten sind auf bergigen, aber weniger auf flachen Strecken im Vorteil. Nur beim Laufen, egal auf welcher Streckenlänge, sind größere Sportler klar im Nachteil. Jetzt kann man natürlich sagen, beim Triathlon hat jeder eine Schwäche. Für größere Athleten ist die Schwäche eben das Laufen.

BMI-WETTKÄMPFE

Nun ist es auch denkbar, die Aufteilung nach Klassen noch ausgeklügelter zu gestalten. Anstelle einer Einteilung nach Körpergewicht könnte man nämlich auch den Body-Mass-Index (BMI) zugrunde legen. Dies wäre, logistisch gesehen, recht einfach. Jeder Teilnehmer muss bei der Anmeldung nämlich nur seine Größe und sein Gewicht angeben. Bei Onlineanmeldungen kann dann ein Computerprogramm automatisch den BMI ermitteln und die Kategorie festlegen.

„Wir haben in der Vergangenheit bereits BMI-Wettkämpfe ausgerichtet und sind im Moment dabei, die Formel zu perfektionieren. Stellen Sie sich z. B. eine Kategorie vor, die von 25,1-26,4 BMI geht und dann wiederum nach Altersgruppen unterteilt wird. Wir würden einen BMI von 33 als höchste Kategorie vorschlagen. Wer darüber liegt, ist in der 33+ Kategorie. Allerdings ist heute die Einteilung nach BMI für Renndirektoren noch recht kompliziert“, erläutert East. Er sieht aber dennoch eine positive Zukunft für die BMI-Methode.

HELFEN GEWICHTSKLASSEN?

Solange die Unterscheidung in Gewichtsklassen dazu führt, dass Athleten den Einstieg in den Triathlonsport erleichtert bekommen, überwiegen sicherlich die Vorteile einer solchen Einteilung. Terri, 47, ist schon in beiden Klassen, in der Athena und in der allgemeinen Altersklasse, gestartet. Sie räumt ein: „Ganz ehrlich gesagt, bin ich so weit hinten im Klassement, dass es eigentlich egal ist, in welcher Kategorie ich starte. Daher entscheide ich das von Rennen zu Rennen und wähle ganz einfach die Kategorie, die einen früheren Start hat. Ich bin also keine so überzeugte Verfechterin der Athena- bzw. Clydesdale-Klassen. Im Übrigen bin ich letztes Jahr auch gewichtsmäßig unter die Kategorie gefallen. Ich finde das aber grundsätzlich eine gute Idee, denn es ermuntert schwerere Athleten, sich mit Gleichgesinnten zu messen und sie müssen nicht gegen die ultraleichten Kampfmaschinen antreten.“

Auch Scott spricht sich für Gewichtsdivisionen aus: „Ich wiege 106 kg und wäre sicherlich vor meinem ersten Rennen viel zurückhaltender gewesen, wenn ich gegen die 70 kg wiegenden 30-Jährigen hätte antreten müssen. In dieser Hinsicht hat mir der Start in der Gewichtsklasse den Einstieg in den Sport erleichtert. Ich mag außerdem den Umstand, dass die Clydesdale-Division in zwei Kategorien unterteilt ist: der übergewichtige Typ und der Typ der übermäßig großen, kräftigen Athleten. Ich gehörte zuerst zum ersten Typ und heute gehöre ich zum zweiten Typ!"

Kevin ist 185 cm groß und wiegt 97 kg. Er selbst startet zwar nicht in der Clydesdale-Division, findet sie aber dennoch eine gute Sache: „Ich möchte zwar selbst nicht in einer Sonderklasse starten, aber für viele ist es wichtig, etwas gewinnen zu können. Für sie ist der Start in der Gewichtsklasse motivierend. Das wirkt sich letztendlich darauf aus, dass mehr Leute mit ganz unterschiedlicher Körperstruktur an Rennen teilnehmen. Alles, was hilft, mehr Menschen zu körperlicher Aktivität zu bewegen, ist gut!"

ELITE-CLYDES

Tobjorn Sindballe ist einer der schwersten professionellen Triathleten und dabei mit seinen 80 kg immer noch über 10 kg zu leicht, um in der Clydesdale-Division starten zu dürfen. Matty Reed ist mit 198 cm der größte Profitriathlet überhaupt, aber auch er wiegt mit 81 kg noch zu wenig für die Clydesdale-Division.

Nur Profitriathletin Heather Wurtele, 188 cm groß und 69 kg, ist schwer genug, um in der Athena-Division zu starten. Sie gewann im Jahre 2008 den Ironman Coeur d'Alene und ist derzeitige kanadische Langstreckenmeisterin. Nach ihrem Erfolg bei den kanadischen Meisterschaften beantwortete sie einige Fragen über Triathlon und Gewicht.

INTERVIEW MIT PROFITRIATHLETIN HEATHER WURTELE

Dieses Jahr hat die WTC Gewichtsklassen bei allen nordamerikanischen Triathlonrennen gestrichen. Bei der Weltmeisterschaft auf Hawaii hat es noch nie eine Einteilung nach Gewichtsklassen gegeben. Können Sie das kommentieren?

Ich habe die Ehre, die erste weibliche Ironmangewinnerin zu sein, die sich als Athena qualifizieren könnte (die Messlatte liegt bei 63,6 kg für Frauen). Ich selbst wiege 69 kg, habe dabei weniger als 10 % Körperfett und bin 188 cm groß. Würde ich versuchen, mein Gewicht auf 63 kg herunterzubekommen, dann wäre das ziemlich ungesund. Wenn ich andere mit meiner Körpergröße inspirieren kann, finde ich das super. Ich liebe es, wenn Zuschauer mir zurufen: „Große Mädels vor!“ Ich kenne viele superinspirierende Frauen, die auch stolz darauf sind, als Athenas zu starten und sich mit anderen Frauen gleicher Körperstatur zu messen.

Die Kontroverse über Athena-/Clydesdale-Klassen kommt meines Erachtens daher, dass in der Öffentlichkeit unklar ist, für wen diese Klassen geschaffen worden sind. Ich kann daher gut verstehen, dass die WTC Gewichtsklassen gestrichen hat. Nach allgemeiner Ansicht sind Gewichtsklassen für übergewichtige Athleten geschaffen worden, um ihnen die Möglichkeit zu geben, sich untereinander zu messen und um ihnen den Einstieg in den Sport zu erleichtern.

Kein Zweifel, man kann superfit sein, Ironmans bestreiten und gleichzeitig über seinem Idealgewicht liegen. Wenn Athleten überdurchschnittlich groß, dabei aber gleichzeitig hager sind und alleine auf Grund ihrer Körpergröße in die Gewichtsklasse fallen, dann ist deren Ansehen in der Clydesdale-Division nicht immer gut. Ich zumindest habe die Erfahrung gemacht, dass Sportler, die supergroß, aber gleichzeitig superschnell sind, in der Gewichtsklasse nicht gerne gesehen werden, dass andere Clydesdale-Sportler finden, sie würden den Sinn der Gewichtsklassen kaputt machen.

Also, ich finde es wichtig, dass man nur sich selbst als Maßstab setzt, sich seine eigenen Wettkampfzeiten ansieht und schaut, diese zu verbessern. Es ist doch viel wichtiger, einen Körper zu haben, der in Form ist, als nur nach dem Äußerlichen zu schauen.

Ich bin sicher, Sie achten genau auf Ihre Ernährung. Wiegen und messen Sie Portionen genau, die Sie essen und schreiben Sie die Zahlen auf?

Nein, ich wiege mein Essen nicht und schreibe auch keine Kalorienzahlen auf. Ich lese aber die Nährwertangaben. Ich esse vornehmlich pflanzliche Lebensmittel (ziemlich viel Gemüse eben) und überhaupt keine Milchprodukte. Außerdem vermeide ich behandelte Lebensmittel. Wenn überhaupt, dann kaufe ich Produkte, die nur eine sehr kleine Liste an Inhaltsstoffen haben (z. B. Granola Müsli). Wenn ich also mal ein Produkt in der Hand habe, das eine ellenlange Liste an Inhaltsstoffen hat, dann mache ich mir gar nicht erst die Mühe, das alles zu lesen. Das geht gleich zurück ins Regal.

Was die Portionsgröße angeht, so versuche ich, nie zu hungrig zu werden und mich gleichzeitig mit einer Mahlzeit nicht zu überessen. Außerdem versuche ich natürlich, einen Hungerast beim Training zu vermeiden, da ich weiß, dass beide Phänomene zu Fetteinlagerungen im Gewebe führen. Na ja, „versuchen" ist hier wohl das Stichwort, denn natürlich gelingt mir das nicht immer. Gerade nach harten Trainingstagen esse ich abends eben schon mal bis zum Umfallen.

Wie oft und mit welcher Methode evaluieren Sie Ihre Körperzusammensetzung?

Mit der „Schlauchhosenmethode". Wenn ich in die hineinpasse, ist alles in Ordnung, denn die Stellen, an denen mein Körper gerne Fett anlagert, sind dann schlanker. O. k., das war ein Scherz. Aber ernsthaft, ich wiege mich nicht täglich. Das finde ich zu frustrierend und irreführend. Mein Gewicht kann an einem Tag in Abhängigkeit von Trainingsintensität und Monatszyklus bis zu 5 kg schwanken. Ich schwitze ziemlich viel und muss daher auch sehr viel trinken. Je nachdem, wie viel Wasser in meinem Gewebe eingelagert ist, wiege ich mal mehr und mal weniger.

Wenn ich doch mal meinen Körperfettanteil messe, dann wähle ich die altbekannte Zangenmethode und verifiziere die Werte später auf der Waage. Das mache ich aber eigentlich nur kurz vor der Wettkampfsaison. Grundsätzlich kenne ich meinen Körper nämlich ganz gut und spüre, wenn ich abnehme.

Haben Sie jemals bewusst versucht, vor einem wichtigen Wettkampf Körperfett zu reduzieren?

Na klar. Als Erstes bekommt mein Mann die Anweisung, mir nichts mehr von seinen Süßigkeiten abzugeben. Dann versuche ich, zwei Stunden vor dem

Zubettgehen nichts mehr zu essen. Einfache Kohlenhydrate werden nur noch direkt nach dem Training als Regenerationsmahlzeit aufgenommen. Und schließlich versuche ich, langsamer zu essen und mehr Wasser zu trinken, um schneller satt zu sein.

Finden Sie, dass sich andere professionelle Triathletinnen übermäßig Sorgen über ihr Gewicht machen? Und wie sieht es bei den Männern aus?

Ich bin mir ziemlich sicher, dass viele Athleten, Männer wie Frauen, Essprobleme haben. Da denke ich nur an Peter Reid, wie er von seinen Abmagerungskuren in der Vorbereitung auf Hawaii erzählt hat.

Ich persönlich finde, dass es zwar wichtig ist, gute Leistung zu bringen, aber man muss dabei auch gesund bleiben. Das ist manchmal eine Gratwanderung. Auf dem Rad brauchst du die Power, aber beim Laufen willst du natürlich kein unnötiges Gewicht mit dir herumschleppen. Man muss seinen Körper eben gut kennen und darf sich nicht von den superdünnen Modells des Triathlonsports beeinflussen lassen.

Größere und schwerere Athleten sollen ja mehr Probleme haben, mit Hitze klarzukommen, insbesondere wenn dann auch noch hohe Luftfeuchtigkeit hinzukommt. Wie kommen Sie selbst mit Hitze klar? Haben Sie irgendwelche Strategien, Überhitzung zu vermeiden?

In der Vergangenheit hatte ich damit ziemliche Probleme und ich versuche auch heute noch alles Mögliche, um meine Leistungsfähigkeit bei heißen, schwülen Bedingungen zu verbessern. Zu Hause in Victoria/Kanada fahre ich ja fast das ganze Jahr mit Armlingen, denn besonders heiß wird es bei uns nicht. Für Hawaii ist das natürlich nicht die beste Vorbereitung. Manchmal ziehe ich dann beim Training zusätzliche Kleidung an, um mehr zu schwitzen oder fahre auf der Rolle, lasse dabei gleichzeitig die Heizung und einen Luftbefeuchter laufen. Das ist zwar besser als nichts, aber als optimale Vorbereitung für Hawaii kann man das natürlich nicht bezeichnen.

Jetzt sind mein Mann und ich aber Vollprofis und so haben wir die Möglichkeit, uns einen Monat vor den Weltmeisterschaften in einer heißen Gegend mit hoher Luftfeuchtigkeit aufzuhalten und uns da voll zu akklimatisieren. Man kann sich an alle Klimabedingungen gewöhnen, es braucht eben nur seine Zeit. Tagsüber versuchen wir, ohne Klimaanlage auszukommen und nachts sehen wir dann zu, dass es kühl genug ist, um gut und erholsam zu schlafen.

Wer außerdem ein eher heller Hauttyp ist, der sollte darauf achten, dass die Haut beim Training vor UV-Strahlen geschützt ist. Heutzutage gibt es alle möglichen Marken, die gute Produkte anbieten. Es ist es auf jeden Fall wert, ein solches langärmliges Tobjorn Sindballe-Outfit auszuprobieren.

Außerdem ist es wichtig, genau zu wissen, wie viel man schwitzt, um die benötigte Wasser- und Salzmenge für den Wettkampf zu kennen. Denn wer dehydriert, der überhitzt und verliert schnell an Leistungsfähigkeit.

Welches sind denn die besonderen Herausforderungen einer größeren Athletin?

Abgesehen von schlechter Hitzetoleranz glaube ich, dass groß zu sein eher ein Vorteil ist. Beim Schwimmen habe ich einen langen Zug. Auf dem Rad habe ich ziemlich viel Power und auch beim Laufen bleibt mein Schritt selbst in der Endphase des Marathons noch kraftvoll. Na ja, ich sollte wohl an einer höheren Schrittfrequenz arbeiten, denn ich neige dazu, zu lange Schritte zu machen, aber das ist wohl ein Fehler, den die meisten Läufer machen!

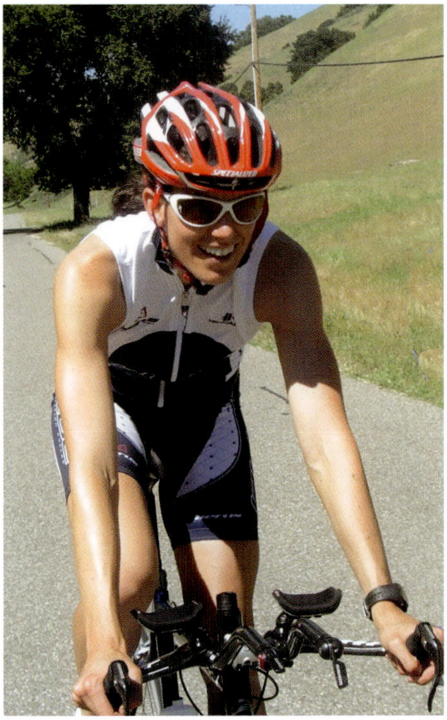

Lange Rede, kurzer Sinn ...

Als ich anfing, als Pro zu starten, hatte ich nicht besonders viel Selbstver-trauen und verglich mich ständig mit den zierlichen, leichten Athletinnen. Doch als ich schließlich lernte, meinen Körper nicht mehr mit anderen zu vergleichen, wurde ich gleich erfolgreicher.

Profitriathletin Heather Wurtele

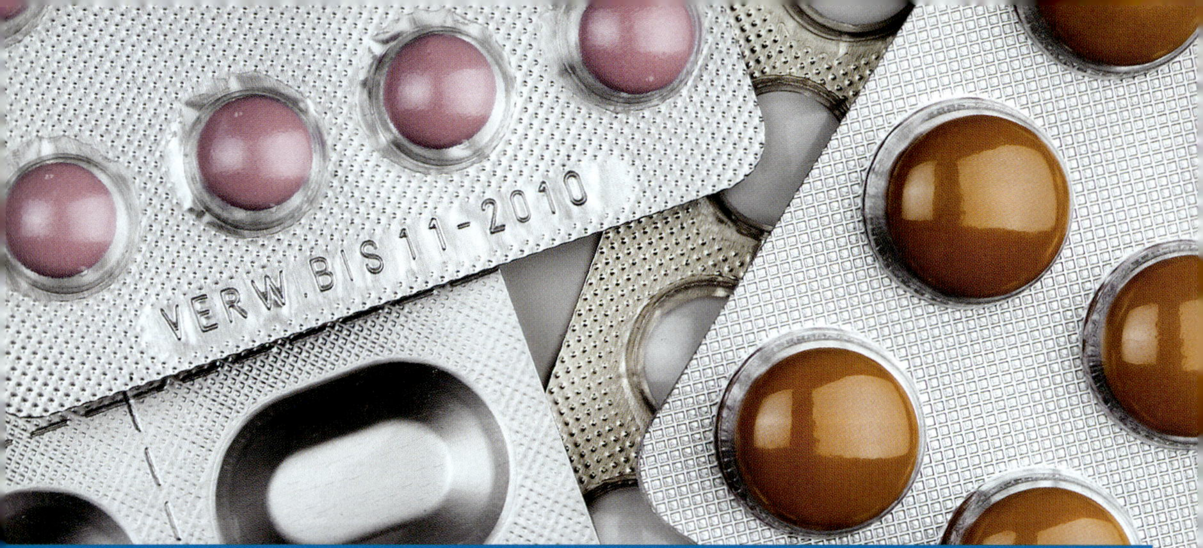

15 Gewichtsverlust und Nahrungsergänzungs-produkte

Hat jemand vielleicht einen Scharlatan gesehen?
Ich brauche einen Zaubertrank!

Viele Triathleten nehmen Proteine, Vitamine und Mineralien als Nahrungsergänzungsprodukte ein. Doch Pillen zum Fettabbau? Im Boxen, Bodybuilding und Wrestling werden schon lange Produkte eingenommen, die einen Gewichtsverlust herbeiführen. Auch im Triathlon hält diese Mode jetzt Einzug. Ob nun als Erstes die Triathleten nach solchen Produkten fragten, oder ob die Hersteller den Anfang machten, indem sie für den Ausdauermarkt produzierten, spielt eigentlich keine Rolle. Die Nachfrage ist auf jeden Fall da. Dazu braucht man nur in den Triathlonmagazinen zu schnuppern. Dort treffen Sie schnell auf Angebote von „Schlankheitspillen".

Doch Vorsicht ist die Mutter der Porzellankiste. Wenn ein Produkt als „organisch", „natürlich" oder „pflanzlich" bezeichnet wird, heißt das noch lange nicht, dass es erstens wirksam und zweitens sicher ist. Es gibt sogar gute Gründe, anzunehmen, dass das Gegenteil der Fall ist, denn die Anbieter von Nahrungsergänzungsmitteln sind nicht dazu angehalten, die Effektivität und Gefahrlosigkeit der Mittel zu beweisen, bevor sie auf den Markt kommen.

WAS IST DRIN UND WAS BEWIRKT ES?

Das sind die zwei wichtigsten Fragen, die Sie sich immer stellen sollten, bevor Sie ein Nahrungsergänzungsmittel nehmen. Leider allerdings müssen die Hersteller keine dieser Fragen präzise beantworten ...

WAS IST DRIN?

Ist es gesundheitlich unbedenklich?

Seit dem Jahre 2008 müssen große Hersteller in Amerika bestimmten *„guten Herstellungspraktiken“* (GMP = good manufactoring practices) folgen, um sicherzustellen, dass Nahrungsergänzungsmittel einheitlich verarbeitet wurden und Qualitätsstandards erfüllen. Ab dem Jahre 2012 werden diese Richtlinien auch für kleinere Hersteller gelten. Inwieweit diese Erwartungen auch wirklich eingehalten werden, bleibt abzuwarten.

Sobald ein Nahrungsergänzungsmittel auf den Markt kommt, wird es von der FDA auf seine Unbedenklichkeit überprüft. Wenn Sicherheitsmängel erkannt werden, dann werden Hersteller und Vertreiber zur Rechenschaft gezogen. Also kann man sagen, je länger ein Produkt auf dem Markt ist, desto sicherer kann man bezüglich seiner Unbedenklichkeit sein.

Verunreinigungen

Herkömmliche Arzneimittel weisen keine Verunreinigungen auf (89). Alle Inhaltsstoffe sind auf der Packungsbeilage aufgelistet. Nahrungsergänzungsmittel aber können Verunreinigungen enthalten, die nicht auf der Packungsbeilage stehen (90).

Folgende Verunreinigungen können in Nahrungsergänzungsmitteln enthalten sein:

- Insekten, Mikroben und Teile von Tieren. Rinderorgane, die bereits in Nahrungsergänzungsmitteln gefunden worden sind, können zu einer Kontamination mit Erregern führen, die zu Rinderwahnsinn führen (91).

- Pflanzen, die entweder komplett unbeabsichtigt in das Produkt geraten sind oder unerwünschte Bestandteile einer Pflanze. Manche Pflanzen produzieren gefährliche Chemikalien, wie Kumarin (verwendet in Medikamenten zur Blutgerinnungshemmung), Karzinogene (Krebserreger) oder Tannine (Polyphenol)) (92, 93, 94).

- Im Jahre 1992 wurde ein Pflanzenextrakt vom Markt genommen (Aristolochiasäure), das versehentlich in ein belgisches Gewichtsreduktionspräparat geraten war. Es wurde nämlich bekannt, dass die Einnahme dieses Produkts bei fast 100 Menschen zu Nierenversagen geführt hatte und es außerdem im Zusammenhang mit der Einnahme dieses verunreinigten Nahrungsergänzungsprodukts zu einer erhöhten Zahl an Krebserkrankungen kam (98).

- Schwermetalle, Pestizide, Unkrautbekämpfungsmittel und andere Giftstoffe, die von der Pflanze durch den Erdboden oder das Wasser aufgenommen wurden (95, 96, 97).

- Stimmungsaufhellende Suchtmittel, wie Benzodiazepin, Kortikosteroide, Koffein oder nonsteroidale Entzündungshemmer.

Der Produktionsprozess von Nahrungsergänzungsmitteln wird kaum überprüft (99). Zu dem Zeitpunkt, wenn das Rohmaterial (die Pflanze oder das Tierprodukt) zur Weiterverarbeitung in die Fabrik kommt, kann es bereits auf vielfältige Weise, z. B. durch Unrat, Schädlinge, Steine und Stöcke, vergiftet worden sein. Viele Produzenten und Vertriebe in den USA benutzen Rohmaterial bei der Herstellung von Nahrungsergänzungsmitteln, doch die Bestimmungen für importierte Pflanzen- und Tierprodukte bieten keinen ausreichenden Schutz für den Verbraucher (11).

Man kann sagen, dass es quasi unmöglich ist, herauszufinden, was genau in dem Mittel enthalten ist. Die Begriffe „standardisiert“ oder „geprüft“ sind leere Worthülsen und garantieren mitnichten die Qualität und Beschaffenheit des Produkts.

Das Einzige, was dem Verbraucher bleibt, ist, Mittel ausschließlich von großen, angesehenen Produzenten zu kaufen, die ihre Produkte von unabhängigen Labors testen und deren Inhaltsstoffe überprüfen lassen.

Kommen wir also zur zweiten Frage: Wie wirksam sind solche Nahrungsergänzungsmittel?

WAS BEWIRKT ES?

Behauptungen

Hersteller müssen die Aussagen, die sie über die Wirksamkeit ihrer Produkte machen, nicht beweisen. Sie können Behauptungen über die gesundheitliche Wirkung des Präparats aufstellen und sich dabei ausschließlich auf eigene Erfahrungswerte und eigene Auswertungen ihrer Studien beziehen. Sie brauchen nicht die Genehmigung der *Food and Drug Administration* (FDA) einzuholen. Die FDA überprüft die auf der Packungsbeilage befindlichen Informationen über das Produkt, erst nachdem es auf den Markt gekommen ist. Die *Federal Trade Commission* (FTC) wiederum ist verantwortlich für die Werbung des Produkts und stellt sicher, dass die Information wahrheitsgemäß und nicht irreführend ist.

Das Problem unklarer Aussagen

Der Verbraucher ist beim Lesen von Packungsbeilagen so gewöhnt an ellenlange Warnungen über Gesundheitsrisiken, dass er diese kaum mehr ernst nimmt. Die Angewohnheit des Darüberhinweglesens führt aber leider auch dazu, dass die eigentliche Wirksamkeit eines Produkts zu unkritisch gesehen wird. Selbst wenn die Aussagen auf der Packungsbeilage nämlich korrekt sind, heißt das noch lange nicht, dass das Mittel wirksam ist. Lesen Sie aufmerksam: Wenn es heißt: „Die Einnahme kann den Appetit reduzieren", dann ist das eine recht schwammige Aussage. Fragen Sie sich, ob und wie solche Aussagen überprüfbar sind und ob Sie selbst in der Lage wären, die Wirksamkeit des Produkts zu verifizieren.

Ein anderes Produkt könnte behaupten, dass „es den Körperfettanteil um 10 % senkt". Diese Aussage wiederum ist klar und deutlich und für jedermann überprüfbar. (Ob es allerdings überhaupt möglich ist, eine solche Aussage zu treffen, steht auf einem anderen Blatt.)

Beide Aussagen würden den Bedingungen der FTC entsprechen. Ein Produkt aber, das von sich behauptet, dass es den Appetit reduzieren kann, ist die Einnahme nicht wert.

Sobald es Untersuchungen gibt (auch wenn es nur firmeneigene Untersuchungen und Auswertungen sind), die die Richtigkeit der Aussage belegen, kann der Hersteller z. B. behaupten, dass das Mittel ein Nährstoffdefizit ersetzt, gesundheitsunterstützend wirkt, oder es Zusammenhänge mit bestimmten

Körperfunktionen gibt (z. B. Immunsystem). Auf der Packungsbeilage muss dann nur der Vermerk erscheinen: „Diese Angabe wurde nicht von der FDA überprüft. Das Produkt ist nicht geeignet, um Krankheiten zu diagnostizieren, zu behandeln oder zu verhindern."

Selbst wenn Sie also wirklich ein Produkt finden, das signifikante, messbare Wirkungen zeigt, sollten Sie stets die Packungsbeilage studieren und sich über etwaige wissenschaftliche Studien informieren.

In Anhang G finden Sie alle Schritte, die Sie gehen sollten, um den Wert eines Nahrungsergänzungsmittels vor dessen Einnahme zu evaluieren.

WELCHE PRODUKTE SIND WIRKSAM? WELCHE NICHT?

Nahrungsmittelergänzungen, die das Gewicht reduzieren sollen, finden Sie an jeder Ecke. Diese alle zu evaluieren, würde den Rahmen dieses Buches bei Weitem sprengen. Wir beschränken uns an dieser Stelle daher auf einige populäre Produkte, beschreiben die vom Hersteller behauptete Wirkung und geben an, welche wissenschaftlichen Informationen über das Produkt vorliegen.

Für jedes Produkt gilt: Informieren Sie sich zuerst gründlich über dessen Wirksamkeit und mögliche Nebenwirkungen.

Tab. 14: *Untersuchung von Nahrungsergänzungsmitteln zum Gewichtsabbau*

*Anmerkung: Auf Grund der limitierten Literaturstudie bei PubMed. sind alle Leser dazu aufgefordert, die Effizienz und Unbedenklichkeit des Mittels selbst zu evaluieren und darüber hinaus vor Einnahme des Mittels ihren Arzt zu befragen. Weiteres Informationsmaterial ist auch zu beziehen unter *www.MayoClinic.com* (in englischer Sprache) (100).

Produkt	Wirkung	Wissenschaftliche Untersuchungen*
Pomeranze	Regt den Stoffwechsel an	Langfristige Auswirkungen unbekannt. Beworben als „Ephedra-Ersatz", doch kann als solches zu Gesundheitsproblemen führen.
Carnitin	Gewichtsverlust	Wird vom Muskel nicht aufgenommen und ist daher unwirksam (101).
Chitosan (Biopolymer, natürlich vorkommendes Polyamonisaccharid, von Chitin abgeleitet)	Blockt die Absorbierung von Nahrungsfett	Kann zu Verstopfung, Blähungen und anderen Magen- und Darmtrakt-Erkrankungen führen. Relativ unbedenklich, aber vermutlich auch wirkungslos.
Cholyocystokinin (CCK; ein Peptid, das während des Essens vom Darm freigegeben wird und das Sättigungsgefühl beeinflusst)	Appetitkontrolle	CCK kann bei der Sättigung eine Rolle spielen (102). Auftretende Nebeneffekte: Übelkeit und Angstzustände (103).
Chrom	Regt den Muskelaufbau an	Es gibt keine wissenschaftlichen Belege für seine Wirksamkeit.
Konjugierte Linoleumsäuren (CAL) => eine Gruppe von zweifach ungesättigten Fettsäuren um die Linolsäure	Reduziert Körperfett Muskelbildend Appetitkontrolle	Kann zu Durchfall, Verdauungsstörungen und anderen Magen- und -Darmtrakt-Erkrankungen führen. Möglicherweise reduziert es Körperfett und baut Muskulatur auf, aber es reduziert wahrscheinlich nicht das Körpergewicht.

Philodendron (heartleaf)	Appetitkontrolle Regt den Stoffwechsel an	Enthält Ephedra, was gesundheitsschädlich ist. Höchst bedenklich und sollte unter keinen Umständen eingenommen werden.
Ephedra	Appetitkontrolle	Auf Grund erheblicher Bedenken vom Markt genommen. Ephedra kann aber noch legal als Tee verkauft werden. Kann zu Bluthochdruck, Herzrhythmusstörungen, Schlaflosigkeit, Anfällen, Herzinfarkt, Hirnschlag und sogar zum Tode führen.
Grüner Tee, Epigalloceatechin-3-Gallate (EGCG) =› eine Art Catechin; ist der Ester aus Epigallocatechin und Gallussäure	Reduziert die Körperfettspeicher	Mehrere Studien zeigten Wirksamkeit bei Tieren. Limitierte Studien mit Menschen zeigen mögliche Wirksamkeit, wenn kombiniert mit Koffein (104).
Guarkernmehl	Blockt die Aufnahme von Diätfetten. Appetitkontrolle	Kann zu Durchfall, Blähungen und anderen Magen- und -Darm-Erkrankungen führen. Relativ unbedenklich, aber vermutlich unwirksam.
Hoodia Gordonii =› ist eine Sukkulente, kein Kaktus; erinnert in der Form stark an Kakteen. Hungerstillende Wirkung	Appetitkontrolle	Keine wissenschaftlichen Untersuchungen belegen die Wirksamkeit des Produkts bei Menschen.
Phenethylamine (Inhaltsstoffe unbekannt) in Pflanzen weit verbreitet, kommt in Bittermandelöl und in Kakaobohnen vor.	Gewichtsverlust	Wird mit verschiedenen gesundheitsschädlichen Inhaltsstoffen in Zusammenhang gebracht. Nebenwirkungen: Schlaflosigkeit, Migräne, Herzklopfen etc. (105).

Informationen über die Sicherheit und Unbedenklichkeit von Nahrungsergänzungsmitteln finden Sie auch auf der Website vom Bundesinstitut für Risikobewertung: *http://www.bfr.bund.de/cd/945*

SCHNELLE LÖSUNGEN GIBT ES NICHT

Wer abnehmen will, der braucht nicht nach schnellen Lösungen zu suchen. Es mag zwar in anderen Lebensbereichen gute Gründe geben, Nahrungsergänzungsmittel einzunehmen. Wenn es um die Reduktion von Körpergewicht geht, sollte aber davon Abstand genommen werden. Ein Triathlet verlangt seinem Körper einiges ab. Da wäre es töricht, ihn mit fragwürdigen Substanzen zu malträtieren, um ein paar Pfunde zu verlieren. Der sicherste, gesündeste und effektivste Weg, Gewicht zu verlieren, ist schlicht, weniger zu essen.

Bernd Heinrich, Autor und Ultramarathonläufer, schreibt in seinem Buch *Racing the antelope* (106): „Man kann nicht einfach eine Körperfunktion verbessern und dann eine höhere Leistungsfähigkeit erwarten. Die Natur hat uns nicht so gemacht, dass wir mal eben Ersatzteile für unseren Körper bekommen oder Teile nach Belieben tunen können. Wer seinen Körper als Ganzes verbessern möchte, der muss auf alle Einzelteile ganzheitlich wirken. Wer versucht, an einer Stelle Verbesserungen herbeizuführen, der verschiebt nur die Sollbruchstelle. Der Körper findet ein anderes schwächstes Glied, was dann zusammenbricht. Es gibt nur einen einzigen Faktor, der auf den ganzen Körper wirkt, und das ist die Psyche. Der Kopf koordiniert alles, was im Körper abläuft auf schlüssige Art und Weise. Ich würde daher mehr auf Placebos, Vertrauen in sich selbst und auf sinnvolles Training setzen."

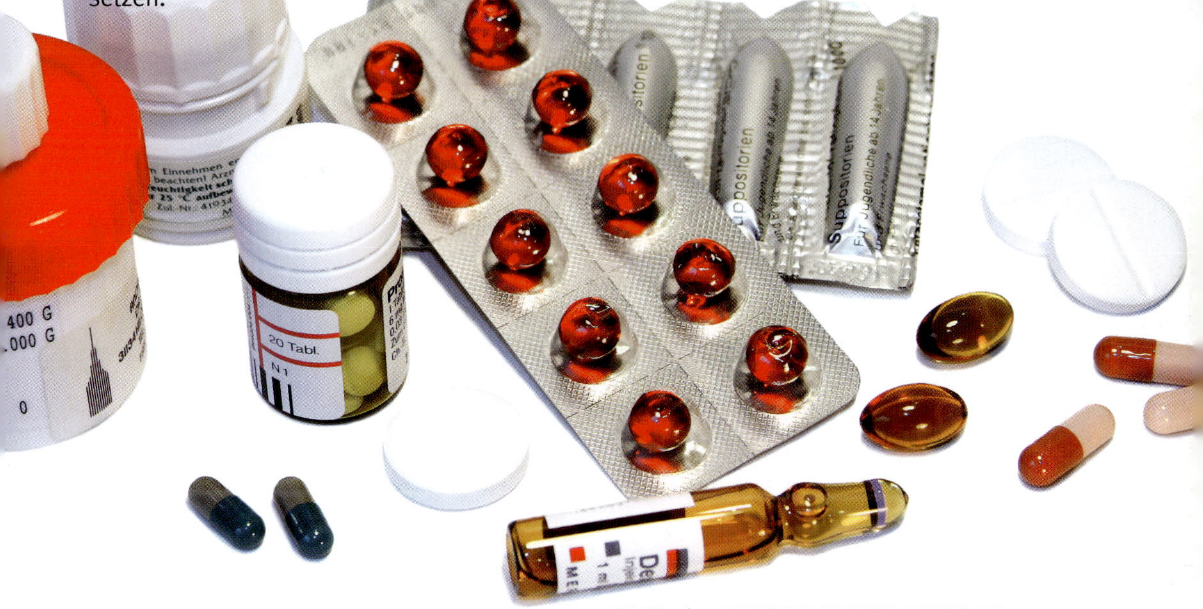

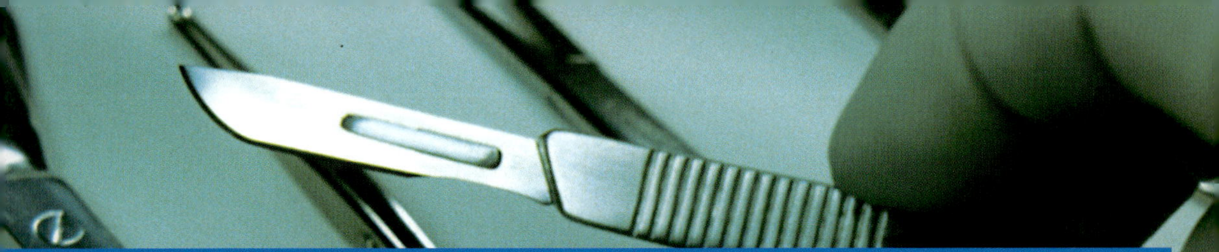

16 Welche operativen Möglichkeiten gibt es?

„Marshall Ulrich hat sich seine Fußnägel entfernen lassen, damit sie ihm bei Ultramarathons keine Probleme mehr bereiten. Und ich habe meine Satteltaschen vom Rad montiert, damit ich sie beim nächsten Ironman nicht mehr mit mir herumschleppen muss. Was Ulrich kann, kann ich schon lange.“

– Eine Triathletin

KOSMETISCHE EINGRIFFE SIND DIE ZUKUNFT

Ich weiß nicht, wie es Ihnen geht, aber ich habe noch nie einen Elitetriathleten mit Übergewicht gesehen. Unsereins dagegen, der Hobbysportler, kann sich nach Kräften abmühen, kann trainieren bis zum Umfallen und Abmagerungskuren machen, wir werden unsere Speckröllchen trotzdem nicht los. Ein makelloser Körperbau ist eben nicht in jedermanns Genen vorgesehen.

Wer sich auf den Foren der Triathlonwebseiten umschaut, der erkennt schnell, dass Äußerlichkeiten für Triathleten von zentraler Bedeutung sind. Weiblein wie Männlein frotzelt da gerne öffentlich über unvorteilhafte Rennfotos der Teamkameraden.

Nicht nur die genetischen Voraussetzungen sorgen dafür, dass wir nicht alle wie Arnold Schwarzenegger aussehen. Auch unser früheres Leben beeinflusst, wie wir als Sportler später aussehen. Wer nämlich in jungen Jahren keinen Sport getrieben hat, der hat es schwerer, seinen Körper makellos zu formen. Auch nach jahrelangem harten Training sehen wir, wenn wir in den Spiegel schauen, zu unserem Unmut:

- mehrere Händevoll überschüssige Haut, die aus der Laufhose herausquillt;
- zentimeterdickes Fettgewebe, das unseren Waschbrettbauch für den äußeren Betrachter unsichtbar macht;
- überdimensionierte Oberschenkel, die man getrost als „Stampfer" bezeichnen kann.

Dabei haben viele von uns Hobbysportlern durchaus einen sehr niedrigen Körperfettanteil. Für manchen gilt, dass ein noch geringerer Körperfettgehalt der Leistung abträglich und sogar ungesund wäre. Schlimmstenfalls läuft der Sportler Gefahr, seinen Hormonhaushalt langfristig durcheinanderzubringen. Für Frauen kommt hinzu, dass sie im Zuge übermäßiger Abmagerung Fett am Brustgewebe verlieren. So kommt es, dass viele magere Sportlerinnen überhaupt keinen Busen mehr haben. Gleichzeitig bleiben die Stellen, an denen der Körper vorzugsweise Fett lagert, von all diesen Veränderungen unberührt. Für manche ist die letzte Hoffnung eine kosmetische Operation.

Schauen Sie sich dazu die Zahlen der *American Society for Aesthetic Plastic Surgery* an (107):

- 31 % aller befragten Frauen und 20 % der befragten Männer sagten aus, sie würden kosmetische Eingriffe grundsätzlich in Betracht ziehen.
- Die meisten kosmetischen Operationen werden in der Altersgruppe von 35-50 Jahren vorgenommen.
- Fettabsaugung und Bauchstraffung sind die am häufigsten vorgenommenen Eingriffe in den USA. Im Jahre 2007 wurden dort 637.335 solcher Eingriffe vorgenommen.
- Männer sind auf dem Vormarsch. Im Jahre 2007 wurden 9 % der Eingriffe an Männern vorgenommen. Insgesamt eine Million Männer haben sich bis jetzt einem kosmetischen Eingriff unterzogen, 17 % mehr als im Jahr davor.

ABER TRIATHLETEN SIND VON SCHULDGEFÜHLEN GEPLAGT

Wenn auch 78 % der amerikanischen Bevölkerung aussagt, sie hätte keine Probleme mit einem kosmetischen Eingriff (108), so bleibt die Haltung hierzu dennoch kontrovers. Insbesondere unter Sportlern überwiegen Schuldgefühle. Medizinische, religiöse, aber auch feministische und politische Vorbehalte sind da zu nennen. So kommt die Entscheidung, sich unters Messer zu begeben, häufig erst nach Jahren innerer Konflikte: Zahlt sich ein solcher Eingriff am Ende wirklich aus?

Wäre jemand anderes an meiner Stelle vielleicht zufrieden mit seinem Körper? Bin ich ein schlechtes Vorbild für meine Kinder? Sollte ich ihnen nicht vorleben, dass es wichtig ist, den eigenen Körper anzunehmen?

Der Triathlet Scott, den wir bereits in Kap. 11 kennen gelernt haben, lebte die gleichen inneren Konflikte aus. Den Kampf gegen den Alkoholismus hatte er gewonnen. Den Kampf gegen sein Übergewicht auch. Was nun bleibt, sind aber exzessive Mengen überschüssigen Fetts, insbesondere im Hüftbereich. „Ich muss mir ständig vorstellen, wie ich beim Startschuss ins Wasser renne und kaum dass mir das Wasser bis zur Hüfte geht, das überschüssige Fettgewebe wie ein Schwimmring an der Wasseroberfläche schwimmt. Und dann erst der Schwimmausstieg! Die lüsternen Kameramänner werden gerade auf einen wie mich warten! Ich habe noch fast niemandem erzählt, dass ich darüber nachdenke, mich operieren zu lassen. Die meisten meiner Sportsfreunde wissen ja nicht einmal, dass ich 45 kg abgenommen habe. Mir ist es einfach zu peinlich, anderen zu erzählen, dass ich unendliche Mengen überschüssigen Fetts unterm T-Shirt habe, das ich gerne loswerden würde."

Dr. Tenley Lawton, ein kosmetischer Chirurg und Triathlet, kennt die Vorbehalte von Triathleten und sagt: „Ich glaube, insbesondere weibliche Triathletinnen meinen, sie müssten ihren Körper aus eigener Kraft perfekt hinbekommen und überschüssiges Fett einfach abtrainieren. Athleten haben außerdem die Vorstellung, es sei für Sportler unangebracht, sich einer kosmetischen Operation zu unterziehen. Wenn Athleten zu mir kommen und erfahren, dass ich selbst ein Sportler bin, fordern sie von mir eine klare Aussage von Sportler zu Sportler. Ich versichere ihnen häufig, dass sie getan haben, was sie konnten und dass die überschüssige Haut nicht ohne einen kosmetischen Eingriff verschwinden wird. Das nimmt den meisten eine große Last von der Schulter."

WOZU DIENT EIN KOSMETISCHER EINGRIFF?

Es gibt eine Vielzahl kosmetischer Eingriffe mit sehr unterschiedlichen Zielen. In diesem Buch beschränken wir uns daher auf Eingriffe, die mit der Gewichtsabnahme in Verbindung stehen. Hierzu gehört die operative Entfernung von überschüssiger Haut bzw. von kleinen Fetttaschen. Der kosmetische Eingriff selbst dient aber nicht dem Ziel des Abnehmens. Er verbessert, repariert oder baut den Körper neu auf.

Abhängig vom Alter und von der Hautbeschaffenheit, kann selbst ein mittlerer Gewichtsverlust bereits zu überschüssigen Hautlappen führen, die nur chirurgisch entfernt werden können.

Entnehmen Sie Tab. 15 die möglichen kosmetischen Operationen, die dazu geeignet sind, Körperfett bzw. überschüssige Haut zu entfernen.

Tab. 15: *Kosmetische Eingriffe, die mit Gewichtsreduktion im Zusammenhang stehen**

Eingriffstyp	Geeignete Personen	Kosten in US $ **	Länge des Eingriffs
Bauchstraffung	Hervorquellender Bauch, überschüssiges Fett bzw. Haut, schwache Bauchmuskulatur	$5,350	2-5 Std.
Brustverkleinerung***	Große, hängende Brüste oder unterschiedlich große Brüste	$5,417	2-4 Std.
Gesäßstraffung	Herabhängende Haut, überschüssiges Fett, schwache Gesäß- bzw. Oberschenkelmuskulatur	$4,885	2 Std.
Fettbrust	Übergroße Männerbrust	$3,455	2 Std.
Fettabsaugung, Lipoplastie (mit Absaugung/mit Lipoplastie-Ultraschall)	Normalgewichtige Person mit isolierten Fettpartien	$2,950	1-2 Std.
Unterkörperstraffung	Schlaffe Haut, aber keine überschüssigen Fettpartien	$8,043	Bis zu 8 Std.
Oberschenkelstraffung	Überschüssige, wabbelige Haut	$4,783	2 Std.
Oberarmstraffung	Überschüssige Haut bzw. Fett auf der Unterseite des Oberarms	$3,864	2 Std.

* Basierend auf der *American Society for Aesthetic Plastic Surgery* für statistische Daten. 2007.

** Es handelt sich um den nationalen Durchschnittspreis (USA). Die Preise entsprechen den Zahlen von 2007. Grundsätzlich variieren die Preise erheblich von Region zu Region. Preise für Anästhesie oder andere chirurgische Kosten sind nicht enthalten.

*** Brustreduktionen werden von manchen Krankenkassen übernommen. Lesen Sie hierzu bitte die Bedingungen Ihrer Krankenkasse.

EINGRIFFE FÜR MÄNNER

Männer unterziehen sich in deutlich geringerem Maße kosmetischen Operationen als Frauen. Wenn sie sich aber doch unters Messer begeben, dann meist, um sich Speckrollen an der Taille oder Männerbrüste wegoperieren zu lassen.

Lawton erinnert sich in diesem Zusammenhang an einen Patienten, der einen erstklassigen Körperbau hatte, nur auf seiner Brust waren unübersehbare Fettpölsterchen. Dieser Patient klagte: „Ich habe wirklich alles getan, was in meiner Macht steht. Mein Körper sieht super aus. Nur das Fett auf der Brust werde ich einfach nicht los. Ich möchte endlich mein T-Shirt ausziehen können, ohne dabei Komplexe zu bekommen."

Auch der Eingriff der Bauchstraffung wird populärer. Diese findet häufig im Anschluss an eine Magenverkleinerung (Magenband) bzw. einen Magenbypass statt. Oftmals kommt es nämlich nach solchen Operationen zu einem derart drastischen Gewichtsverlust, dass sich die Haut nicht schnell genug zurückziehen kann und sie daher in einem kosmetischen Eingriff entfernt wird.

Dan, ein 35 Jahre alter Altersklassenathlet, unterzog sich einem Magenbypass. Diese Operation war für ihn buchstäblich eine lebensrettende Maßnahme. Er hatte nämlich bereits mehrfach 10-20 kg gewonnen und wieder verloren. Als er dann 193 kg wog, begann er, unter extremem Bluthochdruck zu leiden. Um schwerwiegenden gesundheitlichen Problemen entgegenzuwirken, unterzog er sich einer Operation, in deren Folge er fast 100 kg abnahm. Schließlich ließ er über 10 kg überschüssige Haut entfernen. „Ich hatte Hautausschläge und eine schlechte Durchblutung. Heute aber sehe ich super aus und fühle mich absolut fantastisch. Meinen ganzen Lebensstil habe ich verändert. Früher bewegte ich mich quasi überhaupt nicht und heute mache ich regelmäßig Sport und nehme sogar an Wettkämpfen teil. An der Schule, wo ich unterrichte, habe ich sogar einen Lauftreff ins Leben gerufen. Es ist, als hätte ich ein neues Leben geschenkt bekommen."

Dr. med. Donald Altman führt bereits seit 20 Jahren kosmetische Operationen aus. Auch er verzeichnet einen deutlichen Anstieg der Zahl kosmetischer Operationen. „Die Patienten haben teilweise mehrere überschüssige Hautrollen, die wir operativ entfernen können. Manche haben für immer ihr Kollagen (Bindegewebsstärke) und ihre Hautelastizität verloren. Sie unterziehen sich im Verlauf von einigen Jahren mehreren Operationen und sind danach nicht wiederzuerkennen. Man kann sich nicht vorstellen, dass sie einmal über 160 kg gewogen haben."

DER SPORTLER ALS PATIENT

„Da Athleten häufig eine gesunde und vernünftige Ernährung beibehalten und regelmäßig Sport treiben, sind sie mit ihrem Wunsch, kleine, überschüssige Fettpölsterchen entfernen zu lassen, unsere besten Patienten. Leider machen diese nur weniger als die Hälfte unserer Klienten aus. Die meisten nämlich kommen zu uns, weil sie es nicht schaffen, ihre Ernährung langfristig in den Griff zu bekommen und auch keinen Sport treiben wollen. Sie suchen in kosmetischer Operation einen leichten Ausweg“, so Altman, und Dr. Lawton fügt hinzu: „Athleten sind hoch motivierte Patienten. Sie haben sich bereits im Vorfeld gründlich informiert und kommen gut vorbereitet in die Praxis. Sie stellen gleich zu Anfang heraus, dass sie Sportler sind und beginnen das Gespräch häufig mit: ‚*Ich bin Triathlet ...*‘ oder: ‚*Ich bin Läufer ...*‘ Sie definieren sich über die Tatsache, dass sie Sportler sind und sehen den chirurgischen Eingriff auch ausschließlich unter diesem Aspekt. Natürlich wird ihre Entscheidung, ob und wann ein Eingriff erfolgt, nicht zuletzt von ihrem Training beeinflusst. Es fällt ihnen *schwer*, zu akzeptieren, dass sie einen Monat lang nicht trainieren können. Ich erarbeite daher mit ihnen kleine Zwischenschritte und sage z. B., dass sie in der zweiten Woche schon kleine Spaziergänge machen können und dass sie dann nach und nach bestimmte Körperteile bewegen dürfen (das hängt davon ab, an welchem Körperteil die Operation stattfand). Wenn sie einen solch genauen Plan haben, fällt es ihnen leichter, sich auf die erste Zeit nach der Operation einzustellen.“

Altman vergleicht einen kosmetischen Eingriff gerne mit einer Verletzung. Athleten wissen nämlich genau, dass sie mitunter sechs Wochen lang nicht trainieren können, wenn sie eine Verletzung auskurieren müssen. Er bezeichnet den *operativen Eingriff* daher gerne als *kontrollierte Verletzung*, die Zeit zur Heilung braucht.

WIE FÄNGT MAN DENN NUN AN?

Der allererste Schritt muss die Informationsbeschaffung sein. Beziehen Sie Ihre Informationen dabei von mehreren Quellen. Die meisten Chirurgen bieten auch kostenfreie Beratungen an. Dort erfahren Sie Genaueres über Kosten, Risiko und Art des Eingriffs und natürlich, ob der geplante Eingriff der richtige für Sie ist. Es ist empfehlenswert, vor einer Entscheidung mehrere Chirurgen zu konsultieren.

„Kosmetische Chirurgie ist echte Medizin. Sie erfordert hochpräzise Arbeit, wobei 90 % der Arbeit für den Patienten unbemerkt stattfindet. Viele Patienten wissen nicht, woher sie sich am besten Informationen beschaffen und welchen Chirurgen sie wählen sollten. Viele lassen sich blenden von Ärzten, die aufwendige Werbung betreiben und exquisite Praxen haben. Allerdings sollte man sich viel eher fragen, ob da nicht zu viel Geld in Werbung anstelle von hochqualitativer Arbeit gesteckt wird. Viele Patienten lassen sich auch zu schnell von neuen Operationstechniken hinreißen, von denen sie in einer Werbeanzeige gelesen haben und wählen einen Arzt danach aus, ob er diese neue Technik anwendet oder ein neu auf dem Markt erschienenes Gerät benutzt. Obwohl kosmetische Chirurgie ein technisch orientiertes Feld ist und neue Geräte mitunter eine große Hilfe sind, sollte dies bei der Wahl des Arztes nicht den Ausschlag geben. Häufig werden nämlich neue Methoden bzw. Geräte zu schnell und unbedacht auf den Markt gebracht. Ich persönlich würde es vorziehen, Tiger Woods würde mit alten, schäbigen Golfschlägern spielen, als dass ein Anfänger mit einem Erste-Klasse-Schläger spielt.

Ein wichtiges Kriterium bei der Wahl des Arztes sollte meines Erachtens die Mitarbeit eines Assistenzarztes sein. Zumindest wenn Sie eine umfangreiche Operation in Betracht ziehen, ist es gut, eine zweite Meinung zu hören. Der Assistenzarzt sollte in etwa die gleiche Erfahrung haben, wie der operierende Arzt“, rät Altman.

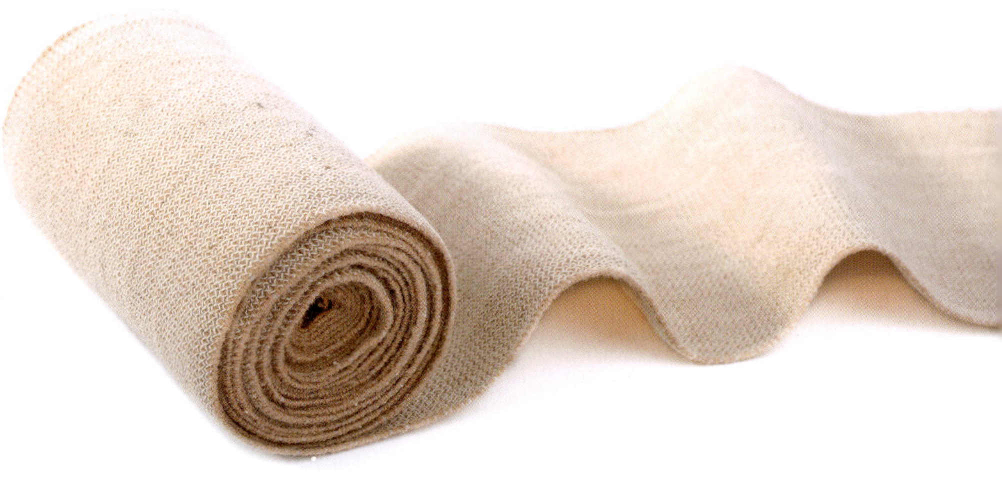

DIE GEWÖHNUNG AN DAS NEUE ICH

Wer in nur einem Jahr 90 kg Gewicht verliert, der hat kaum Zeit, sich an sein neues Aussehen zu gewöhnen. Dan beispielsweise brauchte zwei Jahre, bis ihm das Ergebnis seiner Operation und seines harten Trainings bewusst wurde. Altman erklärt: „Wer eine Psychotherapie macht, der behandelt über Jahre hinweg das gleiche Problem. Bei unserer Arbeit aber wird etwas, was den Patienten 30 Jahre lang gestört hat, in nur einem Tag entfernt. Das ist ein Effekt wie 100 Psychotherapiestunden auf einmal. Kein Wunder, dass ein solcher Eingriff eine ungeheure Power hat und das psychische Wohlbefinden des Patienten auf die Probe stellt. Dieser braucht nun Zeit, sich an die neue Situation zu gewöhnen und zu realisieren, dass der Störfaktor plötzlich nicht mehr da ist."

SELBSTAKZEPTANZ HEISST DAS MOTTO

Keine Operation der Welt schafft einen makellosen Körper. Es ist quasi garantiert, dass Sie auch nach der Operation etwas finden werden, was Sie stört. Altman weiter: „Auch wenn die Operation nicht das gewünschte Ergebnis gebracht haben sollte, ist es besonders wichtig, dass der Patient sich schnellstmöglich mit der neuen Situation abfindet. Sich mit den kleinen, verbleibenden Unebenheiten am Körper zu befassen, wäre ungesund. Stattdessen muss der neue Körper schnellstmöglich so angenommen werden, wie er ist."

Dieses Motto gilt im Übrigen nicht nur für jemanden, der sich einem operativen Eingriff unterzogen hat. Wir alle müssen lernen, unseren Körper so zu akzeptieren, wie er ist. Triathletin Tammy Nickerson sagt: „Jahrelang habe ich geglaubt, ich mache etwas falsch, würde nicht hart genug oder mit falschem Schwerpunkt trainieren, vielleicht zu viel Ausdauertraining und nicht genug Krafttraining absolvieren. Nach einigen Trainingsjahren sahen nämlich meine Beine, Brust und Schultern muskulös aus, aber im Hüftbereich bewegte sich überhaupt nichts. So war ich für eine Weile völlig frustriert, doch irgendwann realisierte ich, dass ich wirklich alles getan hatte, was in meiner Macht stand. Ich hörte auf, mir Vorwürfe zu machen und noch härter an mir zu arbeiten. Ich begann, mich so zu akzeptieren, wie ich bin. Eine Operation kam für mich nicht in Frage. Aber stattdessen lernte ich, mich so zu nehmen, wie ich bin. Das ist für viele ein sehr großer Schritt, aber anderen geht es ja genauso. Zu wissen, dass wir alle im gleichen Boot sitzen, macht die Situation einfacher."

ERHÖHTE LEISTUNGSFÄHIGKEIT DURCH KOSMETISCHE OPERATION?

DAS ENTFERNEN ÜBERSCHÜSSIGER HAUT

Das Entfernen überschüssiger Haut am Oberschenkel kann beim Sport klare Vorteile bringen, wenn diese nämlich den Bewegungsablauf stört oder für Unbehagen sorgt. Wenn z. B. beim Laufen die Innenseiten der Oberschenkel aneinanderreiben, dann kann das scheuern und damit den Bewegungsablauf beeinträchtigen. Wer diese Hautlappen entfernen lässt, der läuft unbeeinträchtigt und verbessert damit auf lange Sicht seine Leistungsfähigkeit.

Beim Radfahren ist es die wabbelige Haut am Unterbauch, die sich, insbesondere beim Fahren in Aeroposition, negativ auswirkt. Shayne Kondor, Experte in Sachen Aerodynamik, sagt hierzu: „Es ist fraglich, ob aerodynamische Laufräder in den vergangenen 20 Jahren den erhofften Erfolg gebracht haben. Aber sicher ist: Wer einige Zentimeter am Hüftgürtel verliert, der kann seine Radzeit mindestens ebenso stark beeinflussen.“ (109)

Sarah hat durch Diäten und Training insgesamt 45 kg verloren. Anschließend hat sie eine Bauchstraffung vornehmen lassen und ist nun sehr zufrieden mit ihrem Aussehen. „Ich denke zwar schon noch darüber nach, auch meine Oberarme operieren zu lassen. Gar nicht wegen der Ästhetik, sondern weil diese überschüssige Haut beim Schwimmen und Laufen immer reibt. Aber die Kosten der Operation und auch die Heilungsphase schrecken mich ab. Ich könnte ja wieder monatelang nicht vernünftig trainieren und so schiebe ich den Gedanken noch auf.“

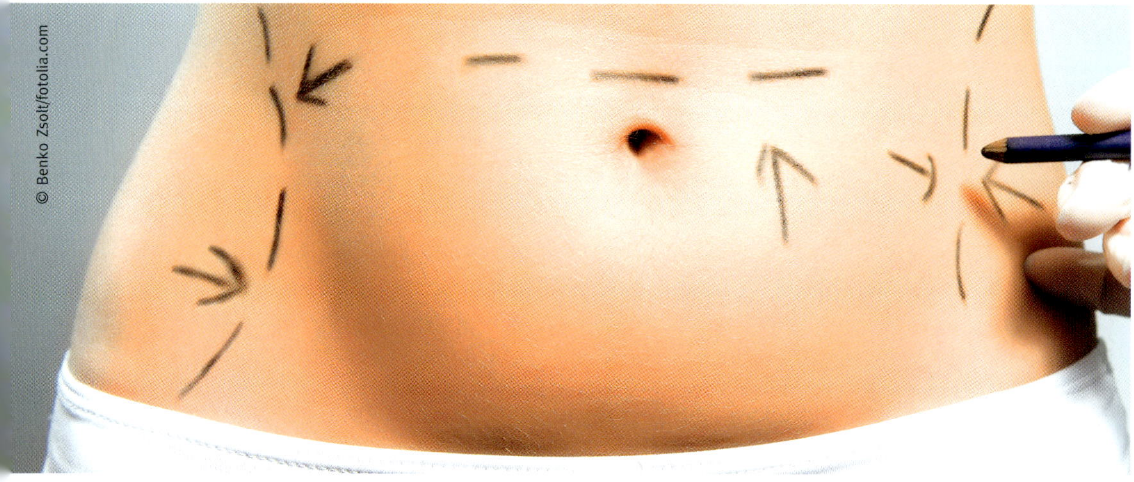

DAS ENTFERNEN VON FETTPÖLSTERCHEN

Körperfett hat beim Schwimmen ja, wie Sie wissen, nicht unbedingt negative Auswirkungen. Eine gewisse Menge Körperfett sorgt nämlich für Auftrieb und verbessert damit die Schwimmleistung. Untersuchungen haben ergeben, dass eine *künstliche Fetteinlagerung* in Bauch, Gesäß und Oberschenkel keine Vorteile bringt. Sie erhöht den Wasserwiderstand, was wiederum den positiven Auftriebseffekt aufhebt bzw. sogar ins Negative verkehrt (110).

Im Umkehrschluss kann man sich fragen, ob die Entnahme von überschüssigem Fett die Schwimmzeit verbessert. In der Tat gibt es Betroffene, die aussagen, dass der Verlust von Körpergewicht ihre Wasserlage beträchtlich verändert hätte. Körperteile, die zuvor noch ohne eigenes Zutun auf der Wasseroberfläche schwammen, sanken nun wie ein Stein nach unten. Demnach scheint klar, dass eine operative Fettabsaugung Wasserlage und Wasserwiderstand verändern kann und der Athlet seine Schwimmtechnik neu erlernen muss.

Manche Wissenschaftler sehen auch einen Zusammenhang zwischen Laufgeschwindigkeit und Fettpölsterchen: Eine Studie mit 184 Spitzenklasseläufern in Spanien zeigte, dass die Hautfaltendicke am vorderen Oberschenkel und an der mittleren Wade mit der Laufzeit im Zusammenhang steht (111). Die Menge an subkutanem Fett (das Fett, das sich direkt unter der Haut befindet) in diesen beiden Bereichen hatte einen *größeren Effekt auf die Laufleistung als der Körperfettanteil*. Der Grund hierfür ist unklar, denn ein geringer Körperfettanteil ist beim Laufen grundsätzlich von Vorteil und geht üblicherweise mit geringer Hautfaltendicke auch in diesen beiden Bereichen einher. Doch in dieser Studie wird gezeigt, dass es von Vorteil sein kann, wenn ein Läufer am vorderen Oberschenkel und an der mittleren Wade ein wenig mehr Fett mit sich herumträgt.

Physiologen haben demnach versucht, auf künstliche Weise zusätzliche Masse in die Oberschenkel zu spritzen. Dies führte zu erhöhter Stoffwechseltätigkeit. Der Hüftabduktor arbeitete nämlich nun härter und sorgte für einen kräftigeren Schub des Schwungbeins nach vorne (112).

Ob im Umkehrschluss gilt, dass das Absaugen von Fett am Oberschenkel für schnellere Laufzeiten sorgt, bleibt fraglich, doch ist zumindest eine Überlegung wert.

WIRKUNG AUF DIE PSYCHE

Eine kosmetische Operation hat ohne Frage eine sehr große psychologische Wirkung. Wer nämlich ein Problem, das ihm schon seit Jahren auf dem Herzen liegt, löst, der erlebt eine ungeheure Erlösung. Endlich ist man in der Lage, sich voll auf das Training zu konzentrieren und muss sich nicht mehr von Äußerlichkeiten herunterziehen lassen. Wer zum ersten Mal mit seinem Körper im Einklang steht, der bekommt eine ganz neue Motivation.

Als Julie anfing, Triathlon zu machen, verlor sie in den ersten Trainingsjahren fast 15 kg Gewicht. „Ich war wirklich zufrieden mit meinem Körper, wenn da nur nicht diese Fettpölsterchen am Oberschenkel gewesen wären. Ich finde, ich sah aus, als würden meine Beine zu einer anderen Person gehören. Selbst als ich meinen Körperfettanteil auf 12 % gesenkt hatte, waren diese Speckrollen nicht verschwunden. Noch niedriger wollte ich mein Gewicht nicht drücken, das wäre ungesund. Als ich diesen Frust endgültig satthatte, ließ ich eine Fettabsaugung vornehmen. Das hat mein komplettes Aussehen verändert und heute wünschte ich, ich hätte das schon eher getan!"

Triathleten kennen die Macht der Psyche. Sie wissen, dass sie Erfolg haben, wenn sie an sich glauben. Die Überzeugung, eine gute Leistung vollbringen zu können, ist wie ein Placeboeffekt. Auch Wissenschaftler kennen die Macht der Psyche. Wenn sie ein neues Nahrungsergänzungsmittel, ein Schuhmodell, oder eine neue Form von Carboloading testen wollen, dann haben sie immer eine Kontrollgruppe von Sportlern, die nur glauben, sie würden das neue Produkt testen (113). Häufig steigern diese genauso ihre Leistung wie diejenigen, die wirklich das neue Produkt getestet haben. Wenn Sie also glauben, dass ein kosmetischer Eingriff Ihre Leistung verbessert, dann wird das auch eintreffen.

WAS IST DER NÄCHSTE SCHRITT?

Hier noch eine lustige Anmerkung zum Abschluss: In seinem Artikel bei *Ironman.com* schrieb Lee Gruenfeld über kosmetische Eingriffe: „Ich spreche hier nicht über Peanuts wie Fettabsaugung oder Latissimusaufbau. Ich spreche über *ernsthafte Körperformung*. Angenommen, Sie schwimmen einfach zu langsam für die Konkurrenz. Was tun? Steroide können Sie ja nun mal nicht nehmen, denn die stehen auf der Dopingliste. Aber was spricht eigentlich dagegen, zum kosmetischen Chirurgen zu gehen und sich die Fußzehen zusammennähen zu lassen? Dann haben nämlich Ihre Füße die Form von Flossen und Sie kommen im Wasser gleich viel schneller vorwärts. Die Füße von Mark Spitz haben ganz genauso ausgesehen, aber kein Training in der Welt hätte uns da hingebracht. Also ... ?" (114)

Wir können uns heute schon vorstellen, dass eines Tages die Grenze zwischen kosmetischen Eingriffen und Eingriffen mit dem Ziel der Leistungssteigerung verschwimmt.

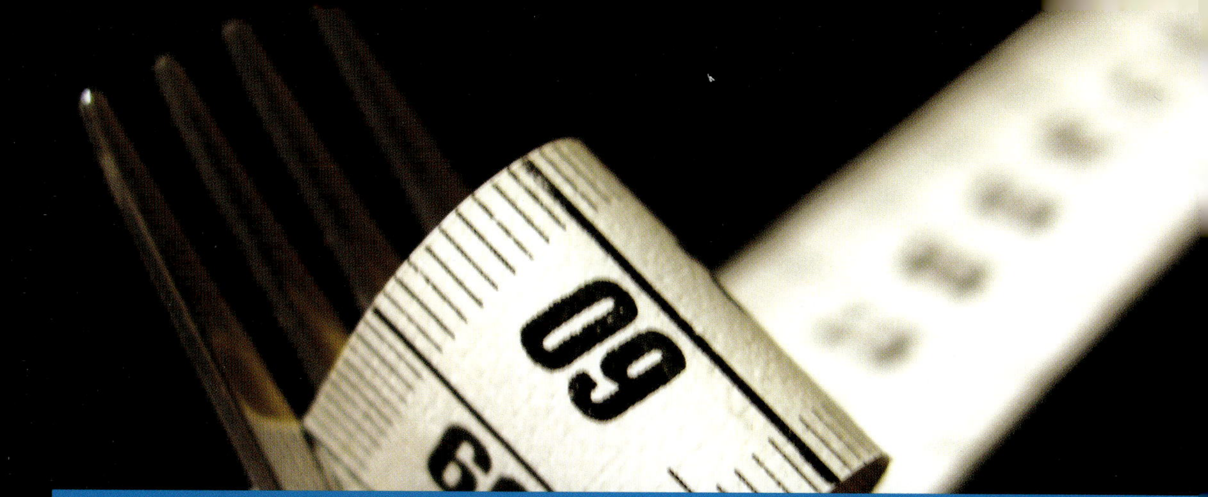

17 Trainingssucht und Essstörungen

Viele Menschen haben Höhenangst.
Ich habe Breitenangst.

– Steven Wright

Leider geht so mancher Athlet zu weit in seinem Bestreben, schlank zu sein. So entwickelt sich aus dem Wunsch nach Schlankheit eines Tages eine Essstörung. Unter Triathleten ist dieses Krankheitsbild sogar recht häufig. Nun weiß man nicht, ob dieser Sport besonders viele Menschen anzieht, die bereits Essstörungen haben oder ob es die Ausübung der Sportart ist, die den Athleten in den Teufelskreis der Essstörung zwingt.

Eine im Jahre 2002 an der Universität von North Carolina durchgeführte Studie mit 583 Triathleten brachte zutage, dass *jeder* einzelne befragte Athlet mit seinem Körperfettanteil unzufrieden war. Alle Befragten gaben an, dass sie entweder durch strenge Diät, durch Kalorienreduktion bzw. Einschränkung von bestimmten Nahrungsmittelgruppen oder auch durch exzessives Training versucht hätten, ihr Gewicht zu reduzieren.

Die gleiche Studie ergab, dass Athleten dazu neigten, ihren BMI subjektiv falsch einzuschätzen. Während Männer ihren BMI häufig höher einschätzten, als er in Wirklichkeit war, glaubten Frauen in der Regel, ihr BMI sei niedriger. Obwohl Frauen bereits glaubten, einen relativ niedrigen BMI zu haben, wollten sie *noch schlanker* sein (115).

Es ist darüber hinaus bekannt, dass weibliche Ausdauerathleten ein ebenso überkritisches Selbstbild haben, wie Frauen, die unter Anorexia nervosa leiden. Nun kann man sich fragen, ob es genau diese Unzufriedenheit mit dem eigenen Körperbild ist, die sie zum Sporttreiben antreibt. Bei Triathlonanfängerinnen wäre es ja verständlich, wenn sie sich übermäßig mit dem Thema Ernährung beschäftigen und ihren eigenen Körper überkritisch betrachten. Schließlich müssen sie sich noch in der Welt der superfitten Rennteilnehmerinnen einfinden (116). Doch die etwas erfahreneren Athletinnen und insbesondere diejenigen, die auf der Langstrecke zu Hause sind, sollten weniger von solchen Imageproblemen geplagt sein (116).

Kommen wir also zu der Frage, wo eigentlich die Linie zu ziehen ist zwischen einem gesunden Interesse an sportlicher Leistungsfähigkeit und einer Essstörung.

Pam Reed ist Ultralangstreckenläuferin und die einzige Frau, die 2 x den *Badwater Ultramarathon* im Gesamtfeld (Männer- und Frauenwertung) gewinnen konnte. Sie litt selbst unter Anorexia nervosa. In ihrem Buch, *The extra mile*, schreibt sie: „Was mich ärgert, ist, dass eine Person dann als normal gilt, wenn sie überhaupt keine Interessen, ganz zu schweigen von einer echten Leidenschaft hat. Wer leidenschaftlich an einer Sache hängt, ganz egal in welchem Bereich das ist, der gibt alles für seine Passion. Und wo ein Talent, eine totale Hingabe ist, da ist auch eine Kehrseite. Ich persönlich habe mich einfach nur darum bemüht, dass die Kehrseite, in diesem Fall die Essstörung, nicht die Überhand gewinnt. Das war zugegebenermaßen eine der größten Herausforderungen meines Lebens“ (117).

Die meisten Triathleten kommen irgendwann einmal in Gefahr, ins Übertraining zu geraten. Früher oder später wird ihnen aber klar, dass sich noch mehr Training kontraproduktiv auswirken würde und, wenn sie so weitertrainierten, die sportliche Form immer weiter den Bach runterginge. Der Zusammenhang von Training und sportlicher Leistungsfähigkeit ist Sportlern bekannt und so können sie in der Regel schnell die richtigen Schlüsse ziehen und ihr Trainingspensum anpassen. Mit der Ernährung aber sieht es anders aus. Problematische Essgewohnheiten und ein negatives Selbstbild sind nämlich nicht so leicht zu diagnostizieren und so bleiben diese psychischen Erkrankungen häufig lange Zeit unerkannt.

Lesen Sie im Folgenden eine Beschreibung von typischen Essstörungen unter Athleten. In Anhang H sind alle Krankheitsbilder mit ihren Anzeichen und Symptomen noch einmal aufgelistet.

TRAININGSSUCHT

Die meisten Athleten würden ihre Leidenschaft für den Sport vermutlich als eine Form von Abhängigkeit bezeichnen. Allerdings ist diese Abhängigkeit für einen Großteil der Sportler positiv. Es ist daher wichtig, herauszustellen, wann Training keinem positiven Zweck mehr dient, sondern negative Auswirkungen auf die Gesundheit hat. Heute ist Trainingssucht zwar noch kein offiziell von der DSM-1V *(Diagnostic and Statistic Manual of Mental Disorders)* anerkanntes Krankheitsbild, aber das kann sich in naher Zukunft ändern. Die Trainingssucht tritt in der Regel im Zusammenhang mit Essstörungen auf und ist als Zwangsstörung zu bezeichnen. Auf den ersten Blick scheint diese Störung genau auf das Bild des Triathleten zugeschnitten zu sein.

Hier einige Symptome der Trainingssucht, die sehr an Alltag und Gewohnheiten eines Triathleten erinnern (122):

1. Tägliches mehrmaliges Training von mehr als zwei Stunden Dauer.
2. Training über die Schmerzgrenze hinaus.
3. Aufrechterhaltung von Training selbst bei Krankheit oder Verletzung.
4. Extreme mentale Fixierung auf Kalorienverbrennung und Gewichtsverlust.
5. Training isoliert von anderen.
6. Das Befolgen einer strengen und monotonen Trainingsroutine.
7. Das Absagen von privaten Verabredungen bis hin zum Nichterscheinen bei der Arbeit auf Grund von Training.

Wissenschaftler der Universität Cambridge haben die Trainingssucht an weiblichen Sportlerinnen untersucht und versucht, diese zu definieren. Ihre im Jahre 2003 erschienene Schrift gibt erste Beschreibungen und Beispiele für diese Zwangserkrankung (118).

Frauen beschreiben ihre Trainingssucht folgendermaßen: „Das Training ist in gewisser Weise eine echte Bürde für mich. Es beherrscht mich und mein Leben. Ich frage mich, warum eigentlich gerade ich diese Last tragen muss. Andere tragen sie ja auch nicht.“

Eine Frau beschreibt Gefühle, die sie hätte, wenn sie gezwungen wäre, eine Woche lang nicht zu trainieren: „Das kommt gar nicht in Frage. Ich würde einfach nicht aufhören zu trainieren. Ich kann gar nicht. Das ist, als würde mir jemand etwas wegnehmen, was lebenswichtig ist für mich. Da kann man auch gleich sagen, hör auf zu essen oder zu atmen. Das geht ja schließlich auch nicht. Ich wäre so depressiv, ja fast schon suizidal. Wahrscheinlich müsste man mich in einem Krankenhaus einsperren. Auf jeden Fall kann ich nicht einfach hier rumsitzen und nichts machen. Das geht einfach nicht.“

Hier eine Zusammenfassung der Ergebnisse der Studie:

1. Wer seinem Training eine sehr hohe Priorität einräumt, der muss nicht unbedingt ein gestörtes Verhältnis zum Training haben und hat folglich auch keine suchtartige Zwangsstörung. Es ist nämlich keineswegs ungewöhnlich für Leistungssportler, ihrem Training höchste Priorität einzuräumen. In der Regel können sie ihr Training sehr gut mit anderen Aktivitäten verbinden.

2. Leichte Entzugserscheinungen sind völlig normal bei Athleten, wenn sie für eine Weile nicht trainieren können. Nur wenn ein Athlet übermäßige Entzugserscheinungen hat, ist das als krankhaft zu bezeichnen.

3 Man kann alleine auf Grund von Trainingsstunden nicht auf eine etwaige psychische Erkrankung schließen. Auch Triathletinnen, die sieben Tage in der Woche, teilweise 2 x täglich trainieren, können ein völlig normales und gesundes Verhältnis zum Sporttreiben haben. Eine unter Trainingssucht leidende Person würde dagegen z. B. jeden Morgen 5 min lang die gleichen Treppen rauf- und runtergehen, um sich gut zu fühlen. Oder sie würde täglich und ausnahmslos 5-10 min Bauchmuskeltraining und Krafttraining absolvieren müssen.

4. Zwanghaftigkeit liegt auch vor, wenn die Person über ihr Training keine Auskunft geben will, es herunterspielt oder sogar lügt, wenn sie danach gefragt wird.

5. Trainingssucht ist auch gegeben, wenn Athleten nur mit dem Ziel, ein bestimmtes Gewicht zu erreichen, hungern, dabei aber die sportliche Leistung (die eben nicht selten darunter leidet) kaum berücksichtigen.

Diese Beispiele zeigen die Unterschiede zwischen leistungsorientierten, passionierten Sportlern und solchen, bei denen das Sporttreiben eine Zwangshaltung darstellt. Es ist also nicht das Trainingspensum, das den Ausschlag gibt, sondern die Bedeutung des Trainings. Wenn ein gesunder Triathlet Sport treibt, dann tut er das mit einem Ziel, dem Ziel der Leistungssteigerung, der Freude oder eben auch der Gewichtskontrolle. Aber das Training ist keine Aktivität, die auf Teufel komm raus jeden Tag ausgeführt werden muss. Es hat eine Bedeutung für den Sportler und ist daher ein wichtiger, aber nicht ein lebenswichtiger Teil seines Lebens.

ESSSTÖRUNGEN

In den USA leiden 10 Millionen Frauen und eine Million Männer unter Anorexia nervosa bzw. unter Bulimie (Ess-Brech-Sucht). Weitere 25 Millionen leiden unter Fresssucht (Binge-Syndrom) (119). Alle drei Erkrankungen sind Essstörungen.

Anorexia nervosa

Die Krankheit befällt vornehmlich Frauen und beginnt häufig in der Pubertät. Menschen, die unter dieser Essstörung leiden, hungern. Sie sind extrem dünn, meinen aber dennoch, sie seien übergewichtig. Sie verlieren Gewicht auf vielfältige Weise: durch Hungern, durch übermäßiges Sporttreiben und durch die Einnahme von Abführmitteln.

Bulimie (Ess-Brech-Sucht)

Diese Krankheit ist charakterisiert durch einen Wechsel von Fressanfällen, gefolgt von induziertem Brechen (z. B. indem man einen Finger in den Hals steckt), Hungern, die Einnahme von Entwässerungspillen, Abführmitteln bzw. Einläufen und durch übermäßiges Sporttreiben. Ein Fressanfall ist mehr als nur eine Form von „Überessen". Bei einem Fressanfall isst der oder die Betroffene weit größere Mengen, als sich ein gesunder Mensch vorstellen kann. Der Fressanfall steht nicht im Zusammenhang mit Hunger, sondern wird vielmehr von emotionalen Problemen, wie einer Depression, Stress oder mangelnder Selbstachtung, ausgelöst. Bulimie ist relativ schwer zu diagnostizieren, da die Betroffenen üblicherweise Normalgewicht haben. Frauen, die unter Bulimie leiden, sind häufig extrem leistungsorientiert.

Fresssucht (Binge-Syndrom)

Betroffene dieser Krankheit haben üblicherweise mindestens zwei Fressattacken pro Woche und dies über einen Zeitraum von mindestens sechs Monaten. Anders als die unter Bulimie leidenden Menschen versuchen diese Betroffenen nicht, das Essen nach dem Fressanfall loszuwerden. Wer unter dieser Erkrankung leidet, hat oft sehr hohe Leistungsansprüche und ist extrem auf Körpergewicht und Ernährung fixiert. Die Fresssucht kommt häufiger unter älteren, übergewichtigen Frauen vor, kann aber auch andere Gruppen betreffen.

In Anhang H finden Sie eine Auflistung der Symptome dieser Essstörungen. Wenn Sie befürchten, selbst unter einer dieser Erkrankungen zu leiden, dann füllen Sie doch einfach den Fragebogen unter *www.something-fishy.org* aus. Im Folgenden lesen Sie, wie Sie zwischen gesunder Gewichtsreduktion und einer Essstörung unterscheiden können.

Essstörung oder Diät? Wie kann man das unterscheiden?*

Patienten, die unter Essstörungen leiden, haben eines gemeinsam: Sie haben ein extrem niedriges Selbstwertgefühl. Eine Essstörung ist eine *Krankheit*. Sie bezieht alle Lebensbereiche ein. Sie wird von einer Vielzahl emotionaler Faktoren verursacht und hat weitreichende Effekte nicht nur auf das Leben des Leidenden, sondern auch auf die Angehörigen.

Eine Diät dagegen hat gesunde Hintergründe: Der Betroffene nimmt eine bestimmte Menge Gewicht ab, um *gesünder* zu sein.

Essgestörte wollen ihr gesamtes Leben mittels Essen (oder Nicht-Essen) verbessern.

Wer eine Diät macht, der möchte etwas Gesundes für sich tun.

Essgestörte suchen mit ihrem Essverhalten die Aufmerksamkeit von anderen. Sie wollen trotz negativen Verhaltens anerkannt und akzeptiert werden.

Wer eine Diät macht, möchte auf gesunde Weise ein bisschen Gewicht verlieren.

Essgestörte meinen, ihr Leben könne nicht gut werden, wenn sie nicht noch ein bisschen (und dann ein bisschen mehr) Gewicht verlieren. Sie bedenken in keiner Weise den Schaden, den sie anrichten.

Wer eine Diät macht, der will durch kontrollierten Gewichtsverlust endlich äußerlich so gut aussehen, wie er sich im Inneren bereits fühlt.

Essgestörte machen ihr gesamtes Selbstwertgefühl davon abhängig, wie viel sie wiegen und wie sie aussehen.

Wer eine Diät macht, der lernt, sein Gewicht besser zu kontrollieren.

Essgestörte versuchen, ihr Leben und ihre Emotionen zu kontrollieren, indem sie übermäßige Kontrolle auf ihr Essverhalten ausüben. In Wirklichkeit aber strahlen sie aus: „Ich habe überhaupt keine Kontrolle über mein Leben und meine Gefühle."

Wer eine Diät macht, will meist nur ein bisschen Gewicht verlieren.

Bei einer Essstörung geht es um alles, was das Leben der Person betrifft: um Stress, Problembewältigung, Schmerz, Wut, Akzeptanz, Wertgefühle, Verwirrung, Angst. Der Patient verbirgt all diese Baustellen hinter der Aussage: „Ich bin doch nur auf Diät."

* Diese Auflistung wurde von CRC Health *www.something-fishy.org* zur Verfügung gestellt.

ESSSTÖRUNG + MENSTRUATIONS-STÖRUNG + OSTEOPOROSE

(EINE TYPISCHE ERKRANKUNGSKOMBINATION WEIBLICHER SPORTLER)

Leistungsorientierte Sportlerinnen, die hart trainieren und dabei gleichzeitig ihre Kalorienzufuhr extrem niedrig halten, um ihr Körpergewicht zu reduzieren, entwickeln früher oder später eine Amenorrhö (das Ausbleiben der Menstruation) (120). Diese kann entweder zeitweilig oder auch permanent sein und hat weitreichende hormonelle Auswirkungen, bis hin zur Unfähigkeit, Kinder zu gebären. Untergewichtige Sportlerinnen haben nicht selten außerdem eine Neigung zu Stressfrakturen und Osteoporose.

Sportlerinnen, die von diesem Dreigestirn an Erkrankungen betroffen sind, gehören meist Sportarten an, bei denen das Körpergewicht für die Leistung entscheidend ist. Hierzu gehören Gymnastik, Kunstturnen, Eiskunstlauf (bei diesen Sportarten ist das Gewicht auch aus ästhetischen Gründen ausschlaggebend) und Ausdauersportarten, wo die Leistung klar mit dem Körpergewicht bzw. Körperfettanteil zusammenhängt. In den erstgenannten Sportarten beginnen Mädchen sehr oft bereits im frühen Kindesalter. Wenn sie dann in die Pubertät kommen und natürlicherweise an Gewicht zunehmen, sehen sie sich mit einem verlorenen Kampf konfrontiert: Sie wissen, dass Sprünge oder Würfe (beim Paarlauf) schwieriger auszuführen sind bei höherem Gewicht und so geraten sie nicht selten in den Teufelskreis der Essstörung. Im Ausdauersport beginnen Frauen häufig erst viel später. Sie entwickeln eine Essstörung aus dem Wissen heraus, dass sie besser laufen, je weniger sie wiegen.

Wenn eine Frau einen Körperfettanteil von weniger als 10 % hat, dann hat das negative gesundheitliche Auswirkungen. Dies wurde u. a. in der Studie aus dem Jahre 2007 belegt, bei der *alle* befragten Frauen Anzeichen von zumindest einer der drei Erkrankungen zeigten (121).

Wenn Sie wissen, dass Sie unter einer der genannten Erkrankungen leiden, dann sollten Sie unbedingt testen, ob Sie auch unter den anderen Erkrankungen leiden. Wer unter allen drei Erkrankungen leidet, dessen Gesundheit ist ernsthaft in Gefahr. Die Auswirkungen der Erkrankungen sind weitreichend und können schlimmstenfalls bis zum Tode führen (122).

Die folgenden Informationen wurden uns von der *Female Athlete Triad Coalition* unter *www.FemaleAthleteTriad.org* zur Verfügung gestellt. Wenn Sie Fragen zu den Erkrankungen und Symptomen haben, wenden Sie sich bitte an die Webseite.

Risikofaktoren für oben genannte Krankheiten:

- Ausübung einer Sportart, bei der das Körpergewicht überprüft wird.
- Ausübung von Sportarten, bei denen das Körpergewicht leistungsbestimmend ist (Gymnastik, Kunstturnen, Eiskunstlauf, Balletttänzer, Ausdauerläufer, Taucher, Schwimmer).
- Soziale Isolation beim Training.
- Mehr Training als notwendig.
- Extremer Druck, um jeden Preis gewinnen zu wollen.
- Selbstbestrafung bei Gewichtszunahme.
- Kontrollierende Eltern bzw. Trainer.

Symptome und Anzeichen:

- Unregelmäßige oder ausbleibende Menstruation.
- Häufige übermäßige Müdigkeit.
- Schlafstörungen.
- Stressfrakturen.
- Verletzungsanfälligkeit.
- Extrem kontrollierte Nahrungsaufnahme.
- Extremer Drang, dünn zu sein.
- Weniger zu essen als nötig, mit dem Ziel, die Leistung oder das Aussehen zu verbessern.
- Kalte Hände und Füße.

KÖRPERDYSMORPHE STÖRUNG

(PSYCHISCHE WAHRNEHMUNGSSTÖRUNG)

Im Januar 2009 berichtete die Nachrichtenagentur *Reuters*, dass mehr und mehr männliche Athleten, nachdem sie die Vorzüge eines niedrigen Gewichts in ihrer Sportart erkannten, unter ungesunden Ernährungsgewohnheiten litten. Diese hatten ihre Ursachen in einer psychischen Wahrnehmungsstörung. Sie traten u. a. bei Radfahrern und nordischen Kombinierern auf. Auch Freizeitsportler seien mehr und mehr von der Krankheit betroffen.

Wie die Trainingssucht hat auch diese psychische Wahrnehmungsstörung ähnliche Symptome wie Essstörungen. Allerdings sind die Betroffenen als zwangsgestört zu beschreiben. Sie sind übermäßig und quasi ununterbrochen vertieft in einen scheinbaren körperlichen Makel oder Defekt. Diese Sorge wirkt sich auf alle Lebensbereiche und insbesondere auf ihre sozialen Beziehungen aus (123).

Manche nennen diese Krankheit, die im Übrigen 1-2 % der Bevölkerung betrifft, die „eingebildete Hässlichkeit". Die Zahlen der Betroffenen können in Wirklichkeit weit höher sein. Den meisten ist dieses Leiden nämlich höchst unangenehm und so sprechen sie nur ungern über ihr Problem und suchen in der Regel auch keinen ärztlichen Rat. Menschen, die unter dieser Wahrnehmungsstörung leiden, sind überkritisch mit ihrem Aussehen bzw. ihrem Selbstbild, obwohl sie für den Außenstehenden recht normal aussehen und keinen sichtbaren „Defekt" haben. Eine Untergruppe dieser Betroffenen leidet unter Muskeldysmorphophobie: Sie glauben, ihre Muskulatur sei unterentwickelt, obwohl sie in Wirklichkeit extrem gut entwickelt ist.

Der kosmetische Chirurg Donald Altman meinten einen Anstieg der Erkrankung zu erkennen, erwähnt aber auch, dass diese noch immer nicht viel Aufmerksamkeit in der Öffentlichkeit bekäme: „Bei dieser psychischen Störung ist der Betroffene förmlich besessen von seinem Aussehen und beschäftigt sich quasi ununterbrochen mit seinen vermeintlichen Fehlern. Im Zuge dessen sucht er auch regelmäßige Hilfe auf, um die Unebenheiten in seinem Körper auszumerzen. Doch sobald eine Schwachstelle beseitigt ist, findet er einen neuen wunden Punkt. Es ist wie ein Zucken, das niemals weggeht, es wandert nur von einer Stelle zur nächsten. Solche Patienten sind vermutlich niemals mit dem Resultat einer kosmetischen Operation zufrieden." Altman versucht, Leidende zu identifizieren und diese an professionelle Stellen zu verweisen.

In Anhang H finden Sie eine Liste mit Anzeichen und Symptomen dieser Krankheit.

SUCHEN SIE HILFE

Wenn Sie selbst oder jemand in Ihrem Umkreis Symptome der in diesem Kapitel beschriebenen Krankheiten zeigen, dann suchen Sie Hilfe! Nehmen Sie diese psychischen Krankheiten ernst und handeln Sie frühzeitig. Beziehen Sie Familienmitglieder ein und informieren Sie Ihren Arzt, das kann zu Beginn ein Hausarzt sein, über Ihre Probleme. Solche Erkrankungen können sehr ernste Folgen haben und bis zum Tode führen.

ANHANG A: ARBEITSBLATT WETTKAMPFLEISTUNGEN

Beste Wettkampfleistung	Gewicht bzw. Körperfett in %	Gewicht bzw. Körperfett in %	Schlechteste Wettkampfleistung	Gewicht bzw. Körperfett in %	Gewicht bzw. Körperfett in %
Gewicht bei meiner besten Schwimmleistung			Gewicht bei meiner schlechtesten Schwimmleistung		
Gewicht bei meiner besten Radleistung			Gewicht bei meiner schlechtesten Radleistung		
Gewicht bei meiner besten Laufleistung			Gewicht bei meiner schlechtesten Laufleistung		
Gewicht bei meiner besten Triathlonleistung			Gewicht bei meiner schlechtesten Triathlonleistung		

ANHANG B: WIE DAS ZIELGEWICHT MITTELS WERTEN DER KÖRPERZUSAMMENSETZUNG BERECHNET WIRD

WIE SIE IHR ZIELGEWICHT ERMITTELN KÖNNEN

Wie viele Kilogramm Fett muss ich verlieren, um auf meinen gewünschten Körperfettgehalt zu kommen? Wie hoch ist mein Gewicht bei meinem angestrebten Körperfettanteil? Sollte ich den Zielwert in Körpergewicht (kg) oder in Körperfettanteil (%) angeben?

Die Antwort lautet: Das ist individuell verschieden. Sie entscheiden, mit welchen Werten Sie arbeiten wollen. Sie brauchen aber klare Zahlen, um Ihre Ziele zu verfolgen.

Beginnen Sie entweder mit einer Prozentzahl oder einer bestimmten Menge Fett, die Sie verlieren wollen.

Mit folgender Formel können Sie den Körperfettgehalt über Werte der Magermasse und das Fettgewicht messen:

Ein 70 kg schwerer Athlet mit 56 kg Magermasse und 14 kg Körperfett hat 20 % Körperfett.

Körperfett in % = Fettmasse : Körpergewicht x 100

Körperfett in % = 14 : 70 x 100 = 20 %

Wenn dieser Athlet nun 7 kg Fett verliert, ist sein Körperfettanteil:
7 : 63 x 100 + = 11 %

Sein angestrebter Körperfettanteil wäre demnach 11 %, sein angestrebtes Körpergewicht 63 kg.

ANHANG C: BERECHNUNG DER ERLAUBTEN KALORIENAUFNAHME

FORMEL ZUR BERECHNUNG DER TÄGLICH ERLAUBTEN KALORIENAUFNAHME

Zunächst ermitteln Sie Ihren Grundumsatz **G** (die Menge an Kalorien, die ohne jegliche körperliche Betätigung benötigt wird) und addieren zu dieser Zahl die Kalorienzahl, die sie auf Grund ihrer täglichen Aktivitäten **A** benötigen. Sie erhalten die täglich benötigte Gesamtkalorienzahl **GK**. Wenn Sie weiterhin so viele Kalorien aufnehmen, dann halten Sie Ihr Gewicht, Sie nehmen weder ab noch zu.

GK = G + A

Wer ein Pfund Fett verlieren möchte, der muss 3.500 Kalorien verbrennen. Wer demnach 10 Pfund Fett verlieren möchte, muss 35.000 Kalorien verbrennen.

Wer in einer Woche ein Pfund Fett verlieren möchte, muss täglich 500 Kalorien einsparen.

Ziel GK = GK - 500

Wenn Sie weitere Informationen zur Berechnung der Kalorienzahl benötigen, können Sie folgende amerikanischen Webseiten konsultieren:

www.healthstatus.com, www.caloriesperhour.com, www.freedieting.com, www.active.com, www.caloriecount.com, www.healthyweigthforum.com

BERECHNUNG IM KOPF

Sie addieren wieder den metabolischen Grundumsatz und die Kalorienzahl, die Sie durch körperliche Betätigung verbrauchen.

GK = G + A

1. Kalkulation des Grundumsatzes, basierend auf Ihrem Körpergewicht
Es gibt verschiedene Wege, den Grundumsatz zu berechnen. Die präziseste Methode ist der Labortest. Freilich ist dies auch gleichzeitig die teuerste und aufwendigste Methode. Wenn Sie den Grundumsatz im Kopf ausrechnen wollen,

müssen Sie Ihre Magermasse kennen. Kennen Sie diese nicht, benutzen Sie einfach die ***Harris-Benedict-Formel*** (124), die diese, basierend auf dem Körpergewicht, errechnet.

Frauen: Grundumsatz G = 65 + (9,6 x Körpergewicht in kg) + (1,8 x Körpergröße in cm) – (4,7 x Alter in Jahren)

Männer: Grundumsatz G = 66 + (13,7 x Körpergewicht in kg) + (5 x Körpergröße in cm) – (6,8 x Alter in Jahren)

Beispiel 1:
Männlicher Athlet: Alter: 40 Jahre, Gewicht: 72,72 kg; Körpergröße: 177,8 cm

G = 66 + (13,7 x 72,72) + (5 x 177,8) – (6,8 x 40)

G = 1.679,26 Kalorien

2. Kalkulation des Grundumsatzes, basierend auf Ihrer Magermasse
Wenn Sie Ihre Magermasse kennen, dann wenden Sie die ***Katch-McArdle-Formel*** an. Diese kann sowohl für Frauen als auch für Männer angewendet werden (125).

G = 370 + (21,6 x Magermasse in kg)

Beispiel 2:
Der gleiche Athlet wie in Beispiel 1 (er wiegt 72,72 kg und hat dabei 63,5 kg Magermasse):

G = 370 + (21,6 x 63,5)

G = 1.744 Kalorien

Im zweiten Beispiel ist der errechnete Grundumsatz etwas höher als im ersten Beispiel. Die Formeln sind nicht 100 % genau, sondern basieren auf Schätzungen, sodass kleine Abweichungen möglich sind.

3. Addieren Sie nun die Kalorien, die Sie durch tägliche Aktivitäten A verbrauchen
Die einfachste Methode, den Energieverbrauch für tägliche Aktivitäten mit einzubeziehen, ist, einen Multiplikator einzusetzen. Die hierfür benötigten Zahlen finden Sie auf der nächsten Seite.

Multiplikator für tägliche Aktivitäten (125)

Level der Aktivität	Multiplikator
Sitzende Schreibtischtätigkeit, nur wenig oder gar keine sportliche Betätigung	G x 1,2
1-3 x wöchentlich lockeres Sporttreiben	G x 1,375
3-5 x wöchentliches Training mittlerer Intensität	G x 1,55
6-7 x wöchentliches hartes Training	G x 1,725
Körperlich anstrengende Arbeit + tägliches hartes Training oder 2 x tägliches Training	G x 1,9

Beispiel 3:

Der 72,5 kg schwere Athlet trainiert sechs Stunden pro Woche. Damit befindet sich sein Aktivitätslevel zwischen Bereich 3 und 4. Er sollte daher eine Zahl zwischen 1,55 und 1,725 wählen. Da er aber Gewicht verlieren möchte, sollte er besser sein Aktivitätslevel unterschätzen als überschätzen. Er wählt also die Zahl 1,55.

Mit der Harris-Benedict-Formel

G 1.679 x 1,55 = 2.602 Kalorien pro Tag

Mit der Katch-McArdle-Formel

G 1.744 x 1.55 = 2.703 Kalorien pro Tag

Der Athlet braucht also täglich 2.600-2.700 Kalorien, um sein Gewicht zu halten.

ENERGIEVERBRAUCH VERSCHIEDENER TRAININGSFORMEN

Um den täglichen Kalorienverbrauch zu berechnen, muss der Sportler außerdem wissen, wie viele Kalorien bei welcher Trainingsform verbrannt werden. Sie können hierzu Onlinerechner verwenden. Zu nützlichen Webseiten gehören *www.howtobefit.com* oder *www.nutristrategy.com.*

Auch die meisten Pulsmesser bzw. GPS-Fahrradcomputer geben diese Werte an. Sie können diese zusammen mit Tab. 16 benutzen.

Tab. 16: *Kalorienverbrauch in Abhängigkeit vom Körpergewicht bei 30 min Training in den Triathlondisziplinen*

30 min Training	50 kg	54 kg	59 kg	63 kg	68 kg	72 kg	77 kg	82 kg	86 kg	90 kg	100 kg	109 kg	118 kg	127 kg
Radfahren 21 km/h	220	240	260	280	300	320	340	360	380	400	440	480	520	560
Laufen 7,5 min/km	203	222	240	259	278	296	315	333	352	370	407	444	481	518
Laufen 6 min/km	253	276	299	322	345	368	391	414	437	460	506	552	598	644
Laufen 4:40 min/km	336	366	396	427	458	488	518	549	579	610	671	732	793	854
Laufen 4:10 min/km	363	396	429	462	495	528	561	594	627	660	726	792	858	924
Laufen 3:45 min/km	385	420	455	490	525	560	595	630	665	700	770	840	910	980
Schwimmen 60 s/50 m	248	270	292	315	338	360	382	405	428	450	495	540	585	630
Krafttraining (60 s Pause zw. Sets	209	228	247	266	285	304	323	342	361	380	418	456	494	532

4. Schaffen Sie ein Kaloriendefizit und bestimmen Sie Ihre angestrebte tägliche Kalorienzahl

Wenn Sie täglich die gleiche Kalorienzahl aufnehmen, wie Sie verbrauchen, dann halten Sie Ihr Gewicht. Essen Sie weniger, als Sie verbrauchen, dann verlieren Sie bei einem Kaloriendefizit von 3.500 Kalorien jeweils ein Pfund.

Wer ein Pfund pro Woche verlieren will, der muss täglich 500 Kalorien einsparen. Aus medizinischer Sicht wird geraten, nicht mehr als 1.000 Kalorien pro Tag einzusparen. Damit würden Sie pro Woche 1 kg Gewicht verlieren.

> Gesamtkalorienzahl (GK) – 1.000 = angestrebte Kalorienzahl (Verlust von 1 kg pro Woche)
> Gesamtkalorienzahl (GK) – 500 = angestrebte Kalorienzahl (Verlust von 1 Pfund pro Woche)

Beispiel 4:
2.703 Kalorien pro Tag – 1.000 = 1.703 Kalorien (Verlust von 1 kg pro Woche)
2.703 Kalorien pro Tag – 500 = 2.203 Kalorien (Verlust von 1 Pfund pro Woche)

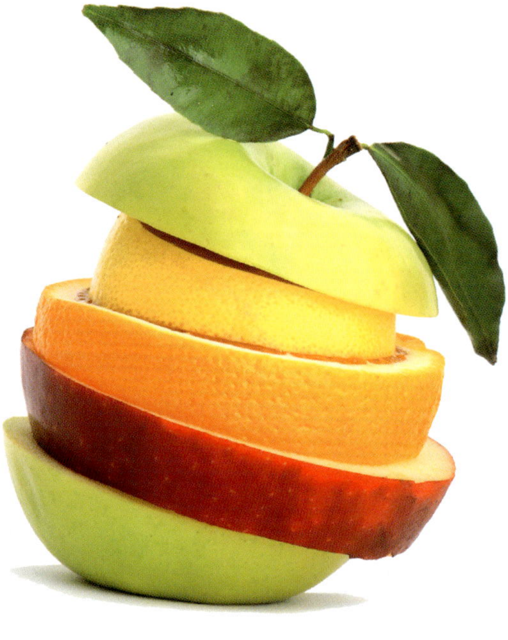

© arash sabbagh/fotolia.com

ANHANG D: ZUSAMMENHANG VON ERNÄHRUNG UND SPORTLICHER LEISTUNGSFÄHIGKEIT. EINE STELLUNGNAHME DER AMERICAN DIETETIC ASSOCIATION, DER DIETITIANS OF CANADA UND DES AMERICAN COLLEGE OF SPORTS MEDICINE

März 2009 (Volume 109, Ausgabe 3, Seiten 509-527)

AUSZUG

Nach Aussage der *American Dietetic Association*, der *Dietitians of Canada* und des *American College of Sports Medicine* gibt es einen klaren Zusammenhang zwischen der Ernährung und sportlicher Leistungsfähigkeit bzw. Erholung. Diese Organisationen empfehlen eine auf den Sport abgestimmte, angemessene Auswahl von Nahrungsmitteln und Getränken. Außerdem soll der Zeitpunkt der Nahrungseinnahme mit dem Training abgestimmt werden. Zusätzlich ist es ratsam, Nahrungsergänzungsprodukte einzunehmen, um Gesundheit und Leistungsfähigkeit zu erhalten bzw. zu verbessern. In ihrer Abhandlung verknüpfen die Autoren neueste Kenntnisse über die Ernährung mit leistungsspezifischer Literatur und aktuellen wissenschaftlichen Daten zu Energieverbrauch, Körperzusammensetzung, Strategien der Gewichtsbeeinflussung, Nährstoff- und Flüssigkeitsbedarf in Training und Wettkampf, Einnahme von Nahrungsergänzungsmitteln, leistungssteigernden Substanzen, Ernährungsrichtlinien für Vegetarier. Die Rolle und die Verantwortung der Ernährungswissenschaftler wird ebenfalls beleuchtet.

Während und nach körperlicher Anstrengung müssen die wichtigsten Nährstoffe, insbesondere Kohlenhydrate und Eiweiß, zugeführt werden, um das Körpergewicht zu halten, die Glykogenspeicher zu füllen und um den Muskelwiederaufbau einzuleiten. Die Einnahme von Fetten dient der Aufnahme essenzieller Fettsäuren, die u. a. bei der Verarbeitung fettlöslicher Vitamine helfen. Außerdem geben Fette lang anhaltende Energie bei harten Trainingsbelastungen. Obwohl die Leistungsfähigkeit auch vom Körpergewicht und von der Körperzusammensetzung abhängig ist, sollten diese Zahlen nicht als Hauptmaßstab für die Leistung herangezogen werden. Tägliches Wiegen halten sie daher für unangebracht.

Vor, während und nach dem Training muss auf ausreichende Flüssigkeits- und Nährstoffaufnahme geachtet werden, um die Blutzuckerkonzentration konstant zu halten, die Leistungsfähigkeit zu erhalten und die Regenerationszeit zu verkürzen. Vor dem Training sollte der Sportler ausreichend hydriert sein, während und nach dem Training muss der Flüssigkeitsverlust schnellstmöglich ausgeglichen werden. Hierzu können Sportgetränke, die Kohlenhydrate und Elektrolyte enthalten, gewählt werden. Diese sind so zusammengesetzt, dass sie den Blutzuckerspiegel konstant halten, gleichzeitig ausreichend Energie liefern und Dehydratation bzw. Hyponatriämie (Salzmangel) entgegenwirken. Wer ausreichend Energie aus einer Vielfalt gesunder Lebensmittel zuführt, braucht keine Vitamin- oder Mineraltabletten einzunehmen.

Allerdings muss gesagt werden, dass Athleten, die ihre Kalorienaufnahme zu stark einschränken, Nahrungsmittelgruppen aus ihrer Ernährung ausschließen bzw. sich unausgeglichen und minderwertig ernähren, mitunter gut beraten sind, Nahrungsmittelergänzungen zu nehmen. Da es aber kaum ausreichende Regulationen gibt für leistungssteigernde Substanzen, sollten diese nur mit äußerster Vorsicht eingenommen werden. Vor der Einnahme muss das Produkt genau auf seine Unbedenklichkeit, Wirksamkeit und Legalität geprüft werden. Ernährungswissenschaftler und die nationale Anti-Doping-Agentur sind in der Lage, über Produkte Auskunft zu geben.

ANHANG E: RICHTLINIEN FÜR DIE NAHRUNGS- UND FLÜSSIGKEITS-AUFNAHME RUND UM DAS TRAINING

Richtlinien für Nahrungs- und Flüssigkeitsaufnahme rund um das Training (126, S. 11)

WANN UND WIE VIELE KOHLENHYDRATE AUFGENOMMEN WERDEN SOLLTEN:

Vor dem Training:

- Vier Stunden davor, 4 g/kg Körpergewicht
- Drei oder mehr Stunden davor 3 g/kg
- Zwei Stunden davor 2 g/kg
- Eine Stunde oder weniger davor (je nach persönlichem Befinden.)

Kohlenhydrate (g/kg)	59 kg	63 kg	73 kg	83 kg	91 kg	100 kg
2 g/kg	480	560	640	720	800	880
3 g/kg	720	840	960	1.080	1.200	1.320
4 g/kg	960	1.120	1.280	1.440	1.600	1.760

Während des Trainings:

- Bei jeder Trainingseinheit sollte Wasser getrunken werden.
- Wer bei niedriger Intensität mindestens zwei Stunden trainiert oder wer bei hoher Intensität mindestens eine Stunde trainiert, sollte nach 30 min anfangen, Kalorien zu sich zu nehmen: 70 g (280 Kalorien) pro Stunde. Trinken Sie alle 15-20 min.

Nach dem Training:

Nehmen Sie eine Regenerationsmahlzeit zu sich, wenn Sie mindestens 60 min bei hoher Intensität, 90 min bei mittlerer Intensität oder 120 min bei niedriger Intensität trainiert haben.

Die erste Hälfte wird in den ersten 20 min und die zweite Hälfte in den ersten zwei Stunden aufgenommen.

Die folgende Tabelle zeigt die Empfehlungen für beide Teile der Regenerationsmahlzeit:

Teil	Menge	59 kg	63 kg	73 kg	83 kg	91 kg	100 kg
1	10 g/kg	240	280	320	360	400	440
2	14 g/kg	336	392	448	504	560	616

ANHANG F: ZUSÄTZLICHE KALORIEN-EINNAHME BEIM IRONMANTRAINING

Übliche Ironmantrainingsprogramme sehen eine dreiwöchige Trainingsphase, gefolgt von einer Ruhewoche, vor. Dieses Muster wird über etwa ein halbes Jahr lang aufrechterhalten. In den drei Belastungswochen wird der Trainingsumfang von Woche zu Woche um etwa 1-2 Stunden gesteigert. Von Trainingsblock zu Trainingsblock wird der Trainingsumfang wieder um 1-2 Stunden wöchentlich gesteigert. Wer beispielsweise in Woche 1 mit 10 Trainingsstunden pro Woche beginnt, der mag in den letzten Wochen der Vorbereitung etwa 20 Stunden wöchentlich trainieren. Dieser hohe Trainingsumfang wird aber nur einige Wochen gehalten, bevor etwa einen Monat vor dem Ironman die Taperingphase beginnt.

Die Durchschnittsstundenzahl liegt damit natürlich niedriger, und zwar bei etwa 15 Stunden pro Woche. Diese Steigerung des Trainingsumfangs rechtfertigt nicht, die tägliche Kalorienzahl extrem zu erhöhen. Ein 72 kg wiegender Athlet benötigt für die fünf Extrastunden Training etwa 3.000 Kalorien (pro Trainingsstunde werden im Durchschnitt 600 Kalorien verbrannt). Das klingt viel, doch darf nicht vergessen werden, dass ja bereits während des Trainings Kalorien aufgenommen werden. Wer nämlich länger als zwei Stunden trainiert, sollte während des Trainings bereits 280 Kalorien pro Stunde aufnehmen (siehe Anhang E). Manche Trainingseinheiten sind natürlich kürzer als zwei Stunden, sodass keine Kalorien aufgenommen werden. Nehmen wir also einen Mittelwert und sagen wir, dass der Athlet bei seinen fünf Extrastunden Training bereits 1.000 Kalorien im Training aufnimmt. Es bleiben ihm also noch 2.000 zusätzliche Kalorien pro Woche, die er am Ende seiner Ironman-Trainingsphase mehr aufnehmen darf als zu Beginn des Ironmantrainings. Dies entspricht 286 Kalorien pro Tag, was nicht mehr ist als eine zusätzliche Regenerationsmahlzeit. Sie sehen, dass das Ironmantraining keine Rechtfertigung darstellt, unglaubliche Mengen von Essen zu vertilgen.

ANHANG G: DIE BEURTEILUNG VON NAHRUNGSERGÄNZUNGSMITTELN, DIE MIT GEWICHTSREDUKTION IM ZUSAMMENHANG STEHEN

Bevor Sie sich für ein Nahrungsergänzungsmittel entscheiden, müssen Sie sich genau über dessen Wirksamkeit und Unbedenklichkeit informieren. Hierzu einige Tipps:

ERSTER SCHRITT: LESEN SIE WISSENSCHAFTLICHE STUDIEN AUS VON EXPERTEN BEGUTACHTETEN FACHZEITSCHRIFTEN

Sie können dazu ganz einfach das Internet benutzen und Begriffe googeln. Für den amerikanischen Markt sind die Webseiten *www.PubMed.com* oder *www.Medline.com* nützlich.

PubMed ist eine öffentliche Datenbank, die vom *National Center for Biotechnology Information* geleitet wird. Sie ist ein Dienst der *U.S. National Library of Medicine*, die über 18 Millionen Literaturstellen von *Medline* und anderen biowissenschaftlichen Fachzeitschriften aufführt. Die erhältlichen Artikel gehen bis ins Jahr 1948 zurück.

Geben Sie zunächst den Namen der Substanz, die in Ihrem gewählten Produkt verarbeitet ist, an. Sie werden jetzt bereits zahllose Textstellen finden, die Ihnen Informationen über die Substanz geben.

Wenn Sie nun die Textstellen untersuchen, schauen Sie nach zwei Punkten:

1. Welchen Nutzen hat die Substanz für den Sportler (hinsichtlich sportlicher Leistung und unter dem Aspekt der Ernährung)?
2. Welche Nebenwirkungen sind zu befürchten?

Wenn Sie auf den Titel des Artikels klicken, bekommen Sie eine Zusammenfassung des Texts, gefolgt von einer Konklusion (Fazit). Häufig reicht es aus, nur diese wenigen Zeilen zu lesen, die die allerwichtigsten Fakten noch einmal zusammenfassen. Wenn Sie dennoch den ganzen Artikel lesen wollen, müssen Sie hierfür vermutlich eine Gebühr bezahlen. Darum kommen Sie manchmal herum, wenn Sie an den Autor direkt schreiben. Wenn Sie Glück haben, schickt der Ihnen den Artikel umsonst zu.

Ein seriöser Hersteller gründet seine Angaben und Behauptungen auf Schriften, die auf wissenschaftlichen Webseiten, wie *PubMed*, erschienen sind. Wenn es dort keine Berichte über das Produkt gibt, dann finden Sie vermutlich nur Studien, die vom Hersteller selbst durchgeführt worden sind und auf seiner eigenen Webseite erscheinen. Das ist ein schlechtes Zeichen. Wenn es keine wissenschaftlichen Studien über das Produkt gibt, heißt das üblicherweise: *Hände weg.*

Wenn Sie unabhängige Quellen finden, die die Angaben des Herstellers unterstützen, dann gehen Sie zu Schritt 2.

Wenn Sie Artikel finden, die mögliche Gefahren bzw. Nebenwirkungen beschreiben, aber Sie finden keine Textstellen, die das Produkt unterstützen, heißt das auch: *Hände weg.*

ZWEITER SCHRITT: EVALUIEREN SIE DIE AUSSAGEKRAFT DER WISSENSCHAFTLICHEN UNTERSUCHUNGEN

Wenn Sie nun die interessantesten Artikel herausgefiltert haben, müssen diese auf ihre Aussagekraft untersucht werden. Hierzu einige Tipps, wie Sie als Leser herausfinden können, ob zu erwarten ist, dass eine Untersuchung klare Ergebnisse bringt (11):

- ✔ Hat die Studie eine klar formulierte Hypothese bzw. Frage, die sie beantworten will? In manchen Studien wird nämlich einfach nur eine Substanz an ein paar Probanden ausgeteilt und dann werden verschiedene Variablen getestet. Je mehr Variablen aber getestet werden, desto unklarer das Ergebnis. Fragen Sie sich also: Welche Frage wollen Sie beantwortet haben? Wenn eine Studie belegt, dass eine Substanz die Sprintfähigkeit verbessert, dann heißt das nicht, dass auch Ihre Laufleistungsfähigkeit im Ironman davon profitiert.
- ✔ Wer hat die Substanz getestet? Menschen? Tiere? Zellen? Ergebnisse von Tieren bzw. Zellen auf Menschen zu übertragen, ist nämlich ein großer Schritt. Solche Ergebnisse können nicht immer 1:1 übertragen werden.
- ✔ Wenn das Produkt an Menschen getestet wurde, stellt sich die nächste Frage, ob sie wussten, worauf sie getestet wurden. Ist das nämlich der Fall, dann sind die Probanden nicht neutral. Sie erwarten ein bestimmtes Ergebnis, eine bestimmte Auswirkung auf ihren Körper. Diese Voreingenommenheit beeinflusst aber die Ergebnisse. Es ist daher am besten, die Probanden wissen nicht, welches Produkt sie nehmen und wie es wirkt (Doppelblindstudie).

- ✔ Gibt es eine Kontrollgruppe? Das sind Probanden, die zwar meinen, sie würden das Präparat nehmen, in Wirklichkeit aber nehmen sie ein Placebo. Es ist wichtig, dass die Ergebnisse beider Gruppen miteinander verglichen werden. Wenn die Substanz nämlich wirksam ist, dann muss ein sichtbarer Unterschied da sein zwischen denen, die das Produkt eingenommen haben und denen, die nur das Placebo bekommen haben.
- ✔ Wie groß ist die Ähnlichkeit zwischen Ihnen und den Probanden? Wenn nämlich eine Substanz bei älteren, übergewichtigen Personen mit Diabetes gute Wirkungen zeigt, heißt das noch lange nicht, dass auch ein jüngerer Sportler davon profitiert.
- ✔ Ist das Ergebnis von anderen Studien bestätigt worden? Es ist vorteilhaft, wenn Sie mehrere Studien finden können, die zu ähnlichen Ergebnissen kamen.

Was tun, wenn die Untersuchungsergebnisse sich widersprechen?
Manchmal gibt es zwar umfangreiche Studien über ein Produkt, aber die Ergebnisse sind nicht schlüssig. Einige Studien mögen ein bestimmtes Ergebnis nahelegen, aber andere Studien kommen entweder zu einem anderen Ergebnis oder zumindest unterstützen sie nicht die Hypothese der erstgenannten Studien. Wenn Sie die Untersuchungsergebnisse noch einmal genau durchleuchten, können Sie vielleicht beurteilen, welche Studien zuverlässig sind. Wenn aber dennoch Zweifel bleiben, dann gilt wiederum: *Hände weg.*

Wenn Sie aufschlussreiche Untersuchungsergebnisse gefunden haben, dann gehen Sie zu Schritt 3.

DRITTER SCHRITT: INFORMIEREN SIE SICH AUF DER WEBSEITE DES HERSTELLERS

Gibt es Links zu wissenschaftlichen Webseiten wie *PubMed*? Gibt es Kontaktinformationen und die Zusicherung von Qualitätskontrollen? Sind die aufgestellten Behauptungen glaubhaft? Sie müssen hier vermutlich Ihrem eigenen Gefühl folgen. Schauen Sie sich die Webseite genau an und entscheiden Sie, ob Sie sie für seriös halten. Wenn das der Fall ist, gehen Sie zu Schritt 4.

VIERTER SCHRITT: BEFRAGEN SIE IHREN ARZT

Bevor Sie eine endgültige Entscheidung treffen, sollten Sie Ihren Hausarzt zu dem Produkt befragen. Dieser kann das Produkt auf Grund seines medizinischen

Vorwissens unter einem anderen Blickwinkel beurteilen. Wenn auch Ihr Arzt keine Bedenken hat, dann können Sie das Produkt reinen Gewissens kaufen. Versuchen Sie aber, die Substanz in seiner reinsten Form zu bekommen. Dazu müssen Sie die Packungsbeilagen lesen und eventuell verschiedene Anbieter vergleichen.

Befragen Sie auch den Hersteller danach, ob er seine Produkte in unabhängigen Labors testen lässt und ob die Etikettierung einheitlich ist.

Seien Sie sich immer im Klaren darüber, dass das Hauptinteresse des Herstellers der Verkauf seines Produkts ist. Ob es wirksam ist oder nicht, spielt für ihn keine Rolle.

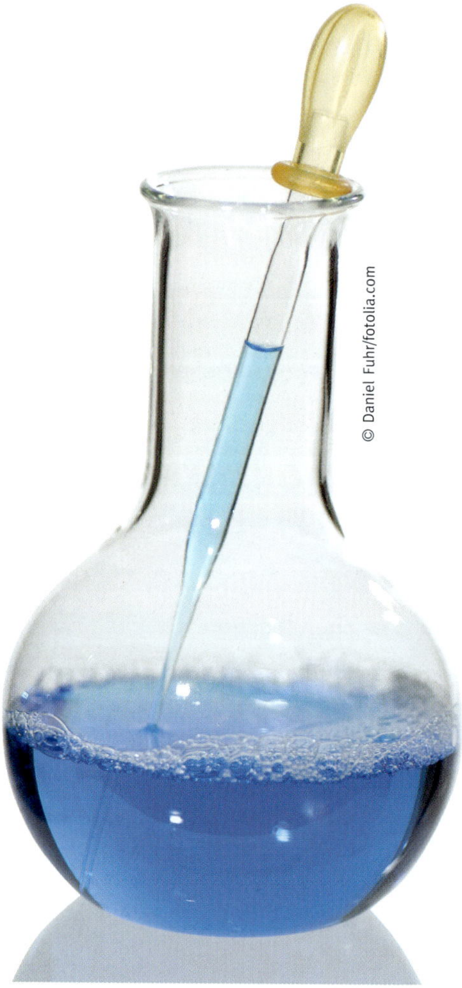

© Daniel Fuhr/fotolia.com

ANHANG H: ANZEICHEN UND SYMPTOME VON ESSSTÖRUNGEN, DIE MIT SPORTLICHEM TRAINING IM ZUSAMMENHANG STEHEN

ANZEICHEN UND SYMPTOME VON ANOREXIE UND BULIMIE

Beachten Sie vor allem, dass Betroffene dieser Krankheit nicht immer untergewichtig sind. Sie sehen häufig äußerlich völlig normal aus und können dennoch schwer krank sein.

1. Gewichtsverlust in sehr kurzer Zeit.
2. Das Tragen von betont schlabberiger Kleidung oder mehrerer Lagen übereinander, um den Körper zu verhüllen.
3. Ständiges Verbalisieren von Gewicht, von Essen und von vermeintlichem Übergewicht/Überessen.
4. Unablässiges Kontrollieren von Kalorien bzw. Fettgehalt in Lebensmitteln.
5. Besessenheit von täglichem Training/körperlichen Aktivitäten.
6. Häufige Gänge zur Toilette nach dem Essen. Dies deutet darauf hin, dass der Betroffene sich übergibt. Manchmal wird dann auch der Wasserhahn aufgedreht, um die Geräusche zu vertuschen.
7. Offensichtliche Einschränkung der Ernährung.
8. Extremes Überessen bzw. Durchfall. Das deutet auf Abführmittel hin.
9. Gebrauch von Diätpillen, Abführmitteln, Einläufen, Diuretika, Ipecac-Sirup (Wurzel der Brechwurz; die Einnahme kann zum Tode führen!).
10. Isolierung. Meidung anderer während der Nahrungseinnahme.
11. Ungewöhnliche Rituale rund ums Essen. Hierzu gehören: Das Essen in kleinste Stückchen schneiden, mehrfach auf dem Teller hin- und herschieben, es in eine Serviette packen (um es schließlich wegzuwerfen), es endlos zu kauen und schließlich auszuspucken, versehentliches Fallenlassen. Das Essen nicht mit den Lippen, sondern nur mit den Zähnen von der Gabel picken.
12. Lebensmittel an ungewöhnlichen Orten verstecken, z. B. im Schrank, unter dem Bett, in der Tasche. Der an Anorexia Erkrankte wirft es später weg, der an Bulimie Erkrankte isst es dann während eines Fressanfalls.
13. Nahrungsmittel die Toilette hinunterspülen.
14. Heimlichtuerische Routine beim Essen.

15. Tagebuch führen oder Listen anlegen über Nahrungsmittel.
16. Ständiges Wiegen und Sich-Beschäftigen mit Essen, Kochen etc.
17. Besuch von Webseiten, die sich mit Gewichtsabnahmemöglichkeiten beschäftigen.
18. Besonderes Interesse an Büchern über Essstörungen bzw. Gewichtsverlust.
19. Selbstkritische Bemerkungen nach jedem Essen.
20. Blasses Erscheinungsbild oder gar grau aussehende Haut. Haarausfall.
21. Häufige Kopfschmerzen bzw. Schwindel.
22. Häufig geschwollene Drüsen und Halsschmerzen.
23. Niedriges Selbstbewusstsein, sich wertlos fühlen und Selbstkritik üben (ich bin doof, dumm, zu dick, aber das interessiert sowieso keinen). Damit verbunden die Suche nach Bestätigung bei anderen.
24. Häufiges Frieren.
25. Niedriger Blutdruck.
26. Unregelmäßige oder ausbleibende Regelblutung.
27. Verstopfung oder Inkontinenz.
28. Perfektionistische Persönlichkeit.
29. Mangelnder Sexualdrang und verworrene, unbefriedigende zwischenmenschliche Beziehungen.
30. Blaue oder schwielige Knöchel, blutunterlaufene Augen. Dunkle Ränder unter den Augen, bläuliche Wangen.
31. Reizbarkeit. Depression. Müdigkeit.
32. Schlafstörungen.

ANZEICHEN UND SYMPTOME VON FRESSSUCHT

1. Angst, seine Essgewohnheiten nicht kontrollieren zu können. Während des Essens unkontrolliertes In-sich-Hineinstopfen.
2. Isolation. Angst, im Beisein anderer zu essen.
3. Ständiges Ausprobieren neuer Diätpläne.
4. Glauben, das Leben würde besser, wenn man erst einmal Gewicht verloren hat.
5. Lebensmittel an ungewöhnlichen Orten verstecken, z. B. im Schrank, unter dem Bett, in der Tasche, um sie dann während eines Fressanfalls zu essen.
6. Heimlichtuerische Routine beim Essen.
7. Selbstkritische Bemerkungen nach jedem Essen.
8. Misserfolg im privaten oder beruflichen Leben auf das Körpergewicht schieben.
9. Glauben, dass das Essen der einzige Freund sei.
10. Schnelle Erschöpfung und schnell außer Puste geraten nach kleinen körperlichen Aktivitäten.

11. Kurzatmigkeit und extremes Schwitzen.
12. Hoher Blutdruck und/oder hoher Cholesterinspiegel.
13. Bein- und Gelenkschmerzen.
14. Gewichtszunahme.
15. Abnehmende körperliche Aktivität wegen Gewichtszunahme.
16. Mangelnder Sexualdrang und verworrene, unbefriedigende zwischenmenschliche Beziehungen.
17. Reizbarkeit. Depression. Müdigkeit.
18. Schlafstörungen.

* Mit freundlicher Genehmigung von CRC Health. *www.something-fishy.org* übernommen.

ANZEICHEN UND SYMPTOME VON KÖRPERDYSMORPHEN STÖRUNGEN **

1. Komplette Vereinnahmung der Gedanken in Bezug auf das äußere Erscheinungsbild.
2. Zwanghaftes Verhalten im Zusammenhang mit dem eigenen Äußeren (siehe unten).
3. Extrem depressive Stimmungen.
4. Wahnhafte Vorstellungen über das eigene Erscheinungsbild.
5. Zurückgezogenheit von Familie und Freunden, soziale Probleme und Isolation, Einsamkeit.
6. Selbstmordgedanken.
7. Angstzustände. Panikattacken.
8. Niedriges Selbstwertgefühl.
9. Unsicherheit in Gesellschaft anderer und die Befürchtung, andere würden sich über diese Person lustig machen.
10. Extreme Schamgefühle.
11. Extreme Zurückgezogenheit, man geht nicht vor die Tür oder nur nachts.
12. Extreme Abhängigkeit von Partner, Freunden oder Eltern.
13. Schwierigkeiten, sich auf die Arbeit zu konzentrieren.
14. Nachlassende akademische Leistungen (Schule, Universität etc.).
15. Problematische zwischenmenschliche Beziehungen (sowohl zu Freunden als auch zum Lebenspartner). Insbesondere Schwierigkeiten, auf andere zuzugehen.
16. Alkohol- und Drogenmissbrauch (als Versuch zur Selbstmedikation).
17. Zwanghafte, wiederholte Gewohnheiten, z. B. ständiges Auftragen von Make-up.
18. Häufig in den Spiegel schauen, um dabei ständig einen anderen Makel zu entdecken.

Typisches Verhalten bei körperdysmorphen Störungen

1. Ständiges in den Spiegel oder in Fensterscheiben schauen.
2. Alternativ: Unfähigkeit, Fotos von sich anzusehen. Entfernen von Spiegeln im eigenen Haus.
3. Tarnung des eigenen Körpers mit schlabberiger Kleidung, übertriebenem Make-up, Hut oder durch eine bestimmte Körperhaltung.
4. Aufputzende Verhaltensformen, wie Augenbrauenzupfen, ständiges Haarekämmen, Rasieren, sich die Pickel ausdrücken.
5. Ständige Selbstberührung, um zu fühlen, was man meint zu sehen.
6. Feindseliges Verhalten gegenüber anderen, insbesondere gegenüber dem anderen Geschlecht.
7. Suche nach Bestätigung durch andere.
8. Ständige Diäten bzw. körperliche Aktivitäten.
9. Selbstzerstörerische Maßnahmen.
10. Ständiges Vergleichen mit anderen, auch mit Vorbildern aus dem Fernsehen, Mode etc.
11. Versuche, von Äußerlichkeiten abzulenken, z. B. durch extravagante Kleidung, Schmuck.
12. Ständiges Lesen von Büchern, Internet, Zeitschriften über Sport, Diäten bzw. über den subjektiv wahrgenommenen Defekt, wie z. B. Haarausfall.
13. Fixierung auf kosmetische Operationen bzw. Hautveränderungen. Diese führen aber kaum zu Zufriedenheit.
14. In extremen Fällen sogar „Selbstoperation". Der Betroffene versucht dann, mit einem Messer oder Ähnlichem Hautunebenheiten, Muttermale oder Fettzellen selbst zu entfernen. Dies kann schlimmste Auswirkungen haben.
15. Extremer Gebrauch von Einläufen.

** Quellen zur körperdysmorphen Störung (127, 128)

FUSSNOTEN

(1) Lebenstedt, M., Platte, P. & Pirke, K. M. (1999). Reduced resting metabolic rate in athletes with menstrual disorders. *Med Sci Sports Exerc.*, 31(9): 1250-1256.

(2) Kirschenbaum, D. S. (2000). *The 9 truths about weight loss: The no-tricks, no-nonsense plan for lifelong weight control.* Henry Holt, p. 22.

(3) Yang, M. U. & Van Itallie, T. B. (1976). Composition of weight lost during short-term weight reduction. Metabolic responses of obese subjects to starvation and low-calorie ketogenic and nonketogenic diets. *J Clin Invest.*, 58(3): 722-30.

(4) Wadstrom, C., Backman, L., Forsberg, A. M., Nilsson, E., Hultman, E., Reiszenstein, P. & Ekman, M. (2000) Body composition and muscle constituents during weight loss: studies in obese patients following gastroplasty. *Obesity Surgery,* 10(3): 203-213.

(5) Nicklas, B. J., Wang, X., You, T., Lyles, M. F. et al. (2009). Effect of exercise intensity on abdominal fat lass during calorie restriction in overweight and obese post menopausal women: a randomized, controlled trial. *Am J Clin Nutr.*, 89(4): 104-52. Epub 2009 Feb 11.

(6) Ballor, D. L. & Poehlman, E. T. (1994). Exercise-training enhances fat-free mass preservation during diet-induced weight loss: a meta-analytical finding. *Int J Obes Relat Metab Disord.*, 18(1): 35-40.

(7) Stiegler, P. & Cunliffe, A. (2006) The role of diet and exercise for the maintenance of fat-free mass and resting metabolic rate during weight loss. *Sports Med.*, 36(3): 239-62.

(8) Deibert, P., Konig, D. & Vitolins, M. Z. et al. (2007). Effect of a weight loss intervention on anthropometric measure and metabolic risk factors in pre-versus post menopausal women, *Nutr J.*, 6:31.

(9) Gordon, M. M. Bodd, M. J. Ester, L. et al. (2008). Effect of dietary protein on the composition of weight loss in post-menopausal women. *J Nutr Health Aging*, 12(8): 505-9.

(10) Van Loan, M. D., Keim, N. L., Barbieri, T. F. & Mayclin, P. L. (1994). The effects of endurance exercise with and without a reduction of energy intake on fat-free mass and the composition of fat-free mass in obese women. *European Journal of Clinical Nutrition,* 48(6): 408-15.

(11) Jeukendrup, A. & Gleeson, M. (2004). *Sport nutrition*. Human Kinetics.

(12) Williams, J. (2009). *Shape up with the slow fat triathlete*. Da Cappo Press.

(13) Forster, J. L. & Jeffery, R. W. (1986) Gender differences related to weight history, eating patterns, efficacy expectations, self-esteem, and weight loss among participants in a weight reduction program. *Addict Behav.*, 11(2): 141-7.

(14) Lebenstedt, M., Platte, P. & Pirke, K. M. (1999). Reduced resting metabolic rate in athletes with menstrual disorders. *Med Sci Sports Exerc.,* 31(9): 1250-1256.
(15) Kirk, E. P., Jacobsen, D. J., Gibson, C., Hill, J. O. & Donnelly, J. E. D. (2003). Time course for changes in aerobic capacity and body composition in overweight men and women in response to long-term exercise: the Midwest Exercise Trial (MET). *Int J Obes Relate Metab Disord.,* 27(8): 912-9.
(16) Arrese, A. L. & Ostariz, E. S. (2006). Skinfold thicknesses associated with running performance in highly trained runners. *J Sport Sci.,* 24:69-76.
(17) Bale, P., Rowell, S. & Colley, E. (1985). Anthropometric and training characteristics of female marathon runners as determinants of distance running performance. *J Sports Sci.,* 3: 115-126.
(18) Bunc, V., Heller, J., Horcic, J. & Novotny, J. (1996). Physiological profile of best Czech male and female young triathletes. *J Sports Med Phys Fitness,* 36(4): 265-70.
(19) Sleivert, G. G. & Rowlands, D. S. (1996). Physical and physiological factors associated with success in the triathlon. *Sports Med.,* 22(1): 8-18.
(20) Knechtle, B., Knechtle, P. & Rosemann, T. (2009). Skin-fold thickness and training volume in ultra-triathletes. *Int J Sports Med.,* 30: 343-347.
(21) Landers, G. J., Blanksby, B. A., Ackland, T. R. & Smith, D. (2000). Morphology and performance of world championship triathletes. *Ann Hum Biol.,* 27(4): 387-400.
(22) Chatard, J. C., Padilla, S., Cazorla, G. & Lacour, R. (1985). Influence of body height, weight, hydrostatic lift and training on the energy cost of the front crawl. *NZ Sports Med.,* 13: 82-84.
(23) Pendergast, D. R., Di Prampero, P. E., Craig, A. B. Jr., Wilson, D. R. & Rennie, D. W. (1977). Quantitative analysis of the front crawl in men and women. *J Appl Physiol.,* 43(3): 475-9.
(24) Costill, D. L., Kovaleski, J., Porter, D., Kirwan, J., Fielding, R. & King, D. (1985). Energy expenditure during front crawl swimming: predicting success in middle-distance events. *Int J Sports Med.,* 6(5): 266-70.
(25) MacLaren, D., Reilly, T. & Lees, A. (1992). *Biomechanics and Medicine in Swimming: swimming science VI.* Taylor & Francis.
(26) Holmér, I. (1872). Oxygen uptake during swimming in man. *J Appl Physiol.,* 33(4): 502-9.
(27) Bassett, D. R., Kyle, C. R., Passfield, L., Broker, J. P. & Burke, E. R. (1999). Comparing cycling world hour records, 1967-1996: modeling with empirical data. *Med Sci Sports Exerc.,* 31(11): 1665-1676.
(28) Padilla, S., Mujika, I., Cuesta, G., Polo, J. M. & Chatard, J. C. (1996). Validity of a velodrome test for competitive road cyclists. *Eur J Appl Physiol Occup Physiol.,* 73(5): 446-51.

(29) Padilla, S. Mujika, I., Cuesta, G. Goiriena, J. J. (1999). Level ground and uphill cycling ability in professional road cycling. *Med Sci Sports Exerc.,* 31(6): 878-85.
(30) Wilson, R. S. & James, R. S. (2004). Constraints on muscular performance: trade-offs between power output and fatigue resistance. *Proc Biol Sci.,* 7: 271 *Suppl.* 4: S222-5.
(31) Selkirk, G. A. & McLellan, T. M. (2001). Influence of aerobic fitness and body fatness on tolerance to uncompensable heat stress. *J Appl Physiol.,* 91: 2055-2063.
(32) Reynolds, W. W. & Karlotski, W. J. (1977). The allometric relationship of skeleton weight to body weight in teleost fishes: A preliminary comparison with birds and mammals. *Copeia,* 160-163.
(33) Varady, K. A., Santosa, S. & Jones, P. J. (2007). Validation of hand-held bioelectrical impedance analysis with magnetic resonance imaging for the assessment of body composition in overweight women. *American Journal of Human Biology: the Official Journal of the Human Biology Council.,* 19(3): 429-33.
(34) Swan, P. D. & McConnell, K. E. (1999). Anthropometry and bioelectrical impedance inconsistently predicts fatness in women with regional adiposity. *Med Sci Sports Exerc.,* 31(7): 1068-75.
(35) Varady, K. A., Santosa, S. & Jones, P. J. (2007). Validation of hand-held bioelectrical impedance analysis with magnetic resonance imaging for the assessment of body composition in overweight women. *Am J Hum Biol.,* 19(3): 429-33.
(36) Collins, M. A., Millard-Stafford, M. L., Sparling, P. B. et al. (1999). Evaluation of the BOD POD for assessing body fat in collegiate football players. *Med Sci Sports Exerc.,* 31(9): 1350-1356.
(37) Heyward, V. H. Evaluation of body composition. Current issues. (1996). *Sports Medicine,* 22(3): 146-56.
(38) Jackson, A. S., Ellis, K. J., McFarlin, B. K., Sailors, M. H. & Bray, M. S. (2009). Cross validation of generalized body composition equations with divers young men and women: the Training Intervention and Genetics of Exercise Response (TIGER) Study. *Br J Nutr.,* 101(6): 871-8. Epub 2008 Aug 15.
(39) Hellemans, I. (1999). Maximizing olympic distance triathlon performance: A sports dietitian's perspective. Proceedings from the Gatorade International Triathlon Science II Conference, Noosa, AU, 11/7-11/8.
(40) Jeukendrup, A. & Gleeson M. (2004). *Sport nutrition.* Human Kinetics, p. 281.
(41) Le Carvennec, M., Fagour, C., Adenis-Lemarre, E., Perlemoine, C., Gin, H. & Regalleau, V. (2007). Body composition of obese subjects by air displacement plethys-mography: The influence of hydration. *Obesity* (Silver Spring), 15(1): 78-84.

(42) Fields, D. A., Higgins, P. B. & Hunter, G. R. (2004). Assessment of body composition by air-displacement plethysomography: influence of body temperature and moisture. *Dynamic Medicine,* 3(1): 3.
(43) Virnig, A. G. & McLeod, C. R. (1996). Attitudes toward eating and exercise: A comparison of runners and triathletes. *Journal of Sport Behavior,* 19: 82-90.
(44) Ryan, M. (2007). *Sports nutrition for endurance athletes.* VeloPress.
(45) United States Olympic Committee website. (retrieved 3/2009).
(46) Shephard, R. J. & Astrand, P. O. (1992). *Endurance in sport.* Blackwell Scientific Publications, p.254.
(47) Lopez, P., Ledoux, M. & Garrell, D. R. (2000). Increased thermogenic response to food and fat oxidation in female athletes: relationship with VO_2max. *Am J Physiol Endocrinol Metab.,* 279: E601-7.
(48) Abbot, J. M., Thomson, C. A., Ranger-Moore, J., Teixeira, P. J. et al. (2008). Psycho-social and behavioral profile and predictors of self-reported energy under-reporting in obese middle-aged women. *J Am Diet Assoc.,* 108(1): 114-9.
(49) Sorrento, R. M. & Higgins, E. T. (1990). *Handbook of motivation and cognition, Vol 2: Foundations of Social Behaviour.* (p 135-136) Guilford Press.
(50) Polivy, J. & Herman, C. P. (1985). Dieting, and binging: A causal analysis. *American Psychologist,* 40: 193-201.
(51) Burton, P., Smith, H. J. & Lightowler, H. J. (2007). The influence of restrained and external eating patterns on overeating. *Appetite,* 49(1): 191-7.
(52) Cooling, J. & Blundell, J. (1998). Are high-fat and low-fat consumers distinct phenotypes? Differences in the subjective and behavioral response to energy and nutrient challenges. *Eur J Clin Nutr.,* 52(3): 193-201.
(53) Rolls, B. (2009). The relationship between dietary energy density and energy intake. *J. Physiol Behav.,* 97(5): 609-15. Epub 2009 Mar 20.
(54) Latner, J. D., Rosewall, J. K. & Chisholm, A. M. (2009). Food volume effects on intake and appetite in women with binge-eating disorder and weight-matched controls. *Int J Eat Disord.,* 42(1): 68-75.
(55) De Castro, J. M. (1993). The effects of the spontaneous ingestion of particular foods or beverages on the meal patterns and overall nutrient intake of humans. *Physiol. Behav.,* 53: 1133-1144.
(56) Bellisle, F. & Drewnowski, A. (2007). Intense sweeteners, energy intake and the control of body weight. *Euro J Clin Nutr.,* 61(6): 691-700. Epub 2007 Feb. 7.
(57) Haapala, I., Barengo, N. C., Biggs, S., Surakka, L. & Manninen P. (2009). Weight loss by mobile phone: a 1-year effectiveness study. *Public Health Nutr.,* 1-10.
(58) Van Weir, M. F., Ariens, G. A., Dekkers, J. C., Hendriksen, I. J., Smid, T. & van Mechelen, W. (2009). Phone and e-mail counseling are effective for weight management in an overweight working population: a randomized controlled trial. BMC *Public Health,* 9:6.

(59) Butryn, M. L., Phelan, S., Hill, J. O. & Wing, R. R. (2007). Consistent self-monitoring of weight: a key component to successful weight loss maintenance. *Obesity*, 15(12): 3091-6.
(60) Tanake, M., Itoh, K., Abe, S. et al. (2004). Irregular patterns in the daily weight chart at night predict body weight regain. *Exper Bio and Med.,* 229: 940-945.
(61) National Weight Control Registry, www.nwcr.ws (retrieved August 2009).
(62) Miller-Kovach, K., Hermann, M. & Winick, M. (1999). The psychological ramifications of weight management. *J Womens Health Gend Based Med.,* 8(4): 477-82.
(63) Raben, A., Agerhlom-Larsen, L., Flint, A., Holst, J. J. & Astrup, A. (2003). Meals with similar energy densities but rich in protein, fat, carbohydrate, or alcohol have different effects on energy expenditure and substrate metabolism but not on appetite and energy intake. *American Journal of Clinical Nutrition,* 77: 91-100.
(64) Why alcohol calories are more important than you think. *www.thefactsaboutfitness.com* (retrieved July 2009).
(65) Kovacs, B. MD, RD. Alcohol and Nutrition. *www.Medicinenet.com.* (retrieved 7/6/2009.)
(66) Heikkonen, E., Ylikahri, R., Roine, R., Valimaki, M. et al. (1996). The combined effect of alcohol and physical exercise on serum testosterone, leutenizing hormone, and cortisol in males. *Alcoholism, Clinical and Experimental Research,* 20: 711-716.
(67) Kvist, H., Hallgen, P., Jonsson, L. et al. (1993). Distribution of adipose tissue and muscle mass in alcoholic men. *Metabolism*, 42: 569-573.
(68) Guerrieri, R., Nederkoorn, C. & Jansen, A. (2008). The interaction between impulsivity and a varied food environment: Its influence on food intake and overweight. *Int J Obes..* (Lond), 32(4): 708-14. Epub 2007 Dec 4.
(69) Ackroff, K., Bonacchi, K., Magee, M., Yiin, Y. M., Graves, J. & Sclafani, A. (2007). Obesity by choice revisited: Effects of food availability, flavor variety and nutrient composition on energy intake *Physiol Behav.,* 92(3): 468-78. Epub 2007 Apr 24.
(70) Raynor, H. A., Jeffrey, R. W., Phelan, S., Hill, J. O. & Wing, R. R. (2005). Amount of food group variety consumed in the diet and long-term weight loss maintenance. *Obesity Res.,* 13(5): 883-90.
(71) Soenen, S. & Westerterp-Plantenga, M. S. (2008). Proteins and satiety: implications for weight management. *Curr Opin Clin Nutr Metab Care,* 11(6): 747-51.
(72) Westerterp-Plantenga, M. S., Nieuwenhuizen, A., Tome, D., Soenen, S. & Westerterp, K. R. (2009). Dietary protein, weight loss, and weight maintenance. *Annu Rev Nutr.,* Apr 27 (Epub ahead of print).

(73) Ballor, D. L. & Poehlman, E. T. (1994) Exercise-training enhances fat-free mass preservation during diet-induced weight loss: a meta-analytical finding. *Int J Obes Relate Metab Disord.*, 18(1): 35-40.
(74) Ballor, D. L., Katch, V. L., Becque, M. D. & Marks, C. R. (1988). Resistance weight training during caloric restriction enhances lean body weight maintenance. *American Journal of Clinical Nutrition,* 47(1): 19-25.
(75) Cook, G. (2005). *Athletic Body in Balance.* Human Kinetics, p. 9.
(76) Stroud, M. (1998). The nutritional demands of very prolonged exercise in man. *Proceedings of the Nutrition Society,* 57: 55-61.
(77) McElroy, M. (2002). *Resistance to exercise: A social analysis of inactivity.* Human Kinetics, p. 26.
(78) White, P., Young, K. & Gillett, J. (1995). Bodywork as a moral imperative: Some critical notes on health and fitness. *Society and Leisure,* 18: 159-182.
(79) Blaine, B. E., Rodman, J. & Newman, J. M. (2007). Weight loss treatment and psychological well-being: a review and meta-analysis. *J Health Psychol.,* 12: 66-82.
(80) Wing, R. R. & Phelan, S. (2005). Long-term weight loss maintenance. *Am J Clin Nutr.,* (82) (suppl):222S-5S.
(81) Yue, G. & Cole, K. J. (1992). Strength increases from the motor program-comparison of training with maximal voluntary and imagined muscle contractions. *J Neurophysiol.,* 67(5): 1114-23.
(82) Teixeira, P. J., Going, S. B., Houtkooper, L. B., Cussler, E. C., Blew, R. M., Sardinha L. B. et al. (2006). Exercise motivation, eating, and body image variables as predictors of weight control. *Med Sci Sports Exerc.,* 38(1): 179-188.
(83) National Weight Control Registry, *www.nwcr.ws* (retrieved July 2009).
(84) Gilbert, J. A. Drapeau, V. Astrup, A. Tremblay, A. (2009). Relationship between diet-induced changes in body fat and appetite sensations in women. *Appetite,* 52(3): 809-12. Epub 2009 Apr 21.
(85) McLean, J. A. & Barr, S. I. (2003). Cognitive dietary restraint is associated with eating behaviors, lifestyle practices, personality characteristics and menstrual irregularity in college women. *Appetite*, 40: 185-192.
(86) *www.thesaurus.reference.com/browse/tenacity#visualthesaurus* (retrieved July 29, 2009).
(87) Vanderburgh, P. M. & Crowder, T. A. (2006). Body mass penalties in the physical fitness tests of the Army, Air Force, and Navy. *Mil Med.,* 171(8): 753-756.
(88) Crecelius, A. R., Vanderburgh, P. M. & Laubach, L. L. (2008). Contributions of body fat and effort in the 5K run: age and body weight handicap. *J Strength Cond Reser.,* 22(5): 1475-1480.

(89) Center for Drug Evaluation and Research. 21 C.F.R. Parts 210 and 211. *www.fda.gov/cder/dmpq/cgmpregs.htm* (retrieved July 2009).
(90) Cole, M. R. & Fetrow, C. W. (2003). Adulteration of Dietary Supplements. *Am J Health System Pharm.,* 60: 1576-1580.
(91) U.S. Department of Agriculture. Detention without physical examination of bulk shipments of high-risk tissue from BSE-countries – bovine spongiform encephalopathy. Import alert #17-04. *www.fola.gov/ora/fiars/ora _import_ ia1704.html* (accessed 2003 Apr 23).
(92) Huggett, D. B., Khan, I. A., Allgood, J. C. et al. (2001). Organochlorine pesticides and metals in select botanical dietary supplements. *Bull Environ Contam Toxicol.,* 66: 150-5.
(93) Heaney, R. P. (2000). Lead in calcium supplements: cause for alarm or celebration? *JAMA.*, 284: 1432-3.
(94) Malawska, M. & Wilkomirski, B. (2001). Accumulation rate of polychlorinated biphenyls (PCBs) in dandelion (Taraxacum officinale) in the conditions of soil contamination with oil derivatives. *Rocz Panstw Zakl Hig.,* 52: 295-311.
(95) D'Arcy, P. F. (1991). Adverse reactions and interactions with herbal medicines. Part 1. Adverse reactions. *Adverse Drug React Toxicol Rev.,* 10: 189-208.
(96) Ernst, E. (1988). Harmless herbs? A review of the recent literature. *Am J Med.*, 104: 170-8.
(97) Bartels, C. L. & Miller, S. J. (1998). Herbal and related remedies. *Nutr Clin Pract.*, 12: 5-19.
(98) Healy, M. (2009, May 25). Here's what's in those weight-loss supplements. Los Angeles Times. Retrieved July 2009, from *www.articles.latimes.com/ 2009/may/25/health/he-supplements-list25*.
(99) Evans, W. C. (2002). *Trease & Evans' pharmacognosy.* 15th ed. Philadelphia: W. B. Saunders, pp. 55-94.
(100) Over-the-counter-weight-loss-pills: Do they work? May Clinic Staff. *www.MayoClinic.com*. Retrieved 7/17/09.
(101) University of Maryland Medical Centre. (2002). *www.umm.edu/altmed/ articles/carnitine-l-000291.htm*. Retrieved 5/20/2008.
(102) Neary. M. T. & Batterham, R. L. (2009). Gut hormones: Implications for the treatment of obesity. *Pharmacol Ther.* Epub ahead of print.
(103) Greenough, A., Cole, G., Lewis, J., Lockton, A. & Blundell, J. (1998). Untangling the effects of hunger, anxiety, and nausea on energy intake during intravenous cholecystokinin octapeptide (CCK-8) infusion. *Physiol. Behav.,* 65:2.

(104) Maki, K. C., Reeves, M. S., Farmer, M., Yasunaga K., Matsuo, N., Katsuragi, Y., Komikado, M., Tokimitsu, I., Wilder, D., Jones, F., Blumberg, J. B. & Cartwright, Y. (2009). Green tea catechin consumption enhances exercise-induced abdominal fat loss in overweight and obese adults. *J Nutr.*, 139(2): 264-70. Epub 2008 Dec 11.

(105) Wong, C. (2007) Does Trimspa work? What you need to know about Trimspa diet pills, updated: September 19, 2007 *www.About.com*. Retrieved June 2009.

(106) Heinrich, B. (2001). *Racing the antelope: What animals can teach us about running and life.* HarperCollins, p.73.

(107) Health Statistics Plastic Surgery procedures (per capita) (most recent) by country. *www.Nationmaster.com*. Retrieved 6/2009.

(108) America's general approval of cosmetic surgery. American Society for Aesthetic Plastic Surgery 2008. *www.surgery.org*. Retrieved August 2009.

(109) Kondor, S. (2009). Aerodynamics – What is it worth to you? *www.TheSportfactory.com*. Retrieved June 2009.

(110) Lowensteyn, I., Signorile, J. F. & Giltz, K. (1994). The effect of varying body composition on swimming performance. *Journal of Strength and Conditioning Research,* 8(3): 149-154.

(111) Arrese, A. L. & Ostariz, E. S. (2006). Skinfold thicknesses associated with running performance in highly trained runners. *J Sport Sci.,* 24: 69-76.

(112) Browning, R. C., Modica, J. R., Kram, R. & Goswami, A. (2007). The effects of adding mass to the legs on the energetics and biomechanics of walking. *Med Sci. Sports Exerc.,* 29: 515-525.

(113) McClung, M. & Collins, D. (2007). Because I know it will: placebo effects of an ergogenic aid on athletic performance. *J Sport Exerc Psychol.,* 29(3): 382-94.

(114) Gruenfeld, L. (2008). from *Beyond beyond: The next unnatural step.* 9/28/08 Ironman.com. Retrieved May 2009.

(115) DiGioacchino, D. R., Wethington, H. & Sargent, R. (2002). Body size dissatisfaction among male and female triathletes. *Eating and Weight Disorders,* 7(4): 316-323.

(116) Debate, R. D., Turner, M., Flowers, C. & Wethington, H. (2002). Eating attitudes, body image, and nutrient intake in female triathletes. *Women Sport Physl* Act J.

(117) Reed P. (2006). *The extra mile.* Rodale Books, p. 26.

(118) Bamber, D. J., Cockerill, I. M., Rodgers, S. & Carroll, D. (2003). Diagnostic criteria for exercise dependence in women. *Br J Sports Med.,* 37: 393-400.

(119) National Eating Disorders Association. (2009). *www.nationaleatingdisorders.org*. Retrieved July 2009.

(120) Loucks, A. B. (2003). Energy availability, not body fatness, regulates reproductive function in women. *Exerc Sport Sci Rev.*, 31: 144-8.
(121) Hoch, A. Z., Stravakos, J. E. & Schimke, J. E. (2007). Prevalence of female athlete triad characteristics in a club triathlon team. *Arch Phys Med Rehabil.*, 88(5): 681-2.
(122) Otis, C. L., Drinkwater, B., Johnson, M., Loucks, A. & Wilmore, J. (1997). American College of Sports Medicine position stand. The Female Athlete Triad. *Med Sci Sports Exerc*, 1997 May; 29(5): i-ix. Comment in: *Med Sci Sports Exerc.*, 29(12): 1669-71.
(123) *Diagnostic and statistical manual of mental disorders. Fourth Edition.* (1994). American Psychiatric Association.
(124) Harris, J. & Benedict, F. (1919). *A biometric study of basal metabolism in man.* Washington D.C. Carnegie Institute of Washington.
(125) Katch, F., Katch, V. & McArdle, W. (1996). *Exercise physiology: Energy, nutrition, and human performance, 4th edition.* Williams & Wilkins.
(126) Ryan, M. (2007). *Sport nutrition for endurance athletes.* Velopress.
(127) Philips, K. A. (2005). *The broken mirror.* Oxford University Press.
(128) Mayo Clinic. *http://www.mayoclinic.com/health/body-dysmorphic-disorder/DS00559.* Retrieved June 2009.

DIE KOAUTOREN ...

Alan Couzens, MS (Sports Science)
Exercise Physiologist & Coach
Endurance Corner's Human Performance Lab in Boulder, Colorado
www.alancouzens.blogspot.com/www.endurancecorner.com

Donald A., Altman, M.D.
Diplomate American Board of Plastic Surgery
Diplomate American Board of Otolaryngology – Head and Neck Surgery
Daipsc@aol.com

Tenley Lawton, M.D.
Diplomate American Board of Plastic Surgery
TenleyLawton@hotmail.com

Drs. Altman and Lawton
Irvine Plastic Surgery Center
16300 Sand Canyon Ave. Suite 1011 Penthouse
Irvine, CA 92618

Jim Herkimer, MS, MPT, ATC
Executive Director of SCAR
Sports Conditioning and Rehabilitation
871 S. Tustin Ave.
Orange, CA 92866
(714) 633-7227
www.scarpt.com
Jimherkimer@scarpt.com

BILDNACHWEIS

Umschlagfotos:	© makuba/fotolia.com; © imageit/fotolia.com imago sportfoto GmbH (Radfahrer) / Bakke-Svensson, © bilderbox/fotolia.com, © Alx/fotolia.com, © Andrzej Tokarski/fotolia.com, © Denis Pepin/fotolia.com, © Simone van den Berg/fotolia.com, © Graça Victoria/fotolia.com, © claude paindaveine/fotolia.com, © Jens Hilberger/fotolia.com, © Irina Tischenko/fotolia.com, © emmi/fotolia.com, © arash sabbagh/fotolia.com
Umschlaggestaltung:	Sabine Groten
Fotos Innenteil:	Bakke-Svensson; sonstige: siehe einzelne Bilder
Autorenfoto:	Dean Thomas